| EOLC for ALL | すべての人にエンド オブ ライフ ケアの光を

認知症の緩和ケア

編 集

平原佐斗司 東京ふれあい医療生活協同組合
オレンジほっとクリニック東京都地域連携型認知症疾患医療センター長

桑田美代子 青梅慶友病院看護介護開発室長

南山堂

■執筆者一覧■

編　集

平原佐斗司　東京ふれあい医療生活協同組合オレンジほっとクリニック東京都地域連携型認知症疾患医療センター長

桑田美代子　青梅慶友病院看護介護開発室長　老人看護専門看護師

執　筆（執筆順）

平原佐斗司　東京ふれあい医療生活協同組合オレンジほっとクリニック東京都地域連携型認知症疾患医療センター長

桑田美代子　青梅慶友病院看護介護開発室長　老人看護専門看護師

小川　朝生　国立がん研究センター先端医療開発センター精神腫瘍学開発分野

田邊　幸子　東京ふれあい医療生活協同組合オレンジほっとクリニック所長

齋藤　正彦　東京都立松沢病院院長

鈴木みずえ　浜松医科大学医学部看護学科臨床看護学講座教授

黒川由紀子　黒川由紀子老年学研究所，上智大学名誉教授

坂本ジェニファー理沙　東京大学大学院医学系研究科国際保健学専攻国際地域保健学教室特任助教

柴﨑　望　東京ふれあい医療生活協同組合オレンジほっとクリニック　臨床心理士，公認心理師

西山みどり　有馬温泉病院看護部部長　老人看護専門看護師

佐藤　典子　順天堂大学医学部附属順天堂東京江東高齢者医療センター　老人看護専門看護師

内田　直樹　医療法人すずらん会たろうクリニック院長

田中　久美　筑波メディカルセンター病院看護部長　老人看護専門看護師

平野　浩彦　東京都健康長寿医療センター歯科口腔外科部長・研究所研究部長

和田奈美子　北里大学北里研究所病院　老人看護専門看護師

木本　明恵　株式会社アポロ・サンズ HD 介護事業本部看護部部長

都村　尚子　関西福祉科学大学大学院教授

髙道　香織　国立病院機構医王病院　看護部看護師長　老人看護専門看護師

半田　美保　青梅慶友病院　老人看護専門看護師

玉井　奈緒	東京大学大学院医学系研究科社会連携講座イメージング看護学特任准教授
真田　弘美	東京大学大学院医学系研究科健康科学・看護学専攻老年看護学／創傷看護学分野教授
高梨　早苗	国立長寿医療研究センター　老人看護専門看護師
成本　　迅	京都府立医科大学大学院医学研究科精神機能病態学教授
加藤　佑佳	京都府立医科大学大学院医学研究科精神機能病態学助教
会田　薫子	東京大学大学院人文社会系研究科死生学・応用倫理センター上廣講座特任教授
宮本　典子	元慶成会老年学研究所主任研究員　臨床心理士，公認心理師
住井　明子	東京ふれあい医療生活協同組合ふれあい訪問看護ステーション　認知症看護認定看護師
川上　嘉明	東京有明医療大学看護学部看護学科教授
松尾　良美	前東京ふれあい医療生活協同組合梶原診療所病棟師長
小山　　宰	東京都立大学大学院人文科学研究科社会福祉学教室博士後期課程，社会福祉士
藤田　冬子	神戸女子大学看護学部看護学科教授　老人看護専門看護師
吉岡佐知子	松江市立病院看護局副看護局長　老人看護専門看護師
山田　律子	北海道医療大学看護福祉学部看護学科教授
中塚　智子	東京ふれあい医療生活協同組合オレンジほっとクリニック看護師長
亀井　智子	聖路加国際大学大学院看護学研究科教授
田中　和子	株式会社在宅看護センターくるみ代表取締役　老人看護専門看護師
四垂　美保	青梅慶友病院師長　認知症看護認定看護師

■ 序 ■

　編者らは1997年に米国ミシガン州アナーバーのホスピスで，アルツハイマー型認知症の方の在宅ホスピスケアを見学した．認知症がホスピスケアの対象になっていることに衝撃を受けたが，一方で"治らない病"である認知症に緩和ケアが提供されることには医療者としての違和感はなかった．むしろ，緩和ケアががんに限って提供されると考えていた当時の日本の緩和ケアの在り方に違和感をもったことを覚えている．

　近年，日本人の死亡のピークは男性87歳，女性92歳となり，先進諸国では看取りの主たる対象は超高齢期にシフトしてきている．そのような中，欧米の緩和ケア先進国では，認知症は緩和ケアの中心的テーマと認識されてきている．

　食べられないことに対してのcomfort feedingや終末期肺炎の呼吸困難の緩和，終末期の褥瘡に対する緩和的創傷ケアやロンリネスに対するコミュニケーションの継続など，認知症の終末期の苦痛に対する緩和ケアは，がんやほかの非がん疾患とは異なり，薬剤や医療的処置よりも，丁寧で，科学的な看護的ケアの継続によって達成される．

　また，認知症高齢者のほとんどは，嚥下障害，心不全，腎不全など多くの障害・不全をもっており，ここに肺炎などの引き金疾患が発症すると，これらの動的な連鎖の中で増悪し，その繰り返しの中でやがて死に至ることが少なくない．わが国においては，急性期病院での安易な身体拘束が問題となっているが，急性期においてもこのようなmultimorbidityな認知症高齢者の適正な医学的マネジメントとともに，尊厳に基づくケアと急性期の苦痛に対しての適正な緩和ケアが提供されなくてはならない．

　さらに，行動心理徴候（BPSD）は，認知症高齢者の深刻な苦痛であるとともに，疾患の増悪や身体的苦痛のサインでもあり，家族の苦しみでもある．原因や誘因の検討，薬剤の使用も含めた適切な医学的アプローチと丁寧な観察と適切な非薬物的ケアが統合された科学的アプローチによってのみ，BPSDの苦痛を和らげることができる．

　認知症の緩和ケアには，このような終末期の身体的苦痛への対応，合併症による急性期の適切な医学的マネジメントと緩和ケア，BPSDへの対応に加えて，発症後の葛藤や診断後のスピリチュアルな苦痛に対しての心理的ケアや教育的支援，アドバンスケアプランニング，さらには長い旅路を伴走する家族の支援も広く包含されるべきである．

　つまり，認知症の診断時から看取りまで，在宅，急性期病院，施設といった場を超えて，本人の尊厳と自律尊重の視点に立ち，家族を含めた暮らしを支援する立場に立った適切な緩和ケアが切れ目なく提供し続けられなくてはならない．

　本書はこのような包括的な視点でつくられた認知症の緩和ケアの最初のテキストである．複雑で高度なケアである認知症の緩和ケアに日々果敢に取り組んでいる現場の専門職の臨床とケアの一助になれば幸いである．

2019年5月

編者を代表して　　平原 佐斗司

目　次

第1章　認知症における緩和ケアとは？ 　　1

A．がん，非がん疾患の緩和ケアと認知症の緩和ケアの歴史的考察 ····· 平原佐斗司　1
　　1　疾病構造の変遷と緩和ケアニーズの変化　1
　　2　認知症の緩和ケア　3
　　3　わが国の非がん疾患の緩和ケアと認知症の緩和ケアの動向　5
　　4　認知症ケアの視点と緩和ケア　5
B．看護と認知症の緩和ケア ···桑田美代子　7
　　1　わが国における認知症ケアの歴史　7
　　2　急性期病院における認知症ケア（看護）の課題　8
　　3　認知症ケア（看護）の将来に向けて―幸せの範囲を広げるケアをともに創る―　9
C．認知症の緩和ケアの潮流 ··· 小川朝生　11
　　1　認知症の緩和ケア　12
　　2　認知症の緩和ケアの方向性　12
　　3　認知症の進行とケアの目標設定　13

第2章　認知症の人の基本的理解 　　17

A．認知症の軌跡をケアにつなぐ ······································· 田邊幸子　17
　　1　アルツハイマー型認知症の軌跡の理解　17
　　2　アルツハイマー型認知症以外の軌跡と緩和すべき症状　21
B．障害としてとらえる認知症 ··· 齋藤正彦　25
　　1　認知症，軽度認知障害の定義　26
　　2　症状の理解　28
C．パーソン・センタード・ケアと緩和ケア ·····················鈴木みずえ　31
　　1　社会における認知症の理解とその影響　31
　　2　パーソン・センタード・ケアとは？　32
　　3　認知症の人の行動を理解するための認知症の人のストレスによる反応や行動
　　　モデル　33
　　4　認知症の人の心理的ニーズ　33
　　5　個人の価値を低める行為と個人の価値を高める行為　34

vii

目　次 ●

第3章　認知症の人のもつ心理的苦痛と緩和
―軽度の時期から必要となる視点として―　　37

A．認知症の人のもつスピリチュアルペインとは

　　　………………………………………… 黒川由紀子，坂本ジェニファー理沙　37

　　1　スピリチュアリティの概念　37

　　2　高齢者とスピリチュアリティ　37

　　3　認知症の人のスピリチュアルペイン　39

　　4　事　例　39

B．軽度認知症への心理的アプローチ（回想法，マインドフルネスなど）…　柴﨑　望　44

　　1　回想法・ライフレビュー　45

　　2　マインドフルネス　48

　　3　心理的アプローチの統合的な提供のために　50

C．日常的なケアの中のスピリチュアルケア …………………………西山みどり　51

　　1　認知症の人がスピリチュアルペインを抱える背景にあるもの　51

　　2　認知症の人のスピリチュアルペイン　51

　　3　スピリチュアルペインを表出できない苦痛　52

　　4　認知症の人へのスピリチュアルケアの必要性　52

　　5　日常的なケアの中にスピリチュアルケアを取り入れる　52

　　6　その人に影響を与えてきた文化を理解しておく重要性　55

第4章　苦痛としてのBPSDと緩和
―中等度の時期に最も必要となる視点として―　　56

A．BPSDと苦痛…………………………………………………………平原佐斗司　56

　　1　BPSDと緩和ケア　56

　　2　認知症にみられるBPSDの特徴　57

　　3　BPSDへのアプローチの基本　58

　　4　BPSDへのアプローチの実際　65

B．BPSDの対応（非薬物療法）………………………………………… 佐藤典子　73

　　1　認知症の非薬物療法　73

　　2　非薬物療法の分類　74

　　3　非薬物療法の評価　75

　　4　非薬物療法の目的と注意　76

　　5　臨床の場での非薬物療法　76

C．BPSDの緩和ケアとしての薬物療法……………………………………内田直樹　79

　　1　薬物療法を実施する前に　79

　　2　薬剤投与の原則　81

　　3　具体的症状に対しての薬物治療　82

第5章　認知症の人が体験している身体的苦痛と緩和
　　　　　─進行期に必要となる視点として─　　　　　　　　　　　　88

A．進行期，あるいは終末期認知症の人の苦痛とは？……………………平原佐斗司　88

　　1　進行期認知症の身体合併症と死因　88

　　2　末期認知症患者の苦痛と医療処置　91

　　3　認知症の進行期・末期の苦痛と緩和ケア　94

B．身体的苦痛の緩和─ケアを中心に─………………………………………田中久美　99

　　1　高齢者の身体的特徴　99

　　2　ケアに活かす身体的側面からみるアセスメント　100

　　3　身体的苦痛を緩和するケア　104

C．苦痛の評価，苦痛の観察─どうやって苦痛に気づくのか？─…………平原佐斗司　105

　　1　認知症患者の苦痛評価の特徴　105

　　2　苦痛の客観的評価法　106

　　3　不快感，呼吸困難の客観的評価法　107

　　4　苦痛の客観的評価法の注意点と限界　108

　　5　原因の評価と緩和　109

第6章　苦痛の緩和の実際　　　　　　　　　　　　　　　　　　　　112

A．食支援と口腔衛生管理（口腔ケア）…………………………………………平野浩彦　112

　　1　認知症の進行と口腔の課題　112

　　2　ADの進行に伴う口腔の課題の整理　113

　　3　認知症高齢者の緩和ケアにおいて歯科に求められることは何か　116

B．重度の人とのコミュニケーション法………………………………………和田奈美子　121

　　1　認知症の人とのコミュニケーション　121

　　2　重度認知症の人とのコミュニケーションの特徴　121

　　3　コミュニケーション能力のアセスメント　123

　　4　具体的なコミュニケーションの方法　124

　　5　コミュニケーションをとる上でのケアする側の態度や姿勢　127

目 次 ●

C. 排尿障害 ……………………………………………………髙道香織　131

　1　排尿状況から全身状態をアセスメントする　131

　2　排尿行動を支え安寧な日常生活を支援する　132

　3　頻尿に対するケア　135

　4　尿失禁へのケア　137

D. 排便障害（便秘，下痢） …………………………………半田美保　140

　1　認知症の人に排便障害が生じるのはなぜか　140

　2　どのような排便障害が生じやすいのか　140

　3　排便障害が認知症の人に与える苦痛　141

　4　認知症の症状による排便障害の要因　142

　5　排便障害のアセスメント　143

　6　排便障害による苦痛を緩和するためのケア　144

E. 合併症 …………………………………………………………………147

　1　転倒・骨折 …………………………………………………鈴木みずえ　147

　　a. 転倒の定義　148

　　b. 転倒による骨折　148

　　c. 認知症の種類と転倒　149

　　d. 認知症の人の転倒アセスメントのポイント　150

　　e. 認知症の人の転倒のプロセス　151

　　f. 転倒を引き起こす認知症の人の思い（ニーズ）　151

　　g. 転倒・骨折予防のケア　152

　　h. 事例の検討　153

　2　肺　炎 …………………………………………………………平原佐斗司　155

　　a. 認知症と肺炎　155

　　b. 肺炎診療ガイドライン　156

　　c. 認知症における背景因子のアセスメント　156

　　d. 認知症患者の肺炎時の急性期治療―ACE プログラム―　158

　　e. 肺炎発症時の急性期管理とケア　159

　　f. 肺炎急性期の苦痛のアセスメントと緩和ケア　160

　3　心不全 …………………………………………………………平原佐斗司　161

　　a. 心不全と認知症　161

　　b. 高齢者心不全の特徴　163

　　c. 末期心不全患者の苦痛　163

　　d. 認知症高齢者と心不全の症状について　164

　　e. 高齢心不全患者の管理　165

　　f. 末期心不全の苦痛の緩和の実際　166

F．褥瘡・スキン-テア ………………………………………玉井奈緒，真田弘美　167

　　1　褥瘡　168

　　2　スキン-テア　170

　　3　認知症進行期に生じやすい褥瘡とスキン-テアのケアで特に注意すること　173

第7章　自律尊重と意思表明・選択の支援　177

A．認知症の人の自律尊重と意思表明・選択の支援とは ……………桑田美代子　177

　　1　生活の中における意思　177

　　2　認知症の人の意思をどうキャッチするか　177

　　3　誰にでも起こる状況や感覚を忘れない　178

　　4　自律尊重と意思表明を支えるために　179

B．認知症の人のアドバンスケアプランニング …………………………高梨早苗　180

　　1　アドバンスケアプランニング　180

　　2　認知症の人のACP　180

　　3　認知症の人のACPにおけるポイント　182

C．認知症の人の医療同意と支援体制 …………………………成本　迅，加藤佑佳　184

　　1　医療同意能力評価　185

　　2　意思決定支援の体制づくり　187

D．治療の選択にフレイルの知見を活かす―臨床倫理の視点から―………会田薫子　189

　　1　治療の選択と臨床倫理　189

　　2　フレイルとは何か　190

　　3　スクリーニング法　191

　　4　フレイルの知見と評価をどのように活かすか　192

E．自律尊重とライフレビュー……………………………………………宮本典子　197

　　1　自律尊重とライフレビュー　197

　　2　認知症高齢者に対するライフレビュー先行研究と自律尊重　197

　　3　認知症高齢者の自律尊重に資するライフレビューを実施する際の留意点　198

　　4　事　例　198

F．在宅における意思表明と選択の支援………………………………………住井明子　202

　　1　訪問診療，訪問看護の対象となる認知症者像　202

　　2　意思決定支援における在宅医療・介護の強み　203

　　3　在宅サービスにおける訪問者の姿勢　203

　　4　「自分らしさ」を支える環境調整　203

　　5　中等度の認知症の人の意思表明と選択を支える　204

目　次 ●

　　　6　重度認知症の人の意思表明と選択を支える　204

　G．高齢者ケア施設における意思表明と選択の支援 ………………………川上嘉明　206

　　　1　緩和ケアが提供される場としての高齢者ケア施設と認知症高齢者への意思表明・
　　　　選択の支援　206

　　　2　施設で認知症高齢者の意思表明と選択の支援をすることの実際　207

　　　3　高齢者ケア施設における緩和ケアと意思表明・選択の支援　208

　H．急性期における意思表明と選択の支援 ………………… 松尾良美，平原佐斗司　209

　　　1　急性期における認知症高齢者の意思決定の課題　210

　　　2　事例と意思決定のプロセス　210

第8章　認知症の家族ケア　218

　A．認知症の各ステージにおける家族介護者支援 …………………………小山　宰　218

　　　1　家族介護者の体験と家族介護者支援の概観　218

　　　2　軽度〜中等度の時期における家族介護者支援　220

　　　3　中等度〜重度の時期における家族介護者支援　221

　　　4　重度〜終末期の時期における家族介護者支援　223

　B．教育的支援 ……………………………………………………………藤田冬子　224

　　　1　認知症という病気とその症状を正しく理解できるよう支援する　225

　　　2　認知症の治療とケアを適切に受けられるよう支援する　226

　　　3　認知症の人と家族が病を乗り越えていける力を尊重し育む　227

　C．代理意思決定支援 …………………………………………………吉岡佐知子　228

　　　1　本人も家族も満足できる代理意思決定を目指す　228

　　　2　家族の代弁者としての役割を支える　229

　　　3　代理意思決定プロセスに伴走する　230

　　　4　日々のケアの中でも家族とともに本人の意思を支える　231

　D．悲嘆のケア ……………………………………………………………桑田美代子　232

　　　1　認知症による喪失と悲嘆　232

　　　2　認知症の人の家族が体験する「あいまいな喪失」　232

　　　3　「あいまいな喪失」への支援　234

　　　4　よい余韻を残すケア―日々のケアが悲嘆ケア―　235

xii

第9章　認知症緩和ケアの場とチームアプローチ　236

A. 認知症の人に必要な環境 …………………………………………………山田律子　236
1 認知症の人にとっての環境の重要性　236
2 「環境」をとらえるためのモデル　237
3 認知症の人を取り巻く「環境」のアセスメント　239
4 認知症の人への環境調整による緩和ケア　241

B. 認知症の緩和ケアの提供体制の在り方 ……………………………………中塚智子　243
1 認知症のステージアプローチと緩和ケア　243
2 診断と初期支援のステージ　244
3 外来におけるフォローアップのステージ　245

C. 認知症の人へのチームアプローチ …………………………………………亀井智子　248
1 認知症の人を中心としたチームアプローチとは　248
2 認知症の人へのケアのためのチームづくりの理論とプロセス　249
3 認知症高齢者を中心としたチームアプローチのエビデンス　249
4 認知症ケアを提供する場とチームアプローチ　251
5 認知症ステージごとのチームの目標　252

D. 急性期病棟での認知症ケアと緩和ケアーACEプログラムー …………松尾良美　254
1 ACEプログラム　255
2 梶原診療所のACEプログラム　255
3 高齢者に優しい療養環境　255
4 多職種による高齢者総合的機能評価（CGA）　257
5 自立と機能改善に焦点をあてたケア　257
6 退院支援　258

E. 在宅での緩和ケア ……………………………………………………………田中和子　259
1 認知症高齢者が自宅で過ごす意味　259
2 日常生活支援に向けた現状把握とアセスメント　260
3 日常生活を丁寧に整える　260
4 社会資源の活用　261
5 最期に向けて　262

F. 高齢者ケア施設，長期療養病棟での緩和ケア …………………………四垂美保　263
1 日々のケアを丁寧に行うことが緩和ケアに値する　263
2 認知症の人の行動を紐解くためにカンファレンスを活用する　265
3 家族とのコミュニケーション　266
4 多職種で取り組む拘縮予防（青梅慶友病院の取り組みから）　266

目 次 ●

巻末資料　痛みの客観的評価法……………………………………………平原佐斗司　268

索　引　273

コラム

1　社会脳の障害としての認知症とBPSD─進化生態医学からみた認知症─

　……………………………………………………………………平原佐斗司　87

2　comfort feeding only ……………………………………………平野浩彦　120

3　タクティール®ケア……………………………………………………木本明恵　129

4　バリデーション………………………………………………………都村尚子　130

5　終末期の褥瘡………………………………………玉井奈緒，真田弘美　175

6　認知症の人の意思表明と選択を支える………………………髙道香織　215

7　認知症の人の意思決定支援ガイドライン…………………………小川朝生　217

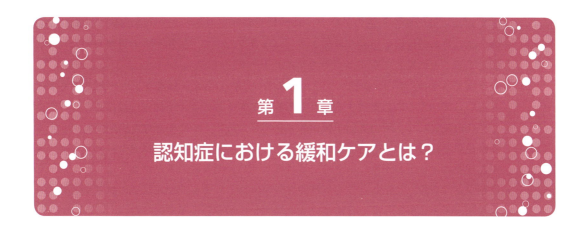

第1章 認知症における緩和ケアとは？

A. がん，非がん疾患の緩和ケアと認知症の緩和ケアの歴史的考察

1 疾病構造の変遷と緩和ケアニーズの変化

　近代医学が確立してからこの百数十年の間，人の死をめぐる状況は大きく変化してきた．欧米においても20世紀初頭までは近代医学は未発達であり，多くの人は感染症など急性疾患で亡くなっていた．死にゆく患者の状態についての最初の報告は，William Oslerによる報告（1906年）であろうといわれている．彼は500名の死にゆく患者のうち，90名以上（18％）が1つ以上の痛みや苦しみを感じ，11名が精神的不安を，2名が強い恐怖心を示していたが，多くの人には苦痛がなかったと報告[1]している．感染症など急性疾患の多かった当時は緩和ケアのニーズは限定的であったことを推測させる．

　しかし，19世紀から20世紀前半にも緩和ケアニーズがないわけではなかった．19世紀にアイルランドでMary Aikenheadらによって創設された聖母ホスピスはホスピス・緩和ケアの源流だと考えられている．ここでは，当時迫害されていたカトリックの貧困者や結核患者に対してホスピスケアが提供されていた．

　ホスピス・緩和ケアは20世紀後半に主にがんをモデルとして確立された．Cicely Saundersは，1967年にSt.Christopher's Hospiceを創設，現代ホスピスの理念と運動を確立した．その後のホスピス・緩和ケアの実践のほとんどは末期がんを対象としたものとなり，世界中で緩和ケアの研究，教育，実践はがんを中心に発展してきた．当時，欧米先進国においては最も悲惨な人の死をもたらす疾患はがんであり，末期がんの患者は医療や看護が最も優先的に手を差し伸べるべき対象であったといえる．

　一方，非がん疾患の苦痛について，最初に注目したのは，John Hintonであるとされている．彼は，1963年に心不全や腎不全などの非がん疾患患者も，しばしば呼吸困難などの強い身体的苦痛を感じていることを示した[1]．

　1990年代はがんを中心にした緩和ケアが世界的に広がっていく時代であったが，一

方でがん以外の慢性疾患の苦痛が注目された時代でもあった．欧米諸国で高齢化が進み，これらの慢性疾患患者が増加するという背景の中で，緩和ケアの対象をがんだけに限定することに対して疑問が表明されるようになった．

英国では1992年に「緩和ケアは，診断名にかかわらず，緩和ケアサービスを必要としているすべての人に提供するべきである」とする報告書が保健省に提出された．しかし，これに対して当時の英国の緩和ケア専門家からいくつかの懸念が表明された．非がん疾患患者に緩和ケアの門戸を広げることにより，緩和ケアの需要過多に陥ること，非がん疾患は予後予測が難しいため，ホスピスへの長期入院患者が増加すること，財源の問題などである．しかし，最も本質的な問題は，そもそも非がん疾患の患者がどのくらい緩和ケアを必要としているかというエビデンスがないことであった．

そこで非がん疾患患者の緩和ケアニーズを検証するために大規模な研究，Regional Study of Care for the Dying（RSCD）[2]が行われた．20の地域から3,533の死亡例（がん2,062例，非がん疾患1,471例）を無作為に抽出し，死亡前の症状の数，疼痛の出現頻度や程度，呼吸困難，嘔気・嘔吐など，さまざまな苦痛の出現頻度，本人・家族が死を予測していたかなどを詳細に調べた大規模な遺族調査であった．このRSCDによって，非がん疾患患者も，死亡前（1年間および1週間）に，多くの苦痛を体験しており，その苦痛の頻度はがん患者と比べても決して少なくないことが明らかにされた．英国ではこの研究が非がん疾患の緩和ケアを推し進める大きな原動力になった．

このような流れを受け，英国ホスピス・専門的緩和ケアサービス協議会とスコットランド緩和・がんケア協力機構が1998年に刊行した報告書「Reaching out : Specialist Palliative Care for Adults with Non-Malignant Diseases」[3]において，当時（1994年）専門的緩和ケアサービスの96％以上が，英国の死因の25％を占めるがん患者に提供されていること，逆に死因の75％を占める非がん疾患患者に対しては，ほとんど専門的緩和ケアが提供されていないことを指摘した上で，「がん以外の疾患で死が近い患者にとっては，まさにがんの場合と同様のサービスが適切であり，そのようなサービスが開発されるべきであるという認識が重要である」と述べている．

2001年にKeri Thomasによって確立されたGold Standards Framework（GSF）[4]は，緩和ケアのプライマリケアモデルとして英国の国家政策の一部に採用され，全英に広がっている．ここでも緩和ケアは心疾患や認知症などの非がん疾患も含めたあらゆる終末期のケアを対象とすべきであることが強調されている．

米国では，1995年に発表されたThe Study to Understand Prognoses and Preference for Outcomes and Risks of Treatment（SUPPORT）研究[5]によって，多くの非がん疾患患者が，病院で苦痛の中に死亡していることが明らかになり，非がん疾患の緩和ケアの重要性が注目された．

このような中で，WHOは2002年に新たな緩和ケアの定義を発表したが，この中でもホスピス・緩和ケアは，がんに限らず，「生命を脅かすあらゆる疾患による問題に直面している患者とその家族に対して」提供されるべきであると記されている．また，WHOヨーロッパは，「Better Palliative Care for Older People」[6]（2004年）の中で，ヨーロッパ各国が高齢者の緩和ケアに取り組む必要性を訴えている．

表 1-A-1　緩和ケアの変遷

時　代	緩和ケアの対象疾患	緩和ケアの対象	
19世紀～20世紀前半	感染症など	ニーズは限定的	貧困者
1960年～2000年頃	末期がん中心	疾患限定（がん）	成人
1990年代以降	慢性疾患	場や対象を問わない 普遍的ケアへ	小児，高齢者
2010年以降	認知症など		超高齢者

　ヨーロッパ緩和ケア学会 European Association for Palliative Care（EAPC）は，2012年の「プラハ憲章」で，「人権としての緩和ケア」をうたい，適切な緩和ケアを受けることは国民の権利であり，「政府はすべての人が緩和ケアにアクセスできるようにする義務がある」と述べている[7]．2014年1月に，WHO と世界緩和ケア連合 Worldwide Palliative Care Alliance（WPCA）は，「終末期の緩和ケアの世界地図 Global　Atlas of Palliative Care at the End of Life」を発刊[8]，緩和ケアの世界のニーズと供給の状況を明らかにした．この中で，世界では緩和ケアを必要とする人の10人に1人しか緩和ケアが届いていないこと，そして，緩和ケアを必要とする3人に1人は末期がんであるが，3人に2人は心臓，肺，肝臓，腎臓，脳あるいは AIDS および薬剤耐性の結核を含む慢性疾患などの非がん疾患であることを示した．

　このように時代とともに死にまつわる状況が変化するとともに，緩和ケアの対象も変化してきた（表1-A-1）．緩和ケアの実践や研究が，がんから非がん疾患へと多様化していく過程は，緩和ケアががんの苦痛をとる医療やケアの一領域にとどまらず，「あらゆる人と場所に届けられる基本的ケア」という普遍的価値を構築してきた歴史でもある．

2　認知症の緩和ケア

　今や先進国の死亡年齢のピークは85歳以上の超高齢者に移りつつある．超高齢者は認知症を含めた多くの障害と不全の連鎖の中で死を迎えている．そんな中で，2010年以降，英国をはじめとした緩和ケア先進国では，認知症の緩和ケアが，最重要課題となりつつある．

　認知症の緩和ケアという理念は，1990年代にスウェーデンの Barbro Beck-Friis が，がん患者に対する緩和ケア理念が認知症の症状緩和にも応用できることに気づき，提唱したとされている．認知症の緩和ケアとは，認知症を患ったそのときから，「症状のコントロール」「家族支援」「チームワーク」「コミュニケーション」の4側面からの支援により，認知症の高齢者の人生の質が保障されるという考え方である．

　スウェーデンでは，1996年に Silvia 王妃と Barbro Beck-Friis によって創設された認知症緩和ケア教育専門機関「財団法人シルヴィアホーム」によって，介護や看護の専門職に，認知症の緩和ケアに基づいた専門知識とケアの実践力を身につける教育が展開され，このような理念や実践がスウェーデン全土へと広められてきた．

　緩和ケア発祥の地であり，世界で最も質の高い緩和ケアを提供しているとされている

英国においても，認知症の緩和ケアの実践は近年ようやく始まったばかりである．

今世紀に入ってから，高齢化する英国社会において認知症の緩和ケアは，最も重大な課題であることが指摘されてきた．2005 年，「意思能力法 Mental Capacity Act」が成立し，認知症患者は軽度から中等度までの段階で，その後の人生をどこで暮らしたいかを表明し，医療者や支援者はその意を汲んだ支援計画を立てることを義務付けられた．2006 年には，認知症の治療とケアの統合されたガイドラインが整備されている．

2008 年，英国保健省は「終末期ケア戦略」を発表したが，ここでも認知症患者は質の悪い疼痛ケアや終末期ケアを受けており，ホスピス・緩和ケアにアクセスできる認知症患者はほとんどいない問題が指摘されている．当時の英国においても，認知症患者の終末期ケアは開発の進んでいない領域であると認識され，認知症患者にとって有効な緩和ケアを開発する必要があった．2009 年に認知症国家戦略 National Dementia Strategy が英国保健省によって発表され，①国民及び専門家の意識と理解の向上，②早期診断と支援，③認知症とともに送る充実した生活の達成を目標に質の高い戦略的枠組みが設定された．特に③は全認知症患者に対して質の高いケアを提供することにより，診断から終末期まで，居住地域・病院・高齢者ケア施設等での充実した生活を可能にすることを目的としている．認知症国家戦略の 17 の勧告の中の 1 つに認知症患者への終末期ケアの向上が掲げられている．

2010 年の英国緩和ケア関連学会において，高齢社会を迎え，緩和ケアの主たる対象は認知症であると認識されるに至っている（第 1 章 C 参照）．

米国のホスピスは 1982 年から高齢者に対する公的医療保険メディケアの給付が開始され，2004 年の調査によると全死亡者の 44%にのぼる多くの国民がその恩恵を受けている．米国のホスピスプログラムは，疾患にかかわらず 2 人の医師が予後半年と認めた場合に利用することができる．90 年代までは，ホスピスケアを受ける患者の多くが末期がん患者であった．しかし，今世紀に入り，ホスピスプログラムの対象疾患における非がん疾患の割合は徐々に増加し，2004 年には 53.6%となり，がんを上回るようになった．現在ではほぼ 3 分の 2 が非がん疾患となっている．また，ホスピスプログラムで緩和ケアを受ける認知症高齢者は増加しており，非がん疾患のうち心疾患に次いで 2 番目に多い疾患となっている．

オーストラリアの保健高齢省は，緩和ケアの対象者は，すべての年齢の死を免れない病気にかかっている者とその介護者とし，がん，AIDS，神経疾患（ALS など），末期の認知症など特定の疾患に限らないと述べている．実際，オーストラリアで緩和ケアを受けている患者の 3 割弱は非がん疾患患者となっている．

今世紀に入り，高齢者ケア施設での緩和ケアの特有の問題に対応し，適切な緩和ケアを導入するため，Australian Palliative Residential Aged Care（APRAC）プロジェクトが設置され，もともと別個に存在していた高齢者ケアの基準と緩和ケアの基準を統合した「高齢者ケア施設における緩和ケアアプローチのガイドライン」が作成[9]（2004 年）され，介護現場において体系的な緩和ケア教育が行われてきた．ここでは，身体的症状（疲労，脱水症状等）の処置やスピリチュアル面のニーズから，家族の反応への対応まで，高齢者ケア施設の入所者に緩和ケアアプローチを提供する際に必要な 79 の項目につい

て記載されている.

その後もコミュニティの高齢者緩和ケアの質の向上を目的として結成されたCommunity Palliative Aged Care（ComPAC）チームが，コミュニティにおける緩和ケアアプローチのガイドラインを制作，また，The Australian Pain Society が高齢者ケア施設での疼痛コントロールのガイドラインを作成するなど，高齢者の緩和ケアの質の向上に取り組んでいる.

このように，先進諸国では，認知症の緩和ケアは緩和ケアの中心的テーマとして取り上げられ，それぞれの国独自の方法で，緩和ケアが展開され始めている.

3 わが国の非がん疾患の緩和ケアと認知症の緩和ケアの動向

わが国の緩和ケアはもともと病棟中心であり，かつ対象疾患は末期がんと AIDS にしか開かれてこなかったが，2006 年のがん対策基本法の制定によって，「緩和ケア＝がんの緩和ケア」という動きがさらに強まった. 一方，わが国の総死亡者の多くを占める非がん疾患の終末期患者に緩和ケアの光が十分あたっていないという状況は何ら改善していない.

わが国の年間死亡者数は急増しており，まもなく「大量死時代」を迎える. そして死亡者に占める後期高齢者の割合は増え続け，2035 年には死亡者の 6 人に 5 人弱が後期高齢者となる. 現在，男性の死亡年齢のピークは 85 歳，女性は 90 歳という中，認知症を含めた超高齢者の緩和ケアが，わが国の緩和ケアの最重要課題にあげられなくてはならない状況にある.

しかし，わが国の認知症の緩和ケアに関する動きとしては，「"高齢者の終末期の医療およびケア"に関する日本老年医学会の"立場表明"」（2001 年，2012 年）や，「高齢者ケアの意思決定プロセスに関するガイドライン〜人工的水分・栄養補給の導入を中心として〜」（日本老年医学会）などわずかで，超高齢者の緩和ケアを推進する動きはみられない.

認知症の緩和ケアについても，2012 年の「認知症施策推進 5 か年計画」（オレンジプラン），2015 年の「認知症施策推進総合戦略」（新オレンジプラン）では，残念ながら認知症の緩和ケアの考え方にはほとんど触れられていない.

4 認知症ケアの視点と緩和ケア

進行した認知症のケアは，緩和ケアが唯一推奨されるケアとなる. 一方で，認知症ケアの全過程においては，①障害に対しての治療・ケア・リハビリテーション，②苦痛に対しての緩和ケア，③家族ケアの 3 つの視点がバランスよく貫かれていなければならない.

a. 生活機能障害としての視点

認知症ケアにおいては，基本的に認知症を障害，とりわけ生活機能障害ととらえる視

点を軸に据える必要がある．国際生活機能分類 international classification of functioning, disability and health（ICF）に基づき，心身機能・活動・参加のレベルで，あるいは環境因子と個人因子の全体として一体的にとらえる視点が重要である．

認知症の代表疾患であるアルツハイマー型認知症 Alzheimer's dementia（AD）の軽度から中等度の時期は，主に認知機能の障害によって生活機能障害が進行し，重度の時期以降には，排泄や起立・歩行，嚥下機能などの身体障害が進行する．このような認知症の旅路を治療とケア，リハビリテーションで一体的に支援することが重要である．

b. 緩和ケアの視点

進行した認知症患者のケアは緩和ケアを基本とすべきであると考えられている．

AD では，軽度から中等度の時期に言語化されたスピリチュアルペインを表出することがあり，認知症の緩和ケアは診断時から必要なケアである．中等度の時期に頻発する行動心理徴候（BPSD）を，認知症患者本人が現実の世界に適応しようともがき苦しんでいる徴候であり，自らの尊厳を取り戻そうと葛藤している徴候ととらえる視点が重要である．

重度から末期 AD では身体的苦痛が頻発する．末期 AD でも古い脳（辺縁系）の機能，つまり「快・不快（苦痛）の感覚」「喜怒哀楽の情動」はある程度保たれている．苦痛の表現が困難となった重度認知症患者の苦痛を読み取り，適切なケアを提供する能力がすべてのケアスタッフに求められる．

c. 家族ケアの視点

緩和ケアは本来，患者とともに家族も支えるケアである．家族は認知症の旅路の同伴者であり，ケアの対象でもある．家族支援のニーズもステージによって変化する．診断時の介護者・家族への教育的支援，その後の家族のセルフケア支援（エンパワメント），進行期の代理意思決定支援，終末期の看取り支援，グリーフケアなど長期にわたる適切な介護者支援が必要である．とりわけ，身体介護に追われる重度の時期，肉親の命の選択を委ねられる終末期の時期には，「食べられないことの意味」「死」「失うこと」の苦痛が，家族の苦悩として発現し，家族に対する医療者の積極的な意思決定の支援が大切になる．

〔平原 佐斗司〕

文献

1) Hinton JM：The physical and mental distress of the dying. Q J Med. 1963；32：1-21.

2) Addington-Hall JM, Karlsen S：Age is not the crucial factor in determining how the palliative care needs of people who die from cancer differ from those of people who die from other causes. J Palliat care. 1999；15（4）：13-19.

3) Addington-Hall J：Reaching out：Specialist Palliative Care for Adults with Non-Malignant Diseases（Occational Paper 14）. national council for hospice and specialist palliative care services, 1995.

4) Gold Standards Framework Centre：The Gold Standards Framework.
http://www.goldstandardsframework.org.uk/

5) Connors AF, Dawson NV, Desbiens NA：A controlled trial to improve care for seriously ill hospitalized patients. The study to understand prognoses and preferences for outcomes and risks of treatments（SUPPORT）. JAMA.

1995；274（20）：1591-1598.

6) Davies E, Higginson IJ：Better Palliative Care for Older People. WHO EUROPE, 2004.
http://www.euro.who.int/document/E82933.pdf

7) Radbruch L, de Lima L, Lohmann D, et al：The Prague Charter：urging governments to relieve suffering and ensure the right to palliative care. Palliat Med. 2013；27（2）：101-102.

8) WHO/WPCA：Global Atlas of Palliative Care at the End of Life. 2014.
http://www.who.int/nmh/Global_Atlas_of_Palliative_Care.pdf

9) Australian Government National Health and Medical Research Council：Guidelines for a Palliative Approach in Residential Aged Care. 2006.
Enhanced version. Publications Approval Number：3845. Canberra：Commonwealth of Australia 2006.

B. 看護と認知症の緩和ケア

1 わが国における認知症ケアの歴史

　わが国では，過去に認知症に対する「ケア」が存在しない時代があった．そのような歴史を経て，現在に至っている．

　表 1-B-1 に，わが国における認知症ケアに関わる主な動きを示した．1970 年代以前，認知症の人たちは非人道的な対応をされていた．例えば，部屋に閉じ込められ，あるい

表 1-B-1　わが国における認知症ケアに関わる主な動き

年代	高齢化率	主な動き
1960 年代	5.7 %（1960）	1963：「老人福祉法」制定
1970 年代	7 %（1970）	1972：『恍惚の人』（有吉佐和子著）出版
1980 年代		1980：「呆け老人をかかえる家族の会」発足 1984：特別養護老人ホームで認知症の人の受け入れ開始 1986：厚生省「痴呆性老人対策推進本部」設置 1987：認知症の人も入所可能な「老人保健施設」が制度化 1988：精神科病院に「老人性痴呆疾患専門治療病棟」設置
1990 年代	14 %（1994）	1997：痴呆対応型「グループホーム」開始 1999：介護保険事業で「身体拘束禁止」を規定
2000 年代	21 %（2007）	2000：「介護保険」「成年後見制度」施行 　　　「日本認知症ケア学会」設立 2002：日本看護協会認定「老人看護専門看護師」誕生 2003：「2015 年の高齢者介護」の提言 2004：「痴呆」→「認知症」に名称変更 2005：「認知症サポーター 100 万人キャラバン」開始 　　　「高齢者虐待防止法」成立 　　　日本認知症ケア学会認定「認知症ケア専門士」誕生 2006：日本看護協会認定「認知症看護認定看護師」誕生 2008：「認知の医療と生活の質を高める緊急プロジェクト」の提案
2010 年代	27 %（2017）	2012：「認知症施策推進 5 か年計画」（オレンジプラン）発表 2014：当事者団体「日本認知症本人ワーキンググループ」発足 2015：「認知症施策推進総合戦略」（新オレンジプラン）策定 2016：診療報酬改定「認知症ケア加算」算定開始

（水谷信子：認知症と看護．認知症の人びとの看護．第 3 版．中島紀惠子監・編，p.4, 医歯薬出版，2017. より改変）

第 1 章 ● 認知症における緩和ケアとは？

は手足を縛られ，過剰に薬を飲まされて行動を制限された．プライバシーの保護という
考えはなく，人前で平気でおむつ交換をされていた．認知症の人は人間ではなくなった
ような目で見られ，非人間的な扱いを受けていた[1]．それに加え，認知症の人を「何も
わからなくなった人」「何もできない人」「手に負えない人」，さらに「社会に害を及ぼ
す人」としてとらえ，不適切な言葉で抑え込むという対応が続いていた[2]．認知症の人
への対応は，お年寄りを世話する簡単な仕事ととらえられており，スタッフを教育する
という考え方はその当時はなかった[3]．

　1980 年代になり，認知症に対する考え方が徐々に変化してくる．家族会が発足し，
精神科病院に「老人性痴呆疾患専門治療病棟」が設置された．しかし，その当時は，認
知症に関する知識が乏しく，対応を模索している時期でもあり，認知症の人の行動や言
動に，「不穏」「問題行動」という考えで対処していた．中核症状から生じる不安や苦痛
という視点に至らず，当事者本意という考え方は定着していなかった[2]．

　だが，その一方で，認知症の人に対する身体拘束廃止，過剰な薬物投与は控える，認
知症の人を「生活者」としてとらえ，生活リズムを整えるケアを提供するなど，新しい
取り組みにチャレンジする動きもみられるようになる．

　1990 年代になり，認知症の人を「生活者」としてとらえ，これまでの生活・暮らし
を大切にするケアの取り組みが実践されるようになる[4]．

　2000 年代以降，介護保険制度がスタートし，「痴呆」から「認知症」に名称が変更さ
れた．認知症ケア（看護）に関する専門職も誕生した．認知症でもその人の生命力や人
としての暮らし，できないことだけに目を向けるのではなく，可能性を最大限に発揮す
ることに向けて，その人の求めること全体を模索しながらそれに沿う全人的ケアの重要
性が伝えられるようになる．

　認知症に対する「ケア」が存在しなかった歴史の中で，徐々に変化しながら現在に至っ
ている．わが国の中では，緩和ケア＝がんとのイメージが強かった．そのため，ケアす
る側は日々実践している認知症ケアが緩和ケアに値するなど，考えもしなかったのが事
実ではないだろうか．しかしここ数年，認知症も含めた非がん疾患の緩和ケアの重要性
が伝えられるようになった．認知症の人の身体的，心理社会面，スピリチュアルな問題
に対し，知識と日常倫理に基づく高度な技術で苦痛を軽減し，生活の質（QOL）を向
上することが求められる．"お年寄りを世話する簡単な仕事"ではなく，「緩和ケア的ア
プローチ」を実践していると考えている．

2　急性期病院における認知症ケア（看護）の課題

　急性期病院と高齢者ケア施設（以下，施設）を比べれば，施設のほうが「生活」とい
う視点では，認知症ケアについては勝るのは当然である．しかし，急性期病院の看護師
は，認知症の人に対し，治療に伴う生活機能低下に対して予防的なケアを行う責任があ
る．「日常生活動作（ADL）を低下させず，身体疾患を回復させて元の生活に戻す」と
いう看護師の役割を認識してほしい．急性期病院では，入院期間も短いため，認知症ケ
アへの意欲をもちづらい傾向がある．また，認知症ケアに関する知識・技術の習得が難

8

B．看護と認知症の緩和ケア

表 1-B-2 「急性期病院において認知症高齢者を擁護する」日本老年看護学会の立場表明 2016

2016 年 8 月 23 日公開

　今日，認知症を患うということは，長い老いの過程において，国民の誰もが他人事では終わらず，自分の親や祖父母，いずれは自らもたどる道のりになりうるものです．

　急性期病院に入院する認知症高齢者は，慣れない環境で興奮と混乱をきたしやすく，そこに付き添う家族にも，入院中の対応に困難感が生じます．そのような中，急性期病院において看護師は，認知症高齢者（患者）のケアに取り組みにくい要因を抱えています．その一つは，今現在の学習や研修方法では認知症に対するマイナスイメージを払拭できないこと，二つには，病院という生活から切り離された環境や認知症高齢者の個別性に迫る実践知が蓄積しにくい看護体制など，さまざまな制約の中に置かれているにもかかわらず，介護施設と同様のケアや成果を求められること，三つには，認知症高齢者の意向を共有するコミュニケーションスキルを手に入れていないため，患者の生活像と回復像を描き難く，患者・家族を遠ざけたい思いになりがちなことです．そしてこれらの背後に，「効率・スピードを求める治療優先の医療」という大命題があることも指摘しておかなければなりません．

　一方，このような「医療側の要因」と対をなす「家族側の要因」も存在しています．それは，認知症高齢者（患者）が理不尽な扱いを受けることがあっても，本人に代って命を背負う重圧から，“治るのが一番”と考え，治療や医療者の前に口をつぐんでしまい，結果として，認知症高齢者が護られない状況がおきています．ここから見えてくる最大の問題は，結果として医療側と家族側双方から本人が擁護されない事態が発生し，その狭間で認知症高齢者が孤立してしまうということです．

　急性期病院における認知症高齢者の看護が抱えている目下の問題の本質を以上のように捉え，日本老年看護学会は，急性期病院で働く看護師（看護職者）に対して看護の方向性を示すとともに，医療・ケアチームの連携協働を図り，かつ急性期医療を受ける認知症高齢者とその家族の安心と安寧を保証する看護を推進するために，以下の 8 つの立場を表明します．

立場 1　認知症高齢者へのマイナスイメージを払拭します
立場 2　治療優先環境のもとで認知症高齢者本人を擁護します
立場 3　治療後の回復像に基づく生活像を家族と共有して早期退院を目指します
立場 4　急性期病院という制約下での本人重視の医療・ケアの推進策を提示します
　　　　①身体拘束を当たり前としない医療・ケア
　　　　②高齢者の混乱や家族の我慢を助長する対応に気づく医療・ケア
　　　　③認知症高齢者の生活像を描写する医療・ケア
　　　　④生活像に基づく予期的個別ケアをチームで推進する医療・ケア
　　　　⑤認知症高齢者に適さない医療・ケア環境ならびに慣習の改善
立場 5　認知症高齢者に付き添う家族の忍耐と重圧への理解を深めます
立場 6　認知症と認知症ケアに関する知識を刷新します
立場 7　ガイドライン策定や診療報酬改定に向けたエビデンスを提示します
立場 8　学術的知見の蓄積により認知症看護の体系化を図ります

（日本老年看護学会：「急性期病院において認知症高齢者を擁護する」日本老年看護学会の立場表明 2016 短縮版．http://www.rounenkango.com/〔2019 年 2 月 28 日閲覧〕）

しく，幅広く，応用度の高い援助能力を養う機会が少ない[5]．

　2016 年「認知症施策推進総合戦略」（新オレンジプラン）が施行され，その一環として各地域で，急性期病院で勤務する看護職員を対象に「認知症対応力向上研修」が開催されている．また，同年 8 月，「"急性期病院において認知症高齢者を擁護する"日本老年看護学会の立場表明 2016」（以下，立場表明）が発表された（表 1-B-2）[6]．急性期病院と「場」を明記しているが，内容は「場」に関係なく，認知症ケア（看護）にとって重要な視点が述べられている．

3 認知症ケア（看護）の将来に向けて
―幸せの範囲を広げるケアをともに創る―

　認知症の緩和ケアを推進するために，認知症に対する基本的な知識を身につけておくことは当然である．それに加えて，認知症の人の行動を肯定的にみる視点が必要である．

第 1 章 ● 認知症における緩和ケアとは？

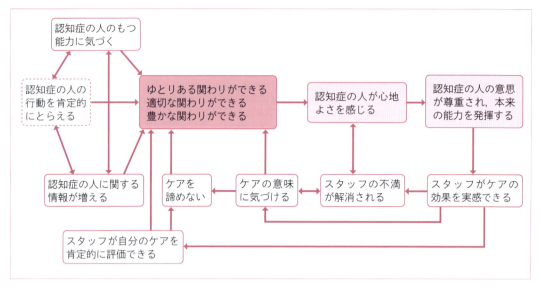

図 1-B-1　認知症の人の行動を肯定的にとらえる

（桑田美代子，湯浅美千代：死を見据えたケア管理技術．p.59，中央法規出版，2016．より改変）

　ケアする側，特に看護師の場合は，認知症の人の「問題点」や「できない点」に着目する傾向が強い．〈できること〉〈残存能力〉に目を向けることが得意ではない．しかし，認知症の人の行動を肯定的にとらえることで，情報も増え能力にも気づける（図 1-B-1）[7]．そうすることで「適切な関わり」もでき，認知症の人もケアに満足してくれる．ケアする側も，ケアの効果を実感できる．このような肯定的な見方ができる柔軟な思考が，認知症ケアには必要である．つまり，認知症の人の"幸せの範囲を広げる視点"を大切に，当事者である認知症の人・家族，多職種で，オーダーメードのケアをともに創る．それこそが，認知症の緩和ケア的アプローチには欠かせない視点である．そして，それを実現するためには，認知症の特徴を踏まえた痛みを含む症状マネジメント，認知症の人が最期まで自分らしくいるために死を見据えたケアも必要になる．超高齢多死社会を迎えているわが国だからこそ，専門領域の垣根を越える認知症の緩和ケアを世界へ発信する役割があると考えている．

〔桑田 美代子〕

文献

1) 宮崎和加子：認知症の人の歴史を学びませんか．p.2-3，中央法規出版，2011．
2) 水谷信子：認知症と看護．認知症の人びとの看護．第 3 版．中島紀惠子監・編，p.1-10，医歯薬出版，2017．
3) 田邊順一：写真が物語る認知症の人の歴史．認知症の人の歴史を学びませんか．宮崎和加子著，p.184，中央法規出版，2011．
4) 中島紀惠子：生活の場から看護を考える　看護概念の転換への提起．医学書院，1994．
5) 湯浅美千代：急性期病院での認知症ケアの課題と展望．認知症ケア事例ジャーナル．2012；5(2)：140-145．
6) 日本老年看護学会：「急性期病院において認知症高齢者を擁護する」日本老年看護学会の立場表明 2016．http://www.rounenkango.com/〔2019 年 2 月 28 日閲覧〕
7) 桑田美代子，湯浅美千代：死を見据えたケア管理技術．p.59，中央法規出版，2016．

C. 認知症の緩和ケアの潮流

　わが国においては，緩和ケアというと，ほぼがん医療とみなされがちである．しかし，海外をみると，緩和ケアをとりまく状況はまったく異なる．例えば，英国では 2010 年に開催された英国緩和ケア関連学会 8th Palliative Care Congress において，高齢化社会の主たる課題を「認知症」とするとともに，緩和ケアの主たる対象を「認知症の緩和ケア」にあてていた．また，ヨーロッパ緩和ケア学会 European Association for Palliative Care（EAPC）は，2013 年に認知症の緩和ケアに関する白書を公開し，11 の領域で 57 の提言を掲げ，ヨーロッパ各国で認知症の緩和ケアが向かうべき方向を強調している（White paper defining optimal palliative care in older people with dementia，表 1-C-1）[1]．高齢化社会を迎えている国では，がんを対象に育んできた緩和ケアの技術を，非がん，認知症に向けつつある．

　ヨーロッパで，白書を出して今後の方向性を示そうとする背景には，ヨーロッパにおいてもその認識には地域差があり，認知症ケアと緩和ケアとの連携はまだ途上であることがある．しかし，これから非がんの緩和ケアに取り組む段階のわが国にとって，今後向かうべき方向を知ることは，緩和ケアの考え方を知る上で，示唆に富むものである．特に，わが国においては，緩和ケアは「終末期ケア」の色彩が濃い．言い換えれば，緩和ケアは治療の施しようがなくなったときに，症状を緩和する対症療法ととらえられがちである．しかし，緩和ケアは，その定義が示すように，人の生死にあたる「苦悩からの予防」が強調されている．特に認知症の緩和ケアにおいては，健康政策の一環として公衆衛生的な取り組みと共通することから，その姿勢がよりはっきりと表れているといえる．

表 1-C-1　EAPC White paper より 11 領域の提言

① 緩和ケアの適用
② パーソン・センタード・ケア，コミュニケーション，意思決定の共有
③ ケアの目標設定とアドバンスケアプランニング
④ ケアの継続性
⑤ 予後予測と時宜を得た死期の認識
⑥ 過度に積極的な負担のかかる，あるいは無益な治療を避ける
⑦ 症状の最適な治療と快適さの提供
⑧ 心理社会的およびスピリチュアルな支援
⑨ 家族ケアと関わり
⑩ 医療チームの教育
⑪ 社会的，倫理的な問題

（van der Steen JT, Radbruch L, Hertogh CM, et al：White paper defining optimal palliative care in older people with dementia：A Delphi study and recommendations from the European Association for Palliative Care. Palliat Med. 2014；28（3）：197-209. より作成）

第 1 章 ● 認知症における緩和ケアとは？

1 認知症の緩和ケア

　認知症は，確実な治療法がなく，緩徐に進行しやがて死に至る疾患である[2]．認知症は，その基礎疾患ごとに経過は異なり，栄養や輸液などでその経過を補正できる可能性はあるものの，寿命を規定する[3]．

　緩和ケアの基本的な姿勢は，病みの軌跡 illness trajectory をみて，今後起こりうる機能障害や衰弱を予測し，それに関連した苦痛をあらかじめ想定して対応する，先を見越した動きをする点にある．この中で，従来進行がん患者を対象として提供されてきた緩和ケアを認知症に適用することが試みられるようになってきた．

　もちろん，がん領域で築かれたエビデンスは認知症に対してそのまま適用できるものではない．がん患者と認知症患者では疾患の経過が異なるのも当然である．一般にがん患者は，身体機能は予後数週まで保たれているなど，その進行の仕方はある程度予測も可能である．しかし認知症では，認知機能障害が徐々に進行することは予測されるものの，その過程は年単位で 3〜10 年の幅がある．認知症の終末期には重度の身体的・精神的機能障害を抱えつつ生活することになるが，一方，より早期において，肺炎や摂食不良による栄養障害，合併症などの認知症に関連する健康問題から死亡に至ることもある．それゆえ，認知症の人を支援する上で，「療養生活の質」がより重要になる．

　認知症の人の「QOL」は幅広い概念である．身体症状が目立たない軽度の認知症においては，個人個人の QOL そのものとなる．認知症が進行するにつれて，身体や精神機能の維持，併存症に伴うさまざまな身体的・精神的苦痛への対応が加わる．さらに，疾病の経過を通じて，本人とその家族は具体的な支援ニーズをもつことから，適切に対応される必要がある．例えば，合併症の治療に際して，治療方針を決定することが必要となる．意思決定をめぐり，患者とその家族の間のコミュニケーションを調整することは重要だが難しい課題である．意思決定の代理人になることは家族にとって負担となるため，その支援も重要な問題である[4]（第 8 章 C 参照）．

　認知症における緩和ケアの有効性に関する研究はまだ少ないが，家族の情報に基づく，認知症患者に対してもホスピスプログラムの提供が有益であるとの報告がある[5,6]．

2 認知症の緩和ケアの方向性

　認知症ケアにあわせて緩和ケアを提供する上で，その方向性を検討してみたい．

a. 緩和ケアは認知症の治療・ケアと同時並行で提供されることが重要
　　―基本的緩和ケアの充実―

　緩和ケアは，大きくは「基本的緩和ケア」と「専門的緩和ケア」に分けて考えることが一般的になりつつある．「基本的緩和ケア」は，すべての医療従事者が提供することが必要な緩和ケアの知識や技術，能力を指す．一般には，痛みなどの苦痛を緩和するマネジメントの技術や，コミュニケーションを図る能力，多職種で協働する能力などがあ

げられる．一方，「専門的緩和ケア」は基本的な緩和ケアでは対応が困難な複雑で難しい症例に対して，専門的な知識や技術をもって，臨床的に解決を図る技術，能力を指す．

現在，ヨーロッパをはじめとした緩和ケアを展開している地域であったとしても，非がんの領域では，緩和ケアへのアクセスは確保されていないのが現状であり，緩和ケアを利用するとすれば，緊急の場合がほとんどである．認知症の人に対しての緩和ケアは，特に軽度認知症の段階での意思決定支援（特にアドバンスケアプランニング advance care planning［ACP］）を重視することから，認知症の診断・ケアと同時に提供することが重要になる．そのためには，プライマリ・ケアや初期集中支援チームが関わる診断時から緩和ケアを提供することが望まれることから，基本的緩和ケアを普及・充実させることが目指されている．

b. アドバンスケアプランニングの実施

アドバンスケアプランニングが指す領域は幅広く，その定義も法制度も完全に一致してはいないが，およそ「終末期ケアに関わる話し合いのプロセスの過程」すべてを指す[7]．

認知症では，症状の進行とともに，本人が自ら判断し決定する能力（意思決定能力）を失っていくことが想定される．そのため，認知症の人の価値観や意向をあらかじめ確認しておくことは，治療やケアの何を重要と考えるのか，ケアを考える上で優先する目標は何かを明らかにする点で有用である[8]．

認知症の人は，軽度の段階であればアドバンスケアプランニングを実施することができるし，たとえ中等度に進行していたとしても，本人の意向を示したり，代理の人を指名したりすることはできる．一般に，早期にアドバンスケアプランニングを始めれば始めるほど，本人の意向を汲み入れることが可能となる．アドバンスケアプランニングを始める時点での認知機能の低下が進んでいるほど，蘇生処置の方向に向きがちであることや，本人よりも家族のほうが，蘇生処置を求めることが知られている．

c. 認知症の人への心理的支援の充実

心理的支援で特に注意を払いたい点は，認知症の人は，認知症がある程度進行した段階でも，自らの疾患に対して違和感を認識し，苦痛を感じている点である．その苦痛に対応した精神心理的支援が求められる[9]．認知症においては，本人が認識できないだろうとの先入観から，見落とされていたこともあり，どのような介入が効果があるのかは明らかになっていない．効果的な支援方法の確立が求められている．

3　認知症の進行とケアの目標設定

認知症の進行に沿う形で，認知症ケアと緩和ケアは同時に提供され，その時々で何が優先されるかを検討しつつ進めることが重要である．ケアの目標は同時に複数の適用が可能であるが，認知症の段階に応じて妥当か否かは異なる．そのため優先順位をつける必要がある．

特に機能の維持という目標（疾患の進行を可能な限り遅らせることと患者の不快感を

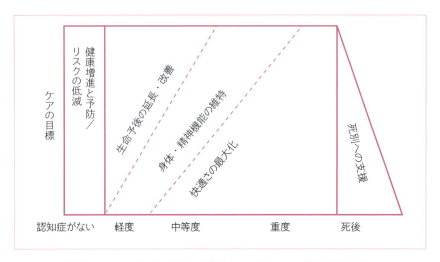

図 1-C-1　認知症の進行と推奨されるケアの目標の優先順位

（van der Steen JT, Radbruch L, Hertogh CM, et al：White paper defining optimal palliative care in older people with dementia：A Delphi study and recommendations from the European Association for Palliative Care. Palliat Med. 2014；28（3）：206.）

最大限取り除くこと）はQOLを重視する緩和ケアの取り組みを最もよく示している．また，患者が死亡した後には，遺族に対する死別へのケアが行われるが，家族の持続する悲嘆に対しては早期の段階から継続した支援を重視する（図1-C-1）．

a. 認知症が軽度の段階

この時点では，認知症の今後の進行の速度は不確定な場合が多いものの，認知症単独では一般には5年程度の生命予後が期待できることが多い．そのため，何らかの疾患に罹患した場合では，まず身体治療を確実に進め生命予後の延長・改善を優先しつつ，身体・精神機能の維持を提案・推奨することが検討される．例えば，軽度の認知症をもちつつ，がん治療を検討する場合であれば，治癒や生命予後の延長が期待できる抗がん治療を行い，あわせて認知機能の維持を図るケアを同時に提案する．

この段階では，日常生活においては手段的日常生活動作 instrumental activities of daily living（IADL）の低下が出始めつつも，日常生活はある程度自立している．しかし，問題となるのは治療のような非日常的なイベントが発生すると，実行機能の障害から臨機応変な対応が難しくなる場合が起こりうる点である．意思決定能力では，記憶力は保たれているものの，治療の選択肢を複数の観点で比較したり，今後起こりうることを予測したりすることが難しくなっている場合がある．起こりうることを具体的に検討する働きかけが意思決定支援の上で重要になる．

アドバンスケアプランニングの観点からは，通常自発的に今後のケアについて考えることは非常に少ない．この段階では，今まで意識せずに送っていた日常生活・社会生活をこなすことに努力を要するようになり，まずその自分の状態に対処することで精いっぱいである．そのため，今後について考える必要性があることに気づいていないか，気づいていたとしてもどのようにしていいのかわからない，あるいは考えたくないために

C. 認知症の緩和ケアの潮流

避けることもある．しかし，本人の意思を確認して今後反映させる最大のチャンスであることを考えれば，この機会があることは本人に伝えられる必要がある．アドバンスケアプランニング自体は，望まない人に対して無理に提供されるものではないことも重要である．本人の準備状態や意向がまちまちであることから，希望を踏まえた対応を行う．

b. 認知症が中等度の段階

認知症が中等度の段階に入ると，IADLの障害が明らかになるとともに，ADLにも障害が出始める．セルフケアが難しくなることで，身体機能の低下や低栄養状態を招きやすくなる．臨機応変の対応がとりづらくなり環境への適応力も低下する．

この段階では，生命予後の延長・改善とあわせて，身体・精神機能の維持や快適さを最大化させることも等しく目標にあがる場合が生じてくる．どの目標に設定するのがよいかは，その妥当性が異なるため，優先順位づけを検討することが重要である．

同じく，認知症の人のがん治療の場面を考えてみる．この段階に入ると，日常生活では，家族などの介護者の支援を受けつつ過ごしていることが多い．治療を検討する際には，入院や中長期の治療のため，身体機能が低下したり，せん妄を合併して認知症が進行したりすることが起こりうる．また，治療に伴う有害事象の影響も無視できなくなる．例えば，抗がん薬による末梢神経障害から，歩行が不安定となり転倒を招いたり，あるいは転倒を恐れることで外出を避けてしまい，下肢筋力の低下を招いたりすることも起こりうる．

その場合には，生命予後の延長・改善よりも身体・精神機能の維持を優先させることが考えられる．例えば，入院に伴う環境変化の影響を回避するため，入院治療を避ける，などがある．また，場合によっては，「本人にとっての快適さを最大化」させることを優先し，経過観察を中心として症状緩和に徹することもありうる．

どの方針を検討するにしても，重要なことは，本人の意向を確認し，本人の意向を尊重した対応をとることである．認知症が中等度に進行したとしても，本人は好き嫌いの意向は示すことが可能な場合が多い．障害の程度を評価するとともに，エンハンスメントすることにより，本人の意向を可能な限り汲みとる努力が求められる．

c. 認知症が重度の段階

認知症が重度に至ると，ADLにも常時支援が必要になる．記憶障害のほか，言語障害なども重畳するためコミュニケーションを図る能力も低下する．そのため，身体的な苦痛があったとしても，適切に周囲に伝えることが困難になる．

この段階では，本人の苦痛を緩和し，快適さを最大にすることは，延命や機能維持よりも優先して検討することが中心になる．

今後の見通しを予測する上で注意をしたいのは，認知症の人の多くは，認知症が重度の段階に至る前に亡くなっていく点である．認知症が中等度にかかる段階で，症状をモニタリングし，急激な悪化に備えて，患者や家族のとらえ方を確認し，ニーズを把握しながら調整をすることが望まれる．

15

d. グリーフケア（悲嘆への支援）

　介護者にとって認知症の人を支援することは，喪失体験の連続である．本人の認知機能が少しでも維持できるよう支援を続け，やっとケアに慣れたと思ったところで，本人の生活機能レベルが低下してしまう．この点で，介護者は，死別の前から遷延する慢性の悲嘆にさらされており，それが介護負担や抑うつ等をもたらす．一般に悲嘆への支援は，死別から始まるイメージをもちがちであるが，認知症の場合は，診断の時点からすでに悲嘆への支援が始まる点に注意を払いたい．

〔小川 朝生〕

文献

1) van der Steen JT, Radbruch L, Hertogh CM, et al：White paper defining optimal palliative care in older people with dementia：A Delphi study and recommendations from the European Association for Palliative Care. Palliat Med. 2014；28（3）：197-209.

2) van der Steen JT：Dying with dementia：what we know after more than a decade of research. J Alzheimers Dis. 2010；22（1）：37-55.

3) Radbruch L, Payne S：White paper on standards and norms for hospice and palliative care in Europe：part 1. Recommendation from the European Association for Palliative Care. European Journal of Palliative Care. 2009；16（6）：278-289.

4) Mohamed S, Rosenheck R, Lyketsos CG, et al：Caregiver burden in Alzheimer disease：cross-sectional and longitudinal patient correlates. Am J Geriatr Psychiatry. 2010；18（10）：917-927.

5) Sampson EL：Palliative care for people with dementia. Br Med Bull. 2010；96：159-174.

6) Teno JM, Gozalo PL, Lee IC, et al：Does hospice improve quality of care for persons dying from dementia?. J Am Geriatr Soc. 2011；59（8）：1531-1536.

7) NHS End of Life Care Programme publication supported by NCPC：Advance care planning：a guide for health and social care staff. 2007.

8) Fried TR, McGraw S, Agostini JV, et al：Views of older persons with multiple morbidities on competing outcomes and clinical decision-making. J Am Geriatr Soc. 2008；56（10）：1839-1844.

9) Nelis SM, Clare L, Martyr A, et al：Awareness of social and emotional functioning in people with early-stage dementia and implications for carers. Aging Ment Health. 2011；15（8）：961-969.

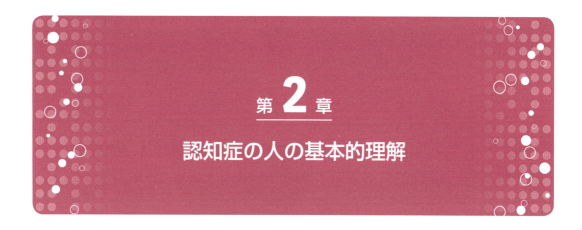

第 2 章
認知症の人の基本的理解

A. 認知症の軌跡をケアにつなぐ

　本稿では認知症への基本的理解を深めてもらう．認知症の経過には必ずステージがあり，それら各ステージを考慮した上でわれわれはケア計画を組み立てていくことになる．そして常に予後予測をしながら，順次必要なケアやアドバイスを交え，終末期が見込まれた際には緩和ケアへと舵を切っていく．この認知症の軌跡について予後予測も踏まえて，認知症の人へ緩和ケアを提供する際の土台として周知してもらえれば幸いである．

1　アルツハイマー型認知症の軌跡の理解

　まずは代表的な疾患であるアルツハイマー型認知症 Alzheimer's dementia（AD）について解説する．

　ADの全体像としては，臨床症状がみられるようになってから約10年の経過で進行し終末期を迎える．認知症に至る前段階としての軽度認知障害 mild cognitive impairment（MCI）の時期を経て，軽度，中等度，重度と段階的に，そして個人差はあるものの緩やかな一定の速度で進行する．

　ADは進行性の変性疾患であり，認知症の原因としては最も頻度が高い（図2-A-1）．

　ADとは，実際にはアルツハイマー病が認知症の段階へと移行した状態を指している．近年，PETや脳脊髄液検査など診断技術の発達により，細胞レベルで脳内のアルツハイマー病の変化がとらえられるようになったため病名もより詳細に表現されるようになった．臨床症状が出現する前の時期はpreclinical ADと表現される．つまりpreclinical ADの時期から軽度認知障害の時期を経て，認知症症状が明らかとなるADの時期を迎える（図2-A-2）．現在のところアルツハイマー病の病理モデルとして最も有力なアミロイド仮説では疾患発症のきっかけとなるのは老人斑の形成と神経原線維変化とされる．脳内で異常に産生されたアミロイドβ蛋白質が脳神経細胞外で異常に蓄積して老

第 2 章 ● 認知症の人の基本的理解

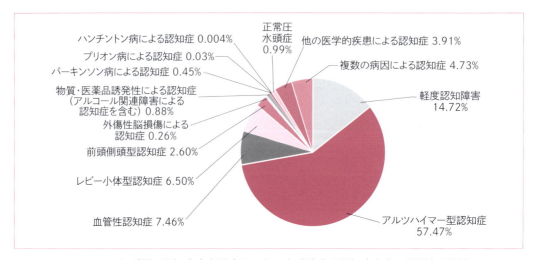

図 2-A-1　わが国の認知症疾患医療センターを受診する認知症患者の診断名別割合

(粟田主一：認知症疾患医療センターの機能評価に関する調査研究事業報告書．地方独立行政法人東京都長寿医療センター，2017．より改変)

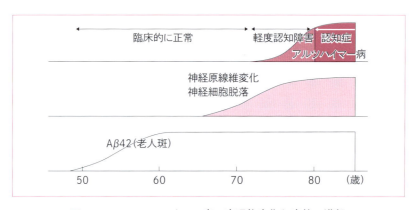

図 2-A-2　アルツハイマー病の病理的変化と症状の進行

(井原康夫，荒井啓行：アルツハイマー病にならない！．p.23．朝日新聞社，2007．絶版．)

人斑を形成し，細胞内でもタウ蛋白（脳神経細胞の基本的構成蛋白質の1つ）をリン酸化して神経原線維変化を起こすことで，脳神経細胞が変化，脱落し，脳萎縮が進行して，ADが発症するとされている．

こうして病理的変化，preclinical ADの時期を経て，次に移行するのがMCIの段階である．MCIは認知症の前駆状態とされ，日常生活には支障ないものの，本人や周囲の人は記憶力の低下に気づき不安を感じる状態を指す．複雑な認知機能検査でもスクリーニング検査や画像検査では異常が明確には認められないことが多く，1年後に認知症に移行するのは10％程度で，14～44％は回復するとされる．

MCIは症状の現れ方により，記憶障害があるタイプ（健忘型MCI）と記憶障害がなく言語や視空間機能など他の認知機能障害が優位のタイプ（非健忘型MCI）に分かれ[1]，認知症に進行する場合にADかそれ以外の認知症なのかをある程度予測することができる．

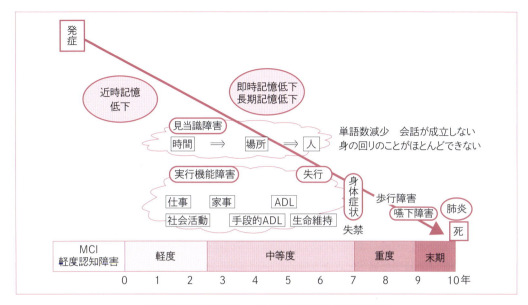

図 2-A-3　アルツハイマー型認知症の自然経過

（平原佐斗司：医療と看護の質を向上させる　認知症ステージアプローチ入門　早期診断，BPSDの対応から緩和ケアまで．p.14，中央法規出版，2013．）

　MCI を認めた患者の一部が軽度 AD に移行するが，その境界は明確ではなく，家族も「何となく様子が変わってきた」と表現することが多い．AD の場合，疾患の進行とともに障害される脳の領域が側頭葉，頭頂葉，大脳皮質と変化していくため，それに伴い症状も変化していく（図2-A-3）．

　軽度の段階は側頭葉の障害が中心であり，初めのうちは近時記憶障害により数分前から数日前の記憶がわからなくなる．日にちや曜日など時間見当識も低下するが，新聞やカレンダーを確認することで見当識障害を代償していることも多い．一方，長期記憶でも陳述記憶（頭で覚える記憶），特にエピソード記憶（友達と会ったこと，外出したことなど）に関しては忘れてしまう．そのため予定などを何度も確認するようになり，見当たらないものを誰かが盗ったと思いこむものとられ妄想がみられるようになり，外出はおっくうとなって，社会との関わりが徐々に減っていく．ただこの時期は頭頂葉や前頭葉の機能障害による実行機能障害は目立たないため，日常生活には大きな支障は生じない．

　そして軽度の時期が2～3年続いたのち中等度の段階に進行するが，脳機能障害領域は拡大し側頭葉の近時記憶だけでなく，前頭前野の即時記憶にも及ぶため言ったそばから話した内容を忘れてしまうようになる．遠隔記憶も新しい記憶から順に障害されていく．見当識障害は時間，場所，人の順に障害され，中等度になると時間も季節や年までわからなくなり，自分がどこにいるのか曖昧になることが増えるため，夕暮れ症候群や徘徊の原因にもなる．人の見当識障害によって身近な家族のことも次第にわからなくなってくる．また前頭葉機能障害の出現により，物事の手順がわからなくなり，聴覚性言語理解も不良になって，社会的判断力が低下し，感情もコントロールが難しくなるた

め，行動心理徴候（BPSD）が出現しやすくなってくる．さらに失行などの実行機能障害も少しずつみられるようになり，料理や家電の操作など慣れた日常動作が複雑なことから順に難しくなる．ほかにも着衣失行により順序通り着替えたくても着替えられなくなるなど，日常生活の各場面でさまざまな困難が生じ，一人暮らしは難しくなっていく．

この中等度の時期がさらに4〜5年続き，重度の段階になると尿失禁，便失禁がみられるようになる．実行機能障害はさらに進行し食事や排泄，入浴など基本的生活全般に介助が必要になる．失行に加え失語も目立ち，発語がみられなくなるため介護者との意思疎通も困難になる．重度の段階では感覚器の機能，特に視覚機能が低下し，視野が狭くなり，色がわかりにくくなるため，それらが動作や歩行の不安定性にもつながってくる．一方で触覚や味覚など原始的な感覚は重度でも比較的保たれる．そして運動機能障害により歩行障害が出現するため，転倒をきっかけに寝たきりになる．嚥下機能も低下するため，誤嚥性肺炎のリスクが高く，入退院を繰り返して最期の半年から2年は寝たきりの状態で過ごすことが多い．

認知症において身体的苦痛の緩和が必要になるのは重度以降の時期になる．しかし認知症自体が重度になる前の段階でも認知症のために苦痛のコントロールが十分にできずに予後を悪化させている状況が少なくないことがわかっている．

AD患者の診断後の予後は同年代の人の約半分であり，Mini-Mental State Examination（MMSE）の点数が低いことや歩行障害，転倒の既往，虚血性心疾患や心不全の既往が特に予後悪化の原因になるとされる．ほかにも85歳以上，徘徊症状，糖尿病も予後を悪化させている[2]．認知症のために症状の判断ができなかったり，服薬や通院治療ができなくなっていたりすることで，疾患や症状の悪化を招いていることが推察される．したがってADと診断された時点で認知症のステージは軽度や中等度であったとしてもこうした既往があれば，予後を悪化させないよう，場合によっては緩和的にも積極的な介入が求められる．重度ADにおいては身体合併症との闘いが始まり，その中でさまざまな苦痛を伴うが，本人は苦痛の表現が困難になっている．そのため重度AD患者の苦痛を客観的に評価し，適切なケアにつなげていく必要がある．いずれのステージにおいても苦痛があれば緩和ケアが導入されるが，その際の指標となるのが，予後予測と終末期への移行の判断である．

AD末期の正式な定義には，Functional Assessment Staging（FAST）などの病気分類にも記載がなく，別の末期基準がある（表2-A-1，第5章A参照）．米国ホスピス・緩和ケア協会 National Hospice and Palliative Care Organization（NHPCO）の基準では以下の報告がされている．独歩不能，着脱衣介助，入浴介助，尿・便失禁，意思伝達不能（1日に1，2個以下しか意味のある単語を話せない）のすべてを満たす患者で，誤嚥性肺炎，上部尿路感染症（腎盂腎炎），敗血症，ステージⅢ〜Ⅳの深い褥瘡，繰り返す発熱，6ヵ月で10％以上の体重減少などの認知症に関連した症状の1つ以上を認めた場合に予後6ヵ月以内と判断し，ホスピスプログラム導入の時期であるとされている．

しかし，がんの終末期と違って，認知症を含む非がん疾患は終末期に至るまで比較的長い軌跡をたどり，個人差も大きく，予後予測は困難であることが多い．NHPCOのガイドラインでも予後半年以内とされた患者の実際の平均生存期間は6.9ヵ月であり，

表 2-A-1　FAST：Functional Assessment Staging of Alzheimer's disease

stage	認知機能	臨床診断	FAST における特徴
1	障害なし	正常	主観的および客観的機能低下は認められない.
2	非常に軽度の低下	年齢相応	物の置き忘れを訴える. 喚語困難.
3	軽度の低下	境界状態	熟練を要する仕事の場面では機能低下が同僚によって認められる. 新しい場所に旅行することが困難.
4	中等度の低下	軽度のアルツハイマー型認知症	夕食に客を招く段取りをつけたり, 家計を管理したり, 買い物をしたりする程度の複雑な仕事でも支障をきたす.
5	やや高度の低下	中等度のアルツハイマー型認知症	介助なしでは適切に洋服を選んで着ることができない. 入浴させるとき何度もなだめすかして説得することが必要なことがある.
6	高度の低下	やや高度のアルツハイマー型認知症	(a) 不適切な着衣　(d) 尿失禁 (b) 入浴に介助を要する. 入浴を嫌がる　(e) 便失禁 (c) トイレの水を流せなくなる
7	非常に高度の低下	高度のアルツハイマー型認知症	(a) 最大限約 6 語に限定された言語機能の低下　(d) 着座能力の喪失 (b) 理解しうる語彙はただ 1 つの単語となる　(e) 笑う能力の喪失 (c) 歩行能力の喪失　(f) 混迷および昏睡

（Reisberg B, Ferris SH, Anand R, et al：Functional staging of dementia of the Alzheimer type. Ann. N Y. Acad. Sci. 1984；435：481-483. Reisberg B：Dementia：A systematic approach to identifying reversible causes. Geriatrics. 1986；41（4）：30-46. を参考に平原佐斗司作成）

38％が 6 ヵ月を超えて生存していた. 重度認知症の半年の予後については Minimum Data Set（MDS）の 12 のリスクファクターに基づいた Advanced Dementia Prognostic Tool（ADEPT）が開発されており, 重度認知症の予後予測に有用とされている（表2-A-2）. また海外も含め重度 AD 終末期の予後予測に関して行われている調査研究は後ろ向きが多いものの, ほぼ一致して, 予後 6 週間以内に出現する頻度が高い症状は, 嚥下困難, 呼吸困難, 食欲不振であった. これら 3 つの症状については月単位での予後予測を行う上で指標の 1 つになり得る. そのほか, 日にち単位では発熱や喀痰など感染症に起因する症状や褥瘡など廃用症候群に伴う症状が予後予測の指標になるとする研究もある. このように重度 AD における予後予測を精度よく行うことは困難ではあるが, 食欲不振, 嚥下困難, 呼吸困難や付随する症状がみられた際には積極的に苦痛緩和をケアに取り入れるべきである.

2　アルツハイマー型認知症以外の軌跡と緩和すべき症状

認知症の代表的疾患としては, AD 以外に血管性認知症 vascular dementia（VD）, レビー小体型認知症 dementia with Lewy bodies（DLB）, 前頭側頭型認知症 frontotemporal dementia（FTD）があげられる. これらの認知症も苦痛を伴う症状を有し, AD に比べて進行が早いこともあり, 終末期に至る前段階から緩和ケアが必要になることが予測される.

近年, 高齢化が進む中で認知機能に直接影響を及ぼさない脳血管障害が AD などに合併している例が非常に多いことがわかり, VD と同様に脳血管障害の進行予防の対象としてとらえなければならないと考えられるようになって VD の概念は変化している.

表2-A-2 Advanced Dementia Prognostic Tool（ADEPT）

項目	リスクスコア
直近のナーシングホーム入居	3.3
年齢	
65＜70	1.0
70＜75	2.0
75＜80	3.0
80＜85	4.0
85＜90	5.0
90＜95	6.0
95＜100	7.0
≧100	8.0
男性	3.3
息切れ	2.7
褥瘡（ステージ2以上のものが少なくとも1つ）	2.2
ADLスコア＝28	2.1
1日の大半を就床	2.1
経口摂取不十分	2.0
便失禁	1.9
BMI＜18.5	1.8
体重減少	1.6
うっ血性心不全	1.5

総リスクスコア	6ヵ月以内の死亡率	12ヵ月以内の死亡率	総リスクスコア	6ヵ月以内の死亡率	12ヵ月以内の死亡率
1	1%	6%	15～16	46%	62%
1～2	4%	8%	16～17	52%	67%
2～3	5%	11%	17～18	57%	71%
3～4	6%	13%	18～19	64%	76%
4～5	6%	15%	19～20	67%	79%
5～6	8%	19%	20～21	73%	84%
6～7	10%	23%	21～22	77%	87%
7～8	12%	26%	22～23	83%	90%
8～9	15%	30%	23～24	83%	91%
9～10	17%	33%	24～25	88%	94%
10～11	21%	37%	25～26	88%	96%
11～12	25%	42%	26～27	83%	90%
12～13	29%	47%	27～28	95%	100%
13～14	34%	52%	28～32	100%	100%
14～15	40%	57%			

（Mitchell SL, Miller SC, Teno JM, et al：The advanced dementia prognostic tool：a risk score to estimate survival in nursing home residents with advanced dementia. J Pain Symptom Manage.2010：40（5）：639-651.）

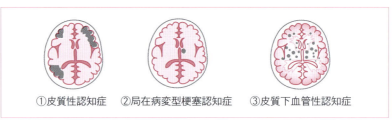

図2-A-4　血管性認知症の臨床病型

VDは大きく3つのパターンに分けられる（図2-A-4）．

①皮質性認知症
　梗塞部に一致して，失語，失認，実行機能障害など高次脳機能障害や運動麻痺がみられる．

②局在病変型梗塞認知症
　高次脳機能に直接関与する重要な部位の小病変により発症する．

③皮質下血管性認知症
　大脳基底核や白質，視床，橋などに多発性小梗塞を伴うものと，高度の白質病変を認めるものがあるが，いずれも緩徐に経過し，実行機能障害に加えてうつ状態や感情失禁

A. 認知症の軌跡をケアにつなぐ

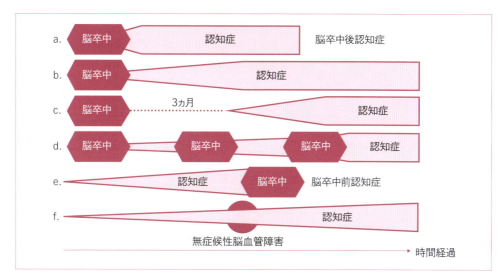

図2-A-5 脳卒中から認知症に進行する過程
（日本神経学会編：認知症疾患治療ガイドライン2010, p.274, 医学書院, 2010.）

などがみられ，パーキンソニズムや過活動性膀胱などの運動機能障害も伴う．

　VDの予後は脳血管障害の発症形態や合併症，基礎疾患によりさまざまである．5年後の死亡率は心原性脳梗塞では80％以上だが，ラクナ梗塞では35％であった．クモ膜下出血では最初の発作での死亡率は高いものの，その後生還した患者では長期予後は比較的良好である．VDは発症パターンや合併症により予後は大幅に変化するため経過から見極めていく必要がある（図2-A-5）．
　苦痛を伴う症状としては，運動機能障害や高次脳機能障害，うつ状態がある．これらは適切なリハビリや予防的治療を受けることで改善する可能性はあるが，放置すれば患者の意欲やADLの低下につながり，症状コントロールを悪化させ，ひいては予後にも影響しうる．したがってこれらの苦痛に対しては緩和ケアの積極的な介入が望まれる．
　DLBは認知機能障害のほかに初期から幻覚症状，特に幻視を伴うのが特徴的で8割の患者にみられる．認知機能障害としてはADに比べて記憶障害は軽いものの，注意障害，構成機能障害などが目立ち，認知機能障害としてはADよりも進行が早く，予後も短い．ADと違って一定の速度で進行せず，経過が変動しやすいのも特徴である．その他，前駆症状としてうつ状態を伴うことが多く，当初は双極性障害や妄想性障害と診断されるケースも少なくない．レム睡眠障害の合併も多く，精神症状に影響する．また，身体症状の特徴として20〜50％にパーキンソン症状がみられるが，進行期になって症状が目立つことが多く，歩行障害や嚥下機能障害，自律神経機能障害を引き起こす．
　DLBの末期はADと差はなく，重度の認知機能障害に加え身体症状も出現し，誤嚥や感染症，循環器疾患が死亡原因となることが多い．したがって終末期の定義や予後予測についてはAD同様と考えられるが，DLBでは経過が早い上に症状が多彩で変化しやすいため，症状コントロールが難しく，患者自身もそして介護者も苦痛が大きい．そ

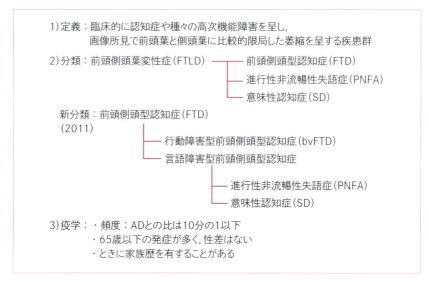

図 2-A-6　前頭側頭葉変性症の概念
（国立長寿医療研究センター：認知症サポート医養成研修テキスト．p.30．国立長寿医療研究センター，2018．）

のため，早期から家族ケアを含めた緩和ケアが導入されることが望ましい．

　FTD（図 2-A-6）は初期から反社会的行為や感情の変化がみられ，病識がないために気づくのは周囲の者であることが多い．AD 初期の記憶障害とは違い，強い衝動をコントロールできないために固執的な行動を繰り返し，窃盗や交通違反，立ち去り行動や常同行動などの逸脱行為および介護者や周囲を混乱させる．一方でアパシーや自発性低下を伴うのも特徴的である．平均生存期間は AD より短いが，進行期も嚥下機能は保たれて食欲は旺盛である．FTD が進行し後期になると自発性低下や言語障害が前面に出てくる．発語や会話ができなくなるため，本人は相手とコミュニケーションできないことに恐怖やいら立ちを感じ，それを精いっぱい伝えようとして大声や奇声をあげることもある．介護者はそうした症状を理解した上で適切なコミュニケーションの方法を体得していく必要がある．

　このように FTD は症状への対応が難しく，エビデンスも乏しいため予後予測は困難である．自発性低下に伴い ADL は低下していくことから身体症状を目安に予後を見極めていくことになる．何より病初期から介護者や家族の介護負担が大きく，FTD は経過全体を通して家族指導や家族ケアが治療の柱の 1 つになっている側面もあり，緩和ケアにおいても家族へのアプローチが欠かせないであろう．

　認知症の軌跡を理解し，認知症の終末期を見極め，予後を予測することを中心に述べてきたが，AD かそれ以外の認知症なのか，そしてどのステージかによってアプローチの違いは大きい．実際の緩和ケアの内容に大きな違いはないが，予後を予測しながら終末期までの道のりの中で患者・家族をどのように支えていくか，適切な緩和ケアにつないでいけるか，丁寧にアプローチしていくためにはできる限り認知症の診断を追究する

B．障害としてとらえる認知症

姿勢は必要であると思われる．われわれ医療者がステージや診断を意識しながら，認知症の軌跡を適切な緩和ケアへとつなぐことが，1人でも多くの患者が安らかに最期を迎えられる一助となれば幸いである．

〔田邊 幸子〕

文献

1) 「認知症疾患診療ガイドライン」作成委員会編：認知症疾患診療ガイドライン 2017．日本神経学会監修，p.154，2017．
2) Larson EB, Shadlen MF, Wang L, et al：Survival after initial diagnosis of Alzheimer disease. Ann Intern Med. 2004；140（7）：501-509．
・平原佐斗司編：医療と看護の質を向上させる 認知症ステージアプローチ入門 早期診断，BPSD の対応から緩和まで．中央法規出版，2013．
・粟田主一編著：認知症初期集中支援チーム 実践テキストブック．中央法規出版，2015．
・武地一：平成 29 年度サポート医養成研修Ⅱ診断・治療（演習編）症例から認知症を考える．国立長寿医療研究センター，2018．
・国立長寿医療研究センター：認知症サポート医養成研修テキスト．国立長寿医療研究センター，2018．
・平原佐斗司：認知症の予後と予後予測．緩和ケア．2010；20（6）：579-581．
・平原佐斗司：認知症の緩和ケア．緩和ケア．2010；20（6）：599-604．
・平原佐斗司：認知症の緩和ケアとは．緩和ケア．2010；20（6）：562-566．

B. 障害としてとらえる認知症

2004 年 12 月 24 日付厚生労働省老健局長通知によって，それまで広く用いられてきた「痴呆症」という用語が，「認知症」という名称に改められた．当初，行政文書等に限った変更とされたが，医学・看護学等の領域でも，この後，急速に，痴呆という言葉は姿を消し，認知症という用語が広く用いられるようになった．この用語変更は，痴呆という用語が差別的である，という意見が多かったことによる．「痴呆」が，おろか「痴」，ボケる「呆」という意味をもつ漢字の組み合わせであるのに対して，「認知症」という用語には，そうした価値判断が含まれず，症状群の名称としては客観性が高い．一方，認知症という用語については，認知心理学の専門家を中心に，学術用語として定義されていた「認知」という言葉の意味が，認知症という診断名を広めることで拡散し，本来の意味が誤解される，という理由で反対する意見も少なくなかった．

筆者の診療でも，患者に向かって「血管性痴呆が疑われます」と言うのに比べて，「脳血管障害による認知症が疑われます」と言うほうが告知する側のストレスは低く，患者自身とその障害についての話をすることの抵抗が小さくなった．一方，昨今，福祉サービスの業界などで，「あの人"認知"入ってるんじゃない？」とか，「あの人は"認知"でしょ」といった会話をしばしば耳にするに至り，認知心理学者の当初の心配どおり，認知という用語に関する無理解が，誤った言葉遣いを生んでいること，さらには，当初，価値判断を含まなかったはずの，「認知」という言葉が，かつての痴呆と同様に，侮蔑的な意味をもちつつあることに戸惑うことも多い．

第 2 章 ● 認知症の人の基本的理解

この項では，認知症という障害をもつ高齢者に対して，創造的ケアを行うために必要な基礎的理解を深めることを目的として，認知症の症状について論じる．

1 認知症，軽度認知障害の定義

a. 認知症，軽度認知障害とはどういうものか

米国精神医学会の診断基準，DSM-5[1]は，「神経認知障害群 neurocognitive disorders」というカテゴリーを置き，その下位分類に，せん妄，認知症 major neurocognitive disorder，軽度認知障害 mild neurocognitive disorder を置いた．神経認知障害とは，主な臨床的欠損が認知機能にあり，それが出生時や発達早期の問題ではなく，後天的な変化によって生じている障害群を指している．

DSM-5 において，軽度認知障害と，認知症の区別は障害の程度の違いである．両者の診断基準の共通点は，以下の 3 要件である．
① 1 つ以上の神経認知領域（複雑性注意，実行機能，学習および記憶，言語，知覚-運動，社会的認知）において，観察および検査に裏付けられた以前の行為水準からの低下がある
②その認知欠損は，せん妄の状態でのみ起こるものではない
③その認知欠損は他の神経疾患によってうまく説明できない（例：うつ病，統合失調症）
両者を区別するのは，症状の軽重と自立した生活が可能か否かという基準である．軽度認知障害については，確認される認知機能欠損が軽度であること，および，毎日の日常生活の自立は阻害されていないという要件，認知症では，毎日の活動において認知機能の欠損が自立を阻害する程度に達していることを要件としている．

さらに，DSM-5 は認知症の重症度を以下のように区別している．

軽度：手段的日常生活動作 instrumental activities of daily living（IADL）の困難（家事，金銭管理等が困難）

中等度：基本的な日常生活動作（ADL）の困難（食事，更衣など）

重度：完全依存

DSM-5 は，認知症，軽度認知障害を行動障害の有無によって 2 分類する．行動障害を伴う，とは，認知機能の低下が，精神病症状（幻覚，妄想など），気分の障害（躁状態，うつ状態），焦燥，アパシー，その他の行動障害を伴う場合を指す．

b. 軽度認知障害，認知症を引き起こす病気

ここまでの記述で明らかなように，認知症というのは，さまざまな疾患や外傷によって引き起こされた脳の障害に起因する症状群の名前である．図 2-B-1 は，認知症という症状群と，アルツハイマー病等の疾患との関係を示している．認知症の原因疾患として最も多いのは変性疾患と呼ばれる一群の疾患である．変性疾患とは，脳の神経細胞の変性，脱落を引き起こす病気のことで，アルツハイマー病，レビー小体病，前頭側頭葉変性症などがこれに含まれる．ついで，脳血管障害がある．脳梗塞，脳出血，あるいは重

B．障害としてとらえる認知症

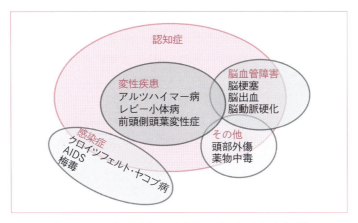

図 2-B-1　認知症を起こす病気＝脳の細胞を壊す病気

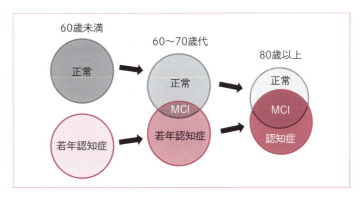

図 2-B-2　正常加齢と認知症の間

度の脳動脈硬化による脳の血流不全は，結果としてそれらの部位の神経細胞の脱落を引き起こし，認知症の原因となる．脳の神経細胞に影響を及ぼす細菌，ウイルス感染も認知症の原因となる．梅毒感染による進行麻痺は，かつて非常にしばしばみられる疾患であったが，梅毒の治療が可能になった今日では，一般臨床で出会うことはまれになった．HIV ウイルス感染後，AIDS を発症すると，終末期に AIDS 脳症と呼ばれる脳の病変が起こり，認知症を引き起こすことがある．このほか，さまざまな病原体によって引き起こされる脳炎も認知症の原因となりうる．最後に，交通事故等による脳外傷，アルコール症，その他の薬剤嗜癖も認知症の原因となる．

C. 正常加齢，軽度認知障害，認知症

図 2-B-2 に正常加齢と認知症の関係を示した．超高齢社会を迎えたわが国では，後期高齢者の人口が増え，それに伴って認知症の有病率も上昇している．しかしながら，認知機能の低下は，正常加齢のプロセスでも起こるもので，年齢が高くなるほど，正常の加齢なのか，認知症と診断すべき病的状態なのかの区別は判然としなくなる．アルツハイマー病による認知機能の低下が 40 歳で起これば，正常から大きく外れた病的状態であることは明らかだが，90 歳を過ぎて同じことが起こっても，90 歳の人口集団の標準

第 2 章 ● 認知症の人の基本的理解

からのずれは小さく，正常老化と病的認知機能低下とを明確に区別することは難しい．

DSM-5 は，軽度認知障害と認知症の区別を，日常生活維持に関する困難度をもって定義しているが，日常生活を円滑に進めるために必要な能力は，おのおのの文化や個人的状況に応じて変化する．農村の大家族の中で暮らす高齢者，郊外の共稼ぎ世帯で暮らす高齢者，都会のアパートで単身生活をする高齢者とでは，要求される自立能力に差がある．60 歳に期待される自立能力と，90 歳に期待される自立能力とでは異なる．当然ながら，簡単な心理検査等，客観的な医学的指標を基準とした疫学的な悉皆調査が示す有病率は，臨床的な有病率を上回る．疫学調査では，認知機能が低下しても，家族と地域に守られて徐々に生活圏を縮小し，周囲の人にも，自分自身にも特段問題のない老後の生活を送る人も，「認知症高齢者」として区分けしてしまうからである．

2 症状の理解

さまざまな原因の結果生じている神経認知障害の症状を，一元的に整理することは難しい．本稿の記述のもとになっている DSM-5 は，従来の診断基準に比較して神経認知障害群の症状を，統一的に理解しやすい記述になっている．言い方を変えると，DSM-5 が記載する障害を理解すると，自分の目の前にいる軽度認知障害，あるいは認知症の患者の障害を説明するツールを得ることになり，創造的な介入方法を考える手掛かりとなりうる．ここでは，DSM-5 にしたがって，神経認知障害の症状について概説する．

a. 障害される神経認知領域

DSM-5 は，神経認知障害群においてしばしば障害される「神経認知領域」を①複雑性注意，②実行機能，③学習と記憶，④言語，⑤知覚-運動，⑥社会的認知の 6 分野に分類し，おのおのの障害のされ方，評価の仕方を示している．

① **複雑性注意**（選択性注意，焦点性注意，持続性注意，分配性注意，処理速度）

注意はその機能の特徴によって，選択性注意（たくさんの情報の中から重要なものを選び出す），焦点性注意（雑音を遮断して特定の情報に集中する），持続性注意（長い時間，入力情報を能動的に処理し続ける），分配性注意（複数の課題に注意を向け，必要に応じて切り替える）に分けられる．このうち，焦点性注意以外の 3 つの注意機能は，もともと，正常加齢による衰退が大きいものであるが[2]，認知症を引き起こすような脳の病的変化はそうした加齢変化を加速する．

認知症の初期においては，家事などやり慣れた作業をするのに時間がかかるようになる．そうした苦労をしても，出来栄えは芳しくないことが多い．本人は今までやすやすとできていたことをするために大きな疲労感を感じるようになる．

進行すると多くの刺激に並行して注意を払う必要がある現実の状況に適応できなくなる．1：1 で 1 つの事柄を話せば理解できても，多くの人が同時に発言するような場所では話についていくことができない．日常生活で 1 つのことに注意をひかれると，より重要な事柄に注意を振り向けることができないので，1 人で外出したときなど事故に

遭いやすくなる.

② 実行機能

実行機能（遂行機能とも）とは，周囲の状況を理解し，自分の目的を達成するための計画を立て，それに従って行動を遂行する能力のことである．実際には，行動の途中で，計画を修正しなければならない事態が生じるから，柔軟に対応しなければならないが，かといって，自分のそもそもの目標からずれてはいけない.

家庭における家事は，計画書もないままに，複数のタスクを決められた時間軸に沿って遂行しなければならない．認知症が始まると，みそ汁のだしに気をとられている間に魚を焦がしたり，宅配便の対応に作業が中断されると円滑に元の作業に戻れなくなったりする．老夫婦の場合，女性のほうが早く認知症に気づかれるのは，実行機能の障害が家事を破綻させるからである．定年退職後仕事をせず，家事を妻に任せきりの男性の場合，実行機能の障害が生活の障害として顕在化することが少ないので進行するまで認知症に気づかれにくい.

認知症における実行機能の障害は，記銘力低下や見当識の障害など，誰の目にも明らかな症状が出る前に潜在的に進行するので，周囲の人も認知症とは気づかず，本人はこれまで苦もなくできたことがうまくできなくなっていることに気づかされて困惑する．面倒なプロセスを要する作業を敬遠するようになり，一度にたくさんの人の話を聞き，個々に対応しなければならないような社交の場から身を引くようになる．この時期，うつ状態になる人や，イライラと易怒的になる人，引きこもりがちになる人など，反応の仕方は人それぞれである.

③ 学習と記憶

即時記銘，近時記憶（自由再生，手掛かり再生，再認記憶を含む），長期記憶（意味記憶，自伝的記憶，手続き記憶）の障害が起こる．当初，近時記憶の低下が起こる．周囲の人々が気づく前に本人はそのことを自覚するから，メモやカレンダーに書き込んだ予定に依存するようになる．徐々に，メモや予定表があっても記憶を想起することができなくなる．進行すれば，会話での繰り返しが増え，同じものを何度も買ってしまうようなエピソードが増える．注意の欠陥が進むと，即時記銘が難しくなり，徐々に，長期記憶の崩壊が起こる．アルツハイマー病による認知症では，意味記憶，手続き記憶は比較的後まで保たれる.

④ 言語

原因疾患によってさまざまな言語機能が障害される．アルツハイマー病の場合，当初は喚語困難という症状がみられる．患者は，言葉を忘れたわけではないが，必要なときに円滑にそれを想起できない．そのため，会話の中に指示語が増え，「ほら，駅前のあそこ，ええと，わかるでしょ？　あそこの店でさ，ええと，あのう……あれ買ってきてよ」というような話しぶりが多くなる．長年暮らした夫婦などでは，これで結構話が通じてしまうこともあり，病的な症状と気づかれないこともまれではない．進行につれて言葉の意味が失われ，言語理解，表出ともに障害が顕在化する.

側頭葉の萎縮を伴う前頭側頭葉変性症の中には，より明確な失語症が，記憶障害など他の認知障害に先立って，病初期から現れることがある.

第 2 章 ● 認知症の人の基本的理解

⑤ 知覚-運動

　視覚などの刺激の意味を理解し，構成し直し，それに基づいて行動する能力の障害をいう．空間認知・見当識等とも関連する．早期から，例えば，地図を見るとき，地図を実際の道の方角と同じ向きにして見ないと理解できなくなる．距離感がつかめなくなり，溝に落ちたり，小さな段差につまずいたり，といったエピソードが頻繁に起こるようになる．車の車庫入れなどで微細な自損事故を起こす，大工仕事，組み立て，縫い物，編み物など立体的な作業が下手になるなどのエピソードが起こる．

　進行すると道に迷ったり，使い慣れた道具がうまく使えなくなったりする．夕方になると道がわからなくなるのは，低下した空間認知であっても，周囲の状況が目に見えている昼間は，それらの情報を総動員して目的地にたどり着くことができるが，視覚的な情報による補助が得られない薄暗がりでは，見当識の低下がそのまま露呈してしまうからである．さらに進行すれば，日中でも 1 人で目的地に到着することができなくなる．

⑥ 社会的認知

　社会的認知とは，人間関係を保つための配慮，とでもいうべきものである．軽度の場合，周囲の人の行動や態度，表情などからその気持を読む能力の低下，共感性の低下，抑制の低下，軽度のあるいは一時的なアパシーなどが起こり，これらの変化は，しばしば人格変化として認識される．

　進行すると，社会的な常識，配慮を欠いた行動が目立つようになり，服装の節度，会話で取り上げる話題に関する社会的な配慮を欠くようになる．しばしば，無遠慮で場違いな発言や行動によって，周囲の人を困惑させる．環境や安全に配慮した意思の決定ができず，指摘されてもそれに気づかない．交通量の多い大通りを，信号を無視して渡るといった危険な行為に結びつく．

　社会的認知の低下は，前頭側頭葉変性症においては，早期から顕在化し，ときには，これが初発症状であることもある．一方，アルツハイマー病では進行するまでそうした状況は出現しない．

b. 行動障害

　DSM-5 はさらに，軽度認知障害，認知症を，行動障害の有無によって分類する．行動障害には，いわゆる精神病症状（幻覚，妄想など），気分の障害（うつ状態，躁状態など），焦燥，アパシー，その他が含まれる．

　認知症の原因疾患によって，同じ行動障害にも特徴がある．例えば，レビー小体病の幻視は，視覚認知の障害等と関連した認知機能の一次的障害である可能性がある．アルツハイマー病に伴うもの取られ妄想は，認知機能障害によって歪められた外界認知やそのときの生活環境などに起因する心理的な反応という性格が強い．血管性認知症患者の嫉妬妄想や被害妄想の中には，統合失調症等の精神病的素因と関連することもある．

　ここまで紹介した DSM-5 の診断基準，特に，障害される神経認知領域に関する記述は，認知症の症状とそれに基づく行動特性，いわゆる BPSD にあたる行動障害を総合的に理解するために有用な整理になっている．先に説明した神経認知領域の障害を頭に

入れて，個人がもっている元々の素質，認知機能の障害，病歴，既往歴を含む人生史，現在置かれている環境心理状況等を総合して，患者の行動を理解しようと努めれば，ステレオタイプなマニュアル介護からは思いもよらない理解が生まれ，ケアの質が深まる．

〔齋藤 正彦〕

文献

1) American Psychiatric Association：DSM-5　精神疾患の診断・統計マニュアル．日本精神神経学会，高橋三郎，大野裕監訳，p.583-634，医学書院，2014．
2) D.C. パーク，N. シュワルツ 編：認知のエイジング　入門編．口ノ町康夫，坂田陽子，川口潤監訳，北大路書房，2004．

C. パーソン・センタード・ケアと緩和ケア

1 社会における認知症の理解とその影響

　認知症は記憶，思考，見当識など大脳皮質機能に障害を引き起こす「症候群」であり，DSM-5 では，従来の記憶障害だけではなく生活障害にも着目[1]していることから，治療よりもケアの質が認知症の人の生活の質（QOL）に影響を及ぼしていることがわかる．近年，高度情報社会では認知症は老化の最も恐れられている側面の 1 つとなった．その中で，最も大きな課題は認知症に対する脅威，特に社会の偏見や差別によって認知症の人の視点を無視した一方的なケアが行われ，それがさまざまな BPSD といわれる症状を引き起こし，さらにケアが困難になるなど，悪循環となっていることである．2012 年の WHO の報告書では「認知症の人は，発症後も長生きすることができる．適切な支援があれば，多くの人々が社会に従事し，貢献し続け，QOL を良好に保ち続けることが可能であり，また，そのようにすべきである」[2]と述べている．

　現在，わが国では若年認知症の人たちが，認知症の人を「主体的に人生を送る人」として認識すること，さらに本人の思いを重視した支援の重要性を主張し，今まさに認知症の人本人からの発信がわが国の認知症の医療，施策，地域社会を変えようとしている．一方，医療においては，いまだに認知症の人を「何もわからなくなった人」，ケアの対象として認識している．医療や福祉現場において，認知症が重度化してコミュニケーション障害によって自分の意見を述べることができない本人たちの思いを，どのように理解すればよいであろうか．

　認知症は身体障害とは異なり，本人の感じている不安や孤独感，さらには生活上の困難感を他者が理解することは難しい．記憶障害や実行機能障害によって引き起こされる生活障害は認知症の人それぞれによって異なることも，認知障害と生活背景から引き起こされるさまざまな BPSD を他者が理解することを困難にさせている．パーソン・センタード・ケアは，認知症の人の気持ちを聞くこと，さらには認知症の人の視点を重視

第 2 章 ● 認知症の人の基本的理解

し，人間関係の重要性を強調したケア[3]である．WHO は緩和ケアを，生命を脅かす疾患による問題に直面している患者とその家族に対して早期より痛み，身体的問題，心理社会的問題，スピリチュアルな問題に関して QOL を高めるケア[4]と定義しており，認知症ケアにおいても認知症の人の人生や生きることへの問いに寄り添うためのスピリチュアルケアの重要性[5]が指摘されている．認知症のパーソン・センタード・ケアは認知症の人の心理的なニーズに向き合うためのケアであり，緩和ケアと共通点は多い．

2 パーソン・センタード・ケアとは？

　パーソン・センタード・ケアとは英国 Bradford 大学の心理学教授故 Tom Kitwood によって提唱された世界的に最も知られた認知症ケアの理念の 1 つ[3]である．パーソン・センタード・ケアとは年齢や健康状態にかかわらず，すべての人々に価値があることを認めて尊重し，1 人 1 人の個性に応じた取り組みを行い，認知症をもつ人を「1 人の人」として大切にし，人間関係の重要性を重視したケアのことである．

　入院中の患者は治療のために入院していることから，看護師が実践しているケアは治療や処置，治療に関する説明などのコミュニケーションが中心である．しかしながら，認知症の人はさまざまな認知機能障害や生活障害に対する不適切なケアによって不安や苦痛のために自己概念さえも脅かされている．このように認知症の人のニーズが満たされないとき，思いが怒りや抵抗として表現され，問題患者とされてしまう．

　パーソン・センタード・ケアでは認知症の重症度にかかわらず，認知症の人たちを私たちと同じ「1 人の人」としてとらえること，さらに，1 人の人として受け入れられ，尊重されると本人が感じていることが重要である．パーソン・センタード・ケアは，認知症の人が 1 人の人として周囲の人や社会とのかかわりをもち，受け入れられていることを実感し，人として，相手の気持ちを大事にし，尊敬し合う相互関係を含む「パーソンフッド」[5]がその目標となる．

　認知症の人は，現在，病気で苦しんでいる自分の気持ちや認知症によって生じた生活上の苦痛などを受けとめてもらいたいと願っている．病院において看護師は患者に必要な説明やコミュニケーションを行っているつもりでも，実はそれらが不十分であったりすることもある．説明などの際，認知症の人は一生懸命理解しようとしてうなずいていても，本当は理解できていなかったのかもしれない．あるいは認知症への偏見から，知らず知らずに口調や表情に「何もわからないだろう」という思いが出てしまい，その結果，認知症の人はバカにされたと怒りだしてしまうこともあるだろう．それを BPSD が悪化したと勘違いすることも多い．怒りださなくても不安やつらさから病院に居場所を見つけられず「家に帰る」と叫ぶようになるかもしれない．BPSD と呼ばれる行動は，認知症の人の思いを無視したケアが原因になっている場合も多く，認知症の人の行動の原因や自分のコミュニケーションの方法を振り返り，症状を抑えるよりも原因に対するアプローチにケアを転換することで状況が改善することも多い．認知症の人の本人の思いや視点を尊重し，その人を 1 人の人として大切にすることが，認知症の人に対するケアにおいて重要なのである．

C. パーソン・センタード・ケアと緩和ケア

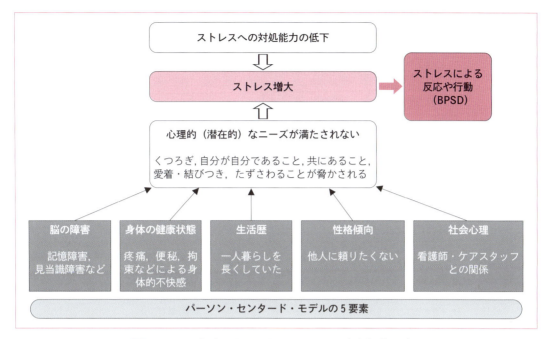

図 2-C-1 認知症の人のストレスによる反応や行動モデル
(「鈴木みずえ：パーソン・センタード・ケアでひらく認知症看護の扉（鈴木みずえ，酒井郁子編），p.xiv，2018，南江堂」より許諾を得て転載．)

3 認知症の人の行動を理解するための認知症の人のストレスによる反応や行動モデル

　パーソン・センタード・ケアを提唱した Kitwood は，認知症の人の行動や症状は脳の障害，身体の健康状態，生活歴，性格傾向，社会心理の，5つの要素からなると考えている．認知症の人は軽度・中等度・重度に症状が進むにつれて身体の苦痛や満たされないニーズを言語的に表現できなくなる．健康障害の例では，便秘のための腹痛や不快感を苦痛と感じながらもその原因がわからず，言語的に説明できないことからストレスが増大した状況が，他者からは焦燥や不安としてみられることもある．社会心理の例では，何もわからない人として扱うケアスタッフにその悔しさや怒りを言葉で説明することができないために，暴言や興奮としてとらえられることがある（図 2-C-1）．

4 認知症の人の心理的ニーズ

　認知症の人のパーソンフッドを維持するために，Kitwood は，認知症の人の心理的ニーズ[3,6]を，図 2-C-2 のような花の絵で表している．5枚の花弁は，「くつろぎ comfort」「自分が自分であること identity」「愛着・結びつき attachment」「たずさわること occupation」「共にあること inclusion」のニーズを表し，互いに重なり合い，関連し合っている．中心にあるニーズの「愛 love」はあるがままに受け容れ，心から思い

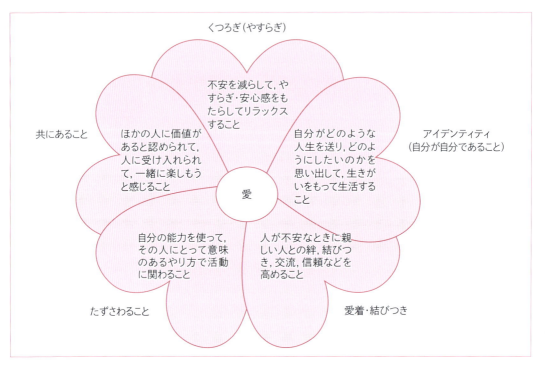

図2-C-2　認知症の人たちの心理的ニーズ

やり，慈しむことを求めているといえる．これらのニーズはすべての人に共通するニーズだが，認知症の人たちは自ら満たすことができないために，認知症のない人以上に，いわゆるBPSDとして現れやすい．認知症の人たちの「パーソンフッド」を支えるためには，これらの心理的ニーズをよりいっそう満たし，よい状態を高めるようにケアを提供することが必要とされている．病院は治療が中心であっても，周囲の人々がこれらのニーズを満たしながら治療を展開させることで，認知症の人が病院や施設を自分の居場所として認識することができればBPSDなどが緩和される．認知症の緩和ケアにおいても認知症の人のニーズの何が満たされていないのかを探り，身体治療とともにニーズを満たすためのケアを展開することが重要となる．

5　個人の価値を低める行為と個人の価値を高める行為

Kitwoodは認知症高齢者に対するケアを，認知症の人の心理的ニーズを満たし個人の価値を高める行為 positive event（PE）[6]，認知症の人の心理的ニーズを阻み個人の価値を低める行為 personal detraction（PD）[6]とに分けて説明している（図2-C-3）．PDは，ケア場面でよくみられる援助である．例えば看護師同士が認知症の人の前で本人を話の輪に入れないで排便や食事状態について話している．つまり，本人はいるのに無視されてしまっているのである（PD15．無視すること）．認知症の人は言葉で反応することができないかもしれないが，何も話してくれないことから諦めや意欲の喪失，さらには認知症の悪化を引き起こす．PEは，認知症高齢者のよい状態を維持し，その人のもて

C. パーソン・センタード・ケアと緩和ケア

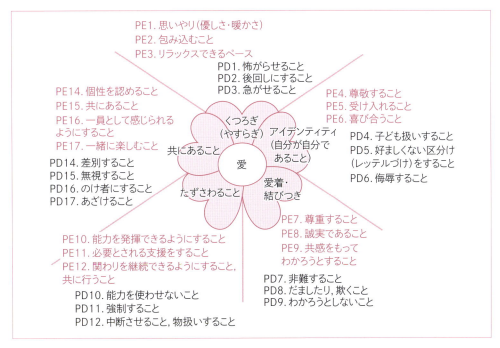

図 2-C-3　個人の価値を高める行為（PE）と個人の価値を低める行為（PD）

（医療法人社団和恵会サービス向上委員会作成）

表 2-C-1　病院における看護師の具体的な PD，PE のケア場面

PD 1. 怖がらせること
認知症高齢者に脅し文句を並べて恐怖心を与えることによって，無理に従わせること．
例：A さんは褥瘡ケアを受けることを拒否したところ，2 人のケアスタッフから，腕をつかまれ，「今，交換しないと，悪くなります」と脅かされながら，処置室に移動させられた．処置室ではさらに大声をあげて拒否するので，他の看護師も呼ばれ身体を抑制されてケアを受けた．

PE 1. 思いやり（優しさ，暖かさ）
認知症高齢者に対して心からの愛情，配慮，気遣いを示し，誠実な姿勢で心からの思いやりや親愛の情を示すこと．
例：A さんは褥瘡の創部ガーゼ交換の際に痛みからケアを怖がり拒否していたところ，別の看護師から「どうされましたか．傷が早くよくなるためにガーゼ交換がどうしても必要なんです．交換させてくださいね」とゆっくりわかりやすい言葉で説明される．「さぞおつらいでしょうね．私がその間，手を握っていますので交換させてください」と提案することで，お互いに視線を合わせ素晴らしい信頼関係が築かれていった．そして，ガーゼ交換も快く身体ケアを受ける気になってから，2 人の関係はさらに深まった．

る力を発揮させ，生きる意欲を向上させる．家族と看護師が，本人の体調についてくわしく話をしていても，本人の方を見ようともしていない場合は「PD15．無視すること」になり，価値を低める行為になってしまう．家族と一緒にいて，本人も「今日はどうですか？」と聞かれ（PE15．共にあること），自分の状況を話すことができれば共にあることのニーズを満たし，自分自身を表現でき他の人との関わりをもつことができる．PE と PD は認知症の人のニーズに合わせてそれぞれ 3〜4 つ，合計 17 ある．

表 2-C-1 に PD1 と PE1 の病院における看護師の具体的なケア場面を示した．ケアの現場ではともすると PD になりがちであるが，それを意識的に PE に転換させることで，パーソン・センタード・ケアに転換することができる．

パーソン・センタード・ケアを実践するには，認知症の認知機能障害も含めた専門的な知識や看護師の意識改革が必要とされる．患者のスピリチュアルな課題に取り組む緩和ケアとパーソン・センタード・ケアは同じ立ち位置にあり，認知症の人の行動の理由を考えながら，その心の動きを汲みとって看護実践を展開することで，ケアの質をより高めることができる．このようなコミュニケーションは看護師個人の取り組みも重要であるが，看護師全員が同じように関わることができるような看護システムからの再構築が迫られている．

〔鈴木 みずえ〕

文献

1) American Psychiatric Association：DSM-5 精神疾患の診断・統計マニュアル．高橋三郎，大野裕監訳，医学書院，2014.
2) 世界保健機関：認知症〜公衆衛生対策上の優先課題．日本公衆衛生協会訳，日本公衆衛生協会，2015.
3) ドーン・ブルッカー，クレア・サー：DCM（認知症ケアマッピング）理念と実践．水野裕監訳，認知症介護研究・研修大府センター，2013.
4) 国立研究開発法人国立がん研究センターがん対策情報センター；がんの療養と緩和ケア．がん情報サービス．2015. https://ganjoho.jp/public/support/relaxation/palliative_care.html（2019 年 5 月 7 日閲覧）
5) エリザベス・マッキンレー，コリン・トレヴィット：認知症のスピリチュアルケア―こころのワークブック．遠藤英俊，永田久美子，木之下徹監修，馬籠久美子訳，新興医学出版社，2010.
6) ブラッドフォード大学認知症研究グループ：DCM（認知症ケアマッピング）第 8 版マニュアル．水野裕監訳，認知症介護研究・研修大府センター，2010.

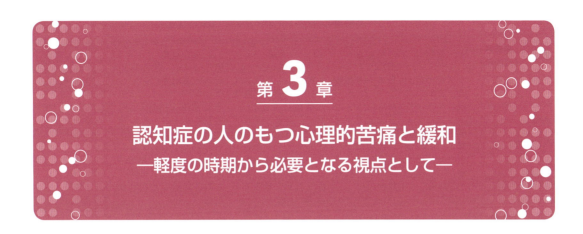

第3章
認知症の人のもつ心理的苦痛と緩和
―軽度の時期から必要となる視点として―

A. 認知症の人のもつスピリチュアルペインとは

1 スピリチュアリティの概念

　医療保健領域の表舞台にスピリチュアリティの概念が登場したのは，世界保健機関（WHO）の1998年の執行理事会において，健康の定義に「スピリチュアル」の概念を追加する提案がなされたときであった．その提案は，「肉体的，精神的，社会的，スピリチュアルに完全で動的な状態であり，単に疾病，病弱がないことではない」というものであった．これ以後，スピリチュアリティへの関心が高まった．この定義は採択されないまま今日に至っているが，「健康」を考える上でスピリチュアリティが重要な概念であるとの認識が共有された[1]．

2 高齢者とスピリチュアリティ

　高齢者のスピリチュアリティは，他の年齢層と異なるのだろうか．それとも同じなのだろうか．
　竹田らは，高齢者は，身体的機能の喪失，死別体験，社会的役割からの引退などにより，自らの存在意義，存在目的や人生の意味を見つめ直さざるを得ない危機的状況に置かれやすく，死を現実的，日常的にとらえる傾向があり，高齢者はスピリチュアリティと親和性が高いと述べた[2]．竹田らが，高齢者とスピリチュアリティを論じた9つの論文を分析した結果，高齢者のスピリチュアリティは，【生きる意味・目的】【死と死にゆくことへの態度】【自己超越】【他者との調和】【よりどころ】【自然との融和】の6つの概念から構成されることが示唆された．これらの概念は，どの年齢層でも課題として浮上し得るが，人生後半の高齢期により大きな必然性をもってくっきり浮かび上がる（表3-A-1）[3,4]．

第 3 章 ● 認知症の人のもつ心理的苦痛と緩和―軽度の時期から必要となる視点として―

表 3-A-1　高齢者のスピリチュアリティ（概念など）

論文名	著者名（出版年）	目的	対象	方法	結果	考察
日本人高齢者のスピリチュアリティ概念構造の検討	竹田恵子・太湯好子（2006）	本研究の目的は，日本人高齢者のスピリチュアリティ概念の構成要素とその構造を文献的に明らかにすることである．	日本人高齢者を対象とした，スピリチュアリティの具体的内容を読み取ることのできる 9 文献を分析対象とした．	9 文献のそれぞれについて，研究内容を一覧表にまとめた．次に，スピリチュアリティ（スピリチュアルニーズ，スピリチュアルペインを含む）を表現すると判断される文章をできる限り取り出し，コードとした．そして，各コードから概念を抽出し，サブカテゴリー，カテゴリー，コアカテゴリーへと集約した．	日本人高齢者のスピリチュアリティは，【生きる意味・目的】【死と死にゆくことへの態度】【自己超越】【他者との調和】【よりどころ】【自然との融和】の 6 つの概念から構成されていることが示された．	これら 6 概念は，関係や関心をもつ方向や内容から，「自己」「他者や環境」「超越的なもの」の 3 層からなる円内に重層的構造をなしていることが明らかになった．また，【死と死にゆくことへの態度】【他者との調和】は高齢者において特に重要な概念である可能性が示唆された．
スピリチュアリティの概念の構造に関する研究―「スピリチュアリティの覚醒」の概念分析―	中谷啓子・島田涼子・大東俊一（2013）	本研究は，日本におけるスピリチュアリティの概念を明らかにするための先行的研究である．スピリチュアリティが人間の内面に本来備わる目にみえないものという前提に立ち，「スピリチュアリティの覚醒」，すなわち，スピリチュアリティが顕在化する契機に着目し，その概念を明らかにすることを目的とする．	3 種類の検索データベース（CiNii, JDream II, 医中誌Web）	文献研究．データ分析は Walker&Avant の概念分析の手法を用いた．	「スピリチュアリティの覚醒」の先行要件 12 種類，属性 5 種類，帰結 9 種類が明らかになった．	スピリチュアリティの覚醒は，快・不快といったさまざまな出来事を契機に発生し，その結果として，自己の意識を拡張したり心身の回復，さらに大いなるものへの感謝と慈しみといった自己の成長をもたらすことが示唆された．さらに，このような機会は，生涯を通して，誰にでも起こり得ること，内的自己と超越的存在との関係といった 2 つの方向性のある探求であることを示唆した．さらに，人間は，「スピリチュアリティの覚醒」によって，生涯にわたり成長や変化の契機を得ることができ，心と体の相関の中で QOL を高めていくことが可能であることが示唆された．
高齢者のスピリチュアリティ健康尺度の開発―妥当性と信頼性の検証―	竹田恵子・太湯好子・桐野匡史・雲かおり・金 貞淑・中嶋和夫（2007）	本研究は，高齢者版のスピリチュアリティ健康尺度を開発し，その妥当性と信頼性を検討することを目的とした．	A 県内の 2 地域に在住する高齢者，532 名	質問紙調査	分析の結果，高齢者版スピリチュアリティ健康尺度（18 項目）の因子モデルとして，第一次因子を【生きる意味・目的】【死と死にゆくことへの態度】【自己超越】【他者との調和】【よりどころ】【自然との融和】の 6 因子，第二次因子を「スピリチュアリティ」とした 6 因子二次因子モデルを仮定し，用いた結果，構成概念妥当性を支持した．	スピリチュアリティと QOL の因果関係に有意性が示された．しかし，その関係性は弱く，スピリチュアリティへの働きかけの結果指標でもある QOL 尺度の検討が今後の課題として残されている．対象者は自立度の高い高齢者であったため，今後は健康度の異なる高齢者に広げ，高齢者のスピリチュアリティの特徴を明らかにする必要がある．

3 認知症の人のスピリチュアルペイン

　WHO による健康概念再定義の提案以前に，Cicely Saunders は，全人的苦痛（total pain）の概念を提唱し，「身体的苦痛」「社会的苦痛」「心理的苦痛」とともに「スピリチュアルな苦痛」を指摘したことはよく知られている[5,6]．これらの苦痛は，独立したものではなく，互いに影響し合いながら多層的に体験される．スピリチュアルペインは，外部のサポートを得にくく，個人が生涯をかけて，意識的・無意識的に問い続けながらも，1 つの結論が導かれにくい．スピリチュアルペインは，共通認識を得るのが最も困難な苦痛であり，人間存在の根源的問題に触れる痛みといえる．村田は，スピリチュアルペインについて「将来や関係性，自律性とは人が生きる支えであり，それを失った場合に生じる」と簡潔にまとめており[7]，意識の志向性によって，スピリチュアルペインを時間存在，関係存在，自律存在の 3 つの次元に分類した（表 3-A-2）．金井によれば，将来への喪失感，今まで勝ちとってきた地位や尊敬，ボディイメージの変化や自由を失うこと等への喪失感は無価値感，無意味感を生じさせ，患者を「こうまでして生きる意味とは」「こんなところで死ぬ意味とは」との自問自答に陥らせ苦しめる（表 3-A-2）[8]．

　スピリチュアルペインに関する研究は，がん患者を含む緩和ケア領域のものが大部分を占める．終末期がん患者と認知症患者のスピリチュアルペインは，共通点もあるが異なる点も多い．Hirakawa は，認知症の人は自主的に苦痛を訴えることが困難であり，スピリチュアルペインの評価が必要とし，認知症の人のスピリチュアルペインについて，医療者やケアワーカーを対象に質的調査を行った[9]．その結果 8 つのテーマが抽出された（表 3-A-2）．

　認知症の行動心理徴候（BPSD）の背景には，スピリチュアルペインが存在することが多い．認知症の人はデリケートで傷つきやすく，外界の刺激を必要に応じて取捨選択したり無視することができず，過剰に受けとってしまうことによる苦痛も生じる．そのために起こす行動や反応が，さらに周囲の不安をかきたて，不適切な反応を引き起こし，悪循環に陥って，BPSD に至ることが少なくない．

4 事 例

　A さんは 80 歳代前半の女性，アルツハイマー型認知症，要介護 2．夫と死別後 1 人暮らし．家族は隣に居住する．もの忘れがあり，友人との約束や通院の予約を度々すっぽかす．銀行等の手続きを行うことが困難．いくつかのストーリーを繰り返し語ることがあり，時折夜道で迷子になる．元来朗らかで社交的な性格で，友人，家族，親戚との関わりが多く，日々「幸せ」と語り，前向きである．一方，寂しさを感じるときは「外に出て歩く，人と会う」と語っていた．「もの忘れがあって困る」と友人にこぼすこともあった．付き合いは次第に，心底信頼できる複数の人に絞られていった．家族，友人のサポートを受け，生活に大きな支障はない．デイサービ

第 3 章 ● 認知症の人のもつ心理的苦痛と緩和―軽度の時期から必要となる視点として―

表 3-A-2　認知症を含む高齢者のスピリチュアルペイン

論文名	著者名（出版年）	目的	対象	方法	結果	考察
終末期がん患者のスピリチュアルペインとそのケア	村田久行（2010）	終末期がん患者のスピリチュアルペインを解明し，そのケアの指針と方法を示すことを目的とした．	終末期がん患者	現象学的アプローチ	終末期がん患者のスピリチュアルペインの構造は，時間存在，関係存在，自律存在の3つの次元から解明される．	痛みに苦しむ人は孤独であり，強い痛みに苦しむ人は，「わかってもらえない孤独（関係性）」「先のみえない不安（時間性）」「自分ではどうしようもない無力（自律性）」に苦しみ，自己の存在と意味の消滅から生じる苦痛（スピリチュアルペイン）を感じている．臨床の医師が，これらの多重な痛みのメッセージを聞き，ケアすることで患者の自己の存在と意味の回復を支え，終末期がん患者のみならず，さまざまな難治性疼痛の緩和と軽減を実現することが可能となる．
緩和医療を正しく理解するために―総論にかえて―	金井良晃（2017）	緩和医療を正しく理解するための情報を共有するとともに，苦痛の緩和における心身医学的なアプローチの重要性を論じ，国内を中心とした緩和医療の趨勢についても概観した．	日本の緩和医療（緩和ケア）	心身医学的なアプローチ	緩和医療すなわち緩和ケアは，がんのみが対象ではなく，終末期のみが対象でもなく，QOLの改善が目的であり，死期を早めるような行為ではないと定義されている．肉体的，精神的，社会的，スピリチュアルの多面的要素で構成される「全人的苦痛」が緩和医療の基礎となる概念であり，4つの苦痛は互いに影響し合うと理解すべきである．	ホスピスから始まった緩和ケアは現在「疾患の早期から適応となる」とされ，ホスピスケアは終末期緩和ケアの1つの形ととらえることができる．国内では施策によってがん緩和ケアが浸透はしたが，がんと診断されたときからの緩和ケア，緩和ケアの質向上，がん以外の疾患に対する緩和ケアが課題となっている．
Emotional and Spiritual Pain and Suffering of Older People with End-of-Life Dementia from the Perspective of Nurses and Care Workers: A Qualitative Study	Yoshihisa Hirakawa（2014）	介護の現場で働く看護師やケアワーカーの視点から，認知症高齢者が経験する精神的およびスピリチュアルな苦痛について検討した．認知症についての多くの研究はBPSDに着目するが，本研究では，終末期の認知症高齢者に焦点をあてた．	名古屋大学医学部附属病院に関連する機関に所属し，介護に携わる20名（グループホームに所属する看護師やスタッフ，訪問看護師やソーシャルワーカーが多く含まれる）	質的調査（フォーカスグループディスカッション）；KJ法をもとに分析	精神的およびスピリチュアルな苦痛を8つのテーマに分類した．1）I am worthless dependent, 2）I am given medical treatment against my will, 3）They do not let me do the things I want to do, 4）I do not know where I am or who I am, 5）I am getting nervous about worsen agility of my own brain, 6）Those around me look down upon me without knowing why, 7）I have my pent-up feelings, 8）I cannot convey the feeling well.	認知症を抱える高齢者の多くは，自身の内的経験について語ることが難しいため，本研究で抽出された8つのテーマは非常に貴重であり，終末期のQOLの向上につながる可能性がある．

スを申し込んでも「もっと楽しいことがある」と，ほとんど利用しない．趣味は太極拳，水泳，麻雀，読書，旅行などである．

緊急入院とスピリチュアルペイン，スピリチュアルペイン増悪の予防

Aさんはある夜，妹と出かけ，食事中に倒れる．妹によれば，「みるみる顔が青ざめ，命が危ないと思った」とのこと．救急搬送され，心筋梗塞の診断を受け，手術室に運ばれる．一命をとりとめ，手術室からICUに移る．Aさんがアルツハイマー型認知症の診断を受けていると家族がICUスタッフに告げると，ただちに「四肢拘束をするので同意の署名をください」と促される．家族は，「Aは認知症でも，生活はほぼ自立しており，日々朗らかに過ごしていて，四肢拘束の必要があるとは思えない．拘束されればパニックになり，不信感が増して苦しむことになる」「拘束はしないでください．家族が控えます．不安定になる徴候がみえたら呼んでいただきたい．声を聞けば安心します」と伝える．家族が予測する苦痛は，大きなスピリチュアルペインを伴うものであり，予防が必須と考えられた．しかし，医療スタッフは「はあ？！」と怪訝そうな表情で納得しない．やりとりの末，処置をした足のみ拘束することで同意．「不安定になったら呼べばいいんですね」と言われた家族が，「不安定になってからでは遅い．不安定になる徴候がみえたら呼んでください」と伝える．ICUスタッフは，「不安定になる徴候」の意味が理解できないようであった．そこで家族が，「例えば目が覚めて，"ここはどこ？" "どうして私はここにいるの？" といった発言，落ち着きがない様子がみえたら呼んでいただきたい」と伝えると，スタッフは十分に納得できないといった表情を示しつつも了解した．その夜は，特に問題がなく過ぎた．翌日一般病棟に移る．目覚めたAさんは，「なぜ病院にいなければならないのか」と納得できない様子であり，医療スタッフや家族が，前夜に起こったことを説明すると，「ああ，そうだったの」とうなずく．しかし，その後，病院から自宅へ「脱走」を試みる．すぐに見つかって病室に戻される．Aさんは，「どうしてここにいなければならないのか．こんなところにいるなら生きていても仕方がない．脱走しようとしたけれど失敗した」と語る．Aさんにとって，入院は「脱走したい」ほどに大きな苦痛をもたらすものであることが推察された．

孫によるAさんへのスピリチュアルケア

翌朝から数名の孫（20〜30歳代前半）が交替でAさんのベッドサイドに付き添った．孫たちは，祖母の体験や思いが語られれば聞き，孫は自分の思いや体験を語った．Aさんが眠っているときは，黙ってそばにいた．孫がマンツーマンでAさんと長時間過ごすのは希有なことであった．孫たちはケアの工夫をし，Aさんは大過なく退院に至る．孫による工夫は，例えば「繰り返し語られる話の中にも新しさを感じとって，否定せずにさらっと聞く」「本人にとって，繰り返しが混乱を招いているようであれば，優しく指摘する」「入院に至る経緯，今起きていること，検査の予定等を，共に確認し，A自身に紙に書いてもらう」などであった．Aさんは，「孫に会えて幸せ，よくしてもらってうれしい」と喜びを表出しつつも，「みんなが来るから死んじゃうのかと思ったわ」と冗談混じりに語った．「Bはよく気がつく．

ちょっと緊張するけれど」「C がいてくれるとなんだかほっとする」などとコメントし，孫の成長を確認しているようにみえた．

この間の体験について，孫は次のような感想を述べた．「いつも前向きな A とじっくり話すのは楽しかった」「A のように年をとりたい」「今まで支えてもらって，恩返しをしたい」「年をとっても病院生活は簡単に許容できるものでないと感じた」．

事例についての考察

1）A さんのスピリチュアルペイン

A さんは日常生活に大きな支障はないものの，従来できたことができないと自覚し，そのために心理的苦痛を味わっていた．日々の生活は周囲に支えられ，人付き合いも多く，楽しみもあった．1 人でいるときに寂しさを感じると，「外に出る，人と会う」などして，前向きに対処する様子がうかがえた．緊急入院後，四肢拘束の危機に見舞われ，免れた．その後 A さんは，「なぜここにいなければならないのかわからない」と「脱走」しようとした．数日前の出来事に関する記憶力の減退，痛みや不自由を伴う入院状況理解の困難，退院に向かう未来の時間展望の認識困難等の中で，狭い空間に縛られ，種々の痛みや不自由に耐えきれず，身体的痛み，社会的痛み，精神的痛みとあいまって，スピリチュアルペインが高まった．侵襲的な介入が多い医療行為は，なぜその医療行為や入院が必要なのかを理解・納得し，退院を含む未来の展望をもつことができて，初めて何とか許容できるものであり，理解できない者にとっては，他の痛みとともにスピリチュアルペインが増す．

2）認知症の人が拘束されることに伴うスピリチュアルペインの予防

拘束に伴って生じうるスピリチュアルペインは，予防することが必要である．認知症の診断を受けた人は，ICU 等で身体拘束が当然のように行われるといわれる．しかし，認知症でも，日常生活全般に拘束を受けねばならない徴候がなく，医療処置を行う際の拘束が不要な人は多数いる．身体拘束により，非人間的な状態に置かれれば，生きる意味や存在する価値が根底から崩れ，医療者，家族，あらゆる他者との信頼関係が損なわれる．そのことは，後々まで他者関係に悪影響を及ぼし，患者のスピリチュアルペインは極度に強まる．確かに「術後の処置を受け入れずに点滴を抜く」「見当識障害によって大声をあげる」などの行動に至る可能性をもつ認知症の人もいるだろう．しかし，そのような行動に至る徴候をとらえ，可能な限り予防する条件を整えるべきである．

3）スピリチュアルペインを背景に生じうる BPSD の予防

認知症の人は，入院など日常と異なる緊急事態において，スピリチュアルペインを感じやすい．A さんは，突然の入院に伴う事態に対し，不安や恐怖を感じた．自分がなぜ今ここにいるのか，身体に付けられた機器が何のためにあるのか，話しかけてくる未知の人々が誰なのか，いつ家に戻ることができるのかなどがわからず，不安や恐怖が増し，BPSD が表れる可能性が増していた．しかし，拘束をせず，安心できる他者が存在し，細やかな関わりをもつことで，予防することができた．苦痛の予兆をキャッチし，スピリチュアルペインを背景に生じる BPSD を予防することが求められる．予兆とは，

例えば「あなたは誰？」「ここはどこ？」といった見当識の不確実さ，「いつまでここにいるの？」「早く家に帰りたい，いつ帰れるの？」といった未来に対する不安，「痛い，もう我慢できない」といった身体的苦痛などである．不安を否定するのではなく，不安や恐怖への共感を示し，配慮ある関わり，わかりやすい説明を行うことが必要である．

4）孫世代の介在が，スピリチュアルペインの予防・緩和にもつ意味

　Aさんは孫たちと，1対1の時間を共有し，孫は，80年以上の時を重ねた人間が抱える苦しみ，切なさ，希望，揺らぎに触れ，Aさんと会話を交わすことで，さまざまな思いを巡らせた．それは，孫自身が人生を考え，生き方の指針を得て，未来を思い描く契機となった．認知症による不自由を抱えて入院することに伴う痛みや体験に触れることも有用な体験となった．医療現場で，予防のためのマンパワーが不足しているのならば，外部から家族・友人，ボランティア等のサポートを得るなどを検討することが不可欠である．Aさんの事例のように，中高年の子ども・子ども世代ばかりに当然のようにケアの役割を求めず，若く力ある孫・孫世代（必ずしも血縁である必要はない）が介在する選択肢もある．孫世代は，祖父母世代の語りに触れて内省し，人が生きること，死に向かうことを深くリアルに感じ，考える契機となる．祖父母・祖父母世代は，孫・孫世代から情緒的サポートを受けるとともに，必要な身体的介助を受け，記憶や認知機能の低下を補ってもらうなど種々のサポートを受ける．こうした関わりが，子ども・子ども世代の介護負担を減らすとともに，祖父母・祖父母世代，孫・孫世代，双方にとって意味があると考える．

　認知症に対する一般の見方はネガティブである．「認知症にだけはなりたくない」との恐怖や不安をもつ人が多い．「認知症予防のためのクラス」に人気が集まるのは，認知症に対する恐怖や不安の表れである．認知症の予防には一定の意味がある．しかし，どのように予防策を講じても，認知症を完全に防ぐことはできない．人が死を予防することができないこととパラレルに，認知症予防には限界がつきまとう．認知症は長寿を達成した人間のナチュラルプロセスの一環であるといえ，早めに死なない限り避けることは難しい．認知症は誰でもなる可能性がある自分ごとである．認知症を他人ごととして分け隔てする風潮や，認知症に対する知識不足や偏見が，認知症の人に大きなスピリチュアルペインを与える．あわせて，予防やリハビリ重視の施策がとられる中，高齢者における「リハビリで軽減するという幻想」も戒めたい[10]．

　一般に「認知症の人は苦痛を感じない」と信じる人がいまだに多い．苦痛を感じないということであれば，認知症の人の身体的，精神的，社会的，スピリチュアルペインは無きものとされる．認知症の人も「苦痛を感じる」という当たり前の事実を共有することが今さらながら求められる．認知症の理解と対応に関するより詳細な知識の普及が望まれる．例えば，義務教育課程に，認知症を含む老年学，老年心理学の科目を盛り込むことを検討してもよい．

　スピリチュアルペインが他者のサポートを受けにくい性質のものであるとしても，拘束しないことを含む医療の質の向上とともに，日常生活場面において，認知症の人が示す小さな表出を見逃さずに感知し，苦痛の引き金となる小さな侵襲を防ぎ，日々のささ

やかな関わりを積み重ねることで，予測できる苦痛を防ぐことが求められる．

〔黒川 由紀子，坂本 ジェニファー 理沙〕

文献

1) 厚生労働省：WHO 憲章における「健康」の定義の改正案について．1999.
https://www.mhlw.go.jp/www1/houdou/1103/h0319-1_6.html（2018 年 11 月 29 日閲覧）
2) 竹田恵子，太湯好子：日本人高齢者のスピリチュアリティ概念構造の検討．川崎医療福祉学会誌．2006；16（1）：
53-66.
3) 中谷啓子，島田涼子，大東俊一：スピリチュアリティの概念の構造に関する研究「スピリチュアリティの覚醒」
の概念分析．心身健康科学．2013；9（1）：37-47.
4) 竹田恵子，太湯好子，桐野匡史ほか：高齢者のスピリチュアリティ健康尺度の開発 妥当性と信頼性の検証．
日本保健科学学会誌．2007；10（2）：63-72.
5) Clark D：‘Total pain’, disciplinary power and the body in the work of Cicely Saunders, 1958-1967. Soc Sci Med.
1999；49（6）：727-736.
6) Saunders C：The symptomatic treatment of incurable malignant disease. Prescr J, 1964；4（4）：68-73.
7) 村田久行：終末期がん患者のスピリチュアルペインとそのケア．日本ペインクリニック学会誌．2011；18（1）：
1-8.
8) 金井良晃：緩和医療を正しく理解するために 総論にかえて．心身医学．2017；57（2）：115-123.
9) Hirakawa Y：Emotional and Spiritual Pain and Suffering of Older People with End-of-Life Dementia from the
Perspective of Nurses and Care Workers：A Qualitative Study. J Nurs Care. 2014；3；212.
10) 田中耕太郎：家で看取って考えたこと．週刊社会保障．2018；2967：28-29.

B. 軽度認知症への心理的アプローチ（回想法，マインドフルネスなど）

　　かつて認知症は何もわからなくなる病気だからと，カウンセリングなどの有効性は疑問視されることもあった．もちろんこれは大きな誤解であり，認知症の人の苦悩や訴えは切実である．病期に応じた長期的な心理的アプローチが求められる．中でも，自身の体験している複雑な心境を言語化することの可能な軽度認知症，特に病初期の人への心理療法やカウンセリングが果たす役割は大きく，安心して思いを表出できる場は当事者が最も望むものでもあるだろう．

　　その人のもつ不安や緊張，恐怖などを取り除いたり，和らげたりする際に，そうした苦悩に心を寄せ，共感を抱きつつ支持する姿勢は，心理療法における基盤である．支持的心理療法では傾聴が重要視される．心理臨床家だけでなく高齢者の支援に関わる者は必然的に年下であることが多いが，年齢にかかわらず，高齢者は自分の話をしっかりと受けとめ傾聴してくれる相手を得ると，自身で自身の問題に折り合いをつける強さを潜在的にもっている．認知症であっても軽度の時期は，近時記憶や見当識の障害が生じていても，思考力や判断力など，多くの機能は維持されている．それゆえに自らの変化を敏感に察して心理的苦痛も大きくなるのであるが，だからこそ心理療法の適用は，認知症とともに歩んでいくこれからの人生を生きる上で有効な取り組みであり，多くの効果が期待されるものである．

　　ここでは，代表的な心理療法である回想法・ライフレビューと，これからの適用が期

待されるマインドフルネスに焦点をあてる.

1 回想法・ライフレビュー

a. 回想法の歴史

回想法は，1960年代に米国の精神科医Robert Neil Butler[1]が，傾聴する者を相手に高齢者が行う人生回顧（ライフレビュー）に治療的な意味を見出したことがきっかけとなり，提唱されるようになった．Butlerは，否定的にとらえられていた高齢者の回想を，人生を振り返り，整理し，その意味を模索しようとする自然で普遍的な心理過程であるとした．ライフレビューがうまく進展すれば，否定的・肯定的，さまざまな側面を統合し，自身の唯一無二の人生として受け入れていくことが可能となる．人生に意義を見出すことができるようになれば，不安や抑うつの改善，自尊心の向上など，肯定的な効果が生じるといわれている．

当初，回想法は高齢者のうつ病の治療法として適用され，それ以降は欧米を中心に高齢者の医療・福祉・介護場面等でさまざまな職種により広く実践されてきた．認知症への導入は1970年代以降のことである．日本では1990年代から普及し，主にグループ回想法を中心として実践や研究が進められてきた．

b. 回想法の概念および形式

回想法はその施行形式により，グループ回想法と個人回想法に大別され，一般的回想法とライフレビューの2つの概念を含んでいる．

一般的回想法とは，主に生活の質（QOL）を高める楽しい経験の提供や他者との交流の促進，残存機能の活性化，情動の安定などを目的とし，アクティビティとしての位置づけももつ，より広義の概念の回想法である．一方，ライフレビューは心理社会的発達理論などを背景にもち，より治療的要素を備えた狭義の概念の回想法であり，過去を系統的に振り返り，人生の統合や受容を目指す．

c. グループ回想法

グループ回想法は，人数，実施場所，頻度，継続期間等により，多くの展開が考えられる．通常，6〜8名ほどで実施されることが多く，数名のスタッフが関わる．テーマに基づいた話を進めながら，五感に働きかける写真や道具を用いることもあるが，軽度認知症の場合は言葉による刺激だけで十分に回想が促されることが多い．参加者は話し手・聴き手として相互に交流しながら，経験や思い出をグループ内で共有し共感し合うことができる．また，話したくないときは，聴くことのみでも参加ができる．同時代を生きた者同士ならではの連帯感が感じられることも多く，参加者間の信頼関係が形成されていくと，ピアサポート的なグループが展開されることもある．軽度認知症の人々は，それまで参加していたグループ活動から足が遠のくことも多いが，回想法の場において，安心して胸の内などを表出できるようになると，そこが新たな居場所となっていく．

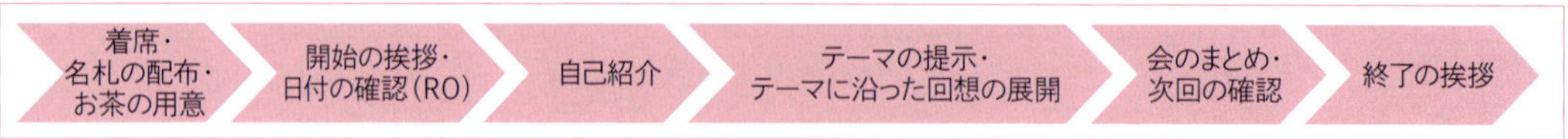

着席・名札の配布・お茶の用意	開始の挨拶・日付の確認（RO）	自己紹介	テーマの提示・テーマに沿った回想の展開	会のまとめ・次回の確認	終了の挨拶

図 3-B-1　グループ回想法　1 回のセッションの流れ（例）

表 3-B-1　回想を促すテーマの例

子ども時代	きょうだい，両親，祖父母，遊び（家の中での遊び，外での遊び，水遊び，雪遊び），おやつ，駄菓子屋，小遣い，海水浴，紙芝居，友だち，学校へ行く道，校舎，学校の先生，好きな（得意な）教科，運動会，初めての自転車，子守り，手伝い など
青　年　期	学生生活，試験勉強，習い事，趣味，スポーツ，仕事，映画，ダンスホール，カフェ，好きな俳優・歌手，旅，手紙 など
壮　年　期	仕事，結婚，出産，子育て，家事，子どもの自立 など
現在〜未来	若い人に伝えたいこと，今の楽しみ，これからしたいこと など
歴史的出来事	第二次世界大戦，学徒出陣，東京大空襲，終戦，テレビ放送開始，皇太子ご成婚，東京オリンピック開催，日本万国博覧会（大阪万博）開催 など
行事・風習	正月，節分，ひな祭り，端午の節句，七夕，お盆，クリスマス，暮れ，大掃除，新年の準備，餅つき，田植え，稲刈り など
季節の変化	暑くなると（寒くなると）食べたくなるもの，春（夏・秋・冬）を感じるとき，春（秋）の七草，風鈴，かき氷，湯たんぽ，衣替え など
そ　の　他	流行・ブーム，ラジオ，テレビ，カメラ，掃除道具，洗濯機，手編み，縫い物，好きな花，思い出の歌，私と読書，贈り物 など

　スタッフは話を傾聴しながら，参加者同士の橋渡しをしていく．自尊心の維持や向上につながるよう，1 人 1 人の持ち味を活かすような役割を提供することもある．こうした働きかけにより，参加者には日常みられないような生き生きとした表情や堂々とした様子，人生の先達としての含蓄のある発言などがみられることも多い．スタッフは，安心・安全で居心地のよい場づくりを心がけることが大切である．

　グループ回想法の基本的な流れを図 3-B-1 に，テーマの例を表 3-B-1 に示した．

d. 個人回想法

　個人回想法は，高齢者と心理臨床家が 1 対 1 で行うため，語り手自身の人生に焦点をあて，その人に合ったペースで，個別の目標に応じて進めることができる．個人回想法ではライフレビューが進展しやすく，認知症であっても軽度の時期は，過去の経験を現在や未来に向けて活かすことができたり，人生全体を現在の視点から眺め直し，統合していく語りが展開したりすることも多い．

　筆者のこれまでの体験でも，例えば抑うつ的で表情の優れなかった人が，回想法の進展につれ，「若いとき，よくやったなあって思います．私はがんばり屋なんですよ」と生き生きと目を輝かせたり，意欲が低下し引きこもりがちだった人があるエピソードを想起したときに，「この思い出を励みにこれまでがんばってこられたんです．そのことも忘れていました」と，晴れ晴れとした力強い表情になったりするのを目にしてきた．また，数々の試練や困難，喪失体験を乗り越えてきたエピソードが多く語られた後で，「全部をトータルしてみれば，非常によい人生だったと思います」「欲を言えばきりがないんですけど，自分なりに，満足しています．楽しかったなあって思います」「自分の

心一つで，どうにでも変わっていく，それが人生だと思っています」などと笑顔で語られるのを目にするときも，長年の人生を乗り越えてきた人としての強さを感じ，頭の下がる思いをすることが多い．

　まだまだ豊かな言語的表現の可能な時期に，個人回想法を通して時間をかけて人生史を聴き，それをライフレビューブックなど目に見える形に残すことも，支援者側の理解とよりよいケアの提供につながるだけでなく，本人にとっても自尊心を高めるなど多くの意義を生む取り組みとなろう．

e. 回想法の効果

　認知症高齢者への回想法の効果については野村[2]が，情動機能の回復，意欲の向上，集中力の増大，社会的交流の促進，支持的・共感的な対人関係の形成，他者への関心の増大などをあげている．軽度の人への効果としては，人生の統合や自己受容といった側面もあるだろう．

　回想法の効果は情緒的な面や行動面に現れることが多く，筆者らの施行している軽度認知症デイケアでのグループ回想法においても，回を重ねるごとに社交性や活動性が増し，表情が明るく変化していく様子を目にする．自身の老いや顕著なもの忘れに対する抵抗，「情けない」という思いなどを頻繁に表出していた人が「ここに来ると楽しくて元気が出るわ」と，とてもよい表情を見せたり，普段は自発話の少ない人が「こうやってみんなとお話しするのは好きですから，休まずに来ています」と笑顔で静かに語ってくれたりする．「表情がよくなった」「外出が増えた」など，参加者の日常生活における変化として周囲から報告されることも多い．

　日常の様子の変化は，回想法への参加に楽しさを感じる度合いとの相互関係も示されており，奥村ら[3]は Mini Mental State Examination（MMSE）が 15 点以上の場合に日常にも効果が波及しやすい可能性があると報告している．つまり軽度認知症の人への効果は，回想場面だけでなく日常生活にも現れやすく，家族へもその影響が波及するなど，多様な側面での円滑化につながる可能性もある．

f. 回想法での留意点

　回想には多くの効果がある一方で，高齢者が過去への強迫的で悲観的な思いから絶望に陥り，不安や抑うつなど精神病理的な兆候にみまわれるという否定的な側面もある[1]．黒川[4]は，心理療法としての回想法はその応用に意味があるであろうと見立てられた事例に限って適用するものであり，また，過去だけでなく現在にも未来にも開かれた姿勢で耳を傾けることが大切であると述べている．回想法を施行していても，現在の生活上の問題が浮上する場合は，そのことに焦点を合わせる必要がある．高齢者はいつでも誰にでも過去を語る準備ができているわけではなく，語る時が熟すのをゆっくり待つことも大切とされる．回想法を行う場所が安心して話すことのできる場と感じられるようになると，無意識に抑圧されていたつらい思い出などが，時を経て語られることもある．そうして少しずつ人生全体を受け入れる作業が進めば，現在直面している認知症という現実に対しても，受けとめ，ともに歩む心の準備が，徐々に生じてくるかもしれない．

軽度認知症の人はそうした力を十分にもっている.

　回想法を心理療法としてのみならず，アクティビティとして施行する際にも，アセスメントをしっかり行った上で，目的，セッションの回数，頻度，テーマの展開などを明確化して取り組むことが必要である.

2　マインドフルネス

a. マインドフルネスとは

　マインドフルネスは，現在，医療や心理臨床のみならず，産業，教育など幅広い領域で心身の健康に寄与する方法として注目されている．健常者から，特定の疾患や障害をもつ人に至るまで，その効果を示す科学的知見が積み重ねられている.

　マインドフルネスとは，「今，この瞬間の体験に意図的に意識を向け，評価をせずに，とらわれのない状態で，ただ観ること」と定義されている[5]．今，この瞬間への気づきを大切にして，よい悪いなどの判断をせず，ありのままに受けとめる．こうした心の持ち方やありように至るための方法も含めた概念であり，もともと伝統的な修行で行われてきた仏教のさまざまな瞑想を，宗教色を排し，どんな立場の人でも実践しやすいようにした．呼吸瞑想，食事瞑想，ボディースキャンなど，マインドフルネス瞑想には多くの方法がある.

　マインドフルネスが欧米を中心に広く実践されるようになったのは，Massachusetts大学医学部名誉教授の Jon Kabat-Zinn が，1979 年に慢性疼痛患者などを集め瞑想やヨガの実践を始めたことに端を発する．1990 年にはマインドフルネスストレス低減法 Mindfulness-Based Stress Reduction（MBSR）として体系化[6]し，このプログラムの効果が科学的に証明された．その後，精神医学領域においては，うつ病の再発予防を目的に開発されたマインドフルネス認知療法 Mindfulness-Based Cognitive Therapy（MBCT）など，マインドフルネスを取り入れた心理療法が広く用いられるようになり，ほかにも，この概念を取り入れたさまざまな介入法のエビデンスが，多くの領域で徐々に蓄積されている.

b. 高齢者とマインドフルネス

　高齢者を対象にしたマインドフルネスの介入研究はまだ少ないものの，がん患者を対象とした研究は欧米を中心に数多く，抑うつや不安症状に対する効果がまとめられている．小杉[7]は，がんの好発年齢が高齢であることから，間接的ではあるが，高齢者の精神症状に対してもマインドフルネスが効果的である可能性が考えられると述べている．Foulk ら[8]は，MBCT を高齢者に実践し，不安や反すう思考，睡眠障害が有意に改善し，抑うつ症状の軽減が示されたと報告している．日本においては，伊藤ら[9]が，MBSRを応用したプログラムを高齢者も多く含む慢性疾患患者を対象に実施し，結果として，身体機能には有意な変化がなかったにもかかわらず，活力の改善，活動制限の改善などが認められたことを報告している．伊藤らは，「症状とともに生きていく術を学ぶこと

B．軽度認知症への心理的アプローチ（回想法，マインドフルネスなど）

が必要」と考えられる症例に対し MBSR を治療選択肢の 1 つとすることは妥当と思われる，と結論づけており，また，80 歳代を含む参加者からのコメントを分析し，「本プログラムの少なくとも一部が脆弱高齢者にも応用可能であることを示唆するように思われる」と述べている．その一方で，MBSR はその対象がセルフケアの意識が高い患者に限られること，またプログラムの質はインストラクターに大きく依存するとされるが，その育成には年余の研鑽を有することが，日本において MBSR を広く試みる上での大きなチャレンジとなると指摘している．

　実際，MBSR や MBCT などマインドフルネスをベースとした構造化されたプログラムは，グループ療法であると同時に，毎日の自身での練習の継続など，高い動機づけが必要とされ，患者にとって負担となることも考えられる．特に認知症をもつ人にとっては大きなストレスになることが予想されるため，簡素化するなど，工夫が必要である．状態や能力に見合った工夫をすることで，マインドフルネスはまさに「症状とともに生きていく術を学ぶ」一助となることが期待される．

C. 認知症とマインドフルネス

　認知症高齢者への支援事例もまだまだ少ないが，やはりこちらも欧米を中心に，認知機能の低下や海馬の萎縮が有意に抑制されたとする研究成果などが少しずつ報告されている．マインドフルネスが脳の神経可塑性を高めること，特に記憶の要となる海馬においては，持続的なマインドフルネスがその容積を増大させ，機能を高めることが，成人を対象とした複数の脳科学研究からも明らかにされており，このことは認知症の予防，初期であれば認知症の改善にもつながると考えられ，現在，研究が蓄積されている分野でもある[10,11]．

　こうした期待とともに，軽度認知症の人の心理的苦痛，今，この瞬間に抱く不安や苦しみに対処するアプローチ法としても，マインドフルネスが救いの手を差しのべてくれる可能性がある．認知症の人は，少し前の記憶がどんどん失われていく代わりに，今，この瞬間に抱く感情や感覚がより豊かに，より鋭敏になっていくことが多い．軽度認知症の人が自らマインドフルネスに触れ，日々の実践として取り入れることは難しい場合もあるので，周囲の支援者がマインドフルネスを学び，「今，この瞬間」を感受しながら一緒に実践していくことも，認知症の人に寄り添い，苦痛を緩和する上で大きな力となってくれるかもしれない．

　これまでみてきたように，マインドフルネスは不安や抑うつの改善，ストレスの低減など，心身の健康維持の目的で適用され，脳科学的な見地からは認知症の予防や，軽度であれば進行予防の効果も期待されている．一方，大谷[12]は，自然の摂理である老，病，死を直視し，健康や長寿などへの執着を捨て，今をありのままに自覚しつつ生きることが正しいマインドフルネス実践であると述べている．一見，矛盾するようであるが，進行の仕方は個人差があるにせよ完治することのない認知症を患ったとき，抗わず，その現実をただありのままに受け入れ，「症状とともに生きる」術を学ぶことこそがマインドフルネスであり，その結果として，不安やストレスが軽減し，心理的な安定がもたらされ，その人がその人らしく，これからの長い旅路を歩む上での力を与えてくれるもの

49

と考える．マインドフルネスはそうした可能性を秘めた療法であり，今後，さらなる知見の蓄積が期待される．

3 心理的アプローチの統合的な提供のために

軽度認知症の人への心理的アプローチとして，ほかに園芸療法や音楽療法などがあるが，これらは心理療法としてだけでなく，入居施設やデイサービスなどでレクリエーションやアクティビティとしても応用され，広範に用いられている．また，患者会や本人会議などといったピアグループとしてのインフォーマルなサービスも，地域の中で少しずつ増えている．1人1人のQOLの向上，すなわち，認知症とともによりよく生きるために，こうしたさまざまなアプローチを，いかに1人1人のニーズに合った形で統合的に提供・実践するかが重要である．

しかし現時点では，心理療法などの支援を求めても実際に受けられる場所はまだ決して多いとはいえない．高齢者一般においても，身体のプログラムに比べ，心に対する関わりは限られている．特に，必要性は十分にあっても，軽度認知症の人に対しカウンセリングを含め心理療法を継続的に実施できる場所は極めて限定されている．そうした場を地域や機関の中に増やしていくことが今後の課題といえるだろう．

〔柴﨑　望〕

文献

1) Butler RN：The life review：an interpretation of reminiscence in the aged. Psychiatry. 1963：26：65-76.
2) 野村豊子：回想法とライフレビュー　その理論と技法．p.5-6，中央法規出版．1998.
3) 奥村由美子，谷向知，朝田隆：MMSE 得点による回想法の効果―認知症高齢者の日常生活への広がり―．老年精神医学雑誌．2010：21（増刊 -2）：118.
4) 黒川由紀子，斎藤正彦，松田修：老年臨床心理学―老いの心に寄りそう技術．p.109-112．有斐閣．2005.
5) 日本マインドフルネス学会 http://mindfulness.jp.net/
6) Kabat-Zinn J：Full Catastrophe Living：Using the Wisdom of Your Body and Mind to Face Stress, Pain, and Illness. Delacorte Press, 1990.（春木豊訳：マインドフルネスストレス低減法．北大路書房．2007.）
7) 小杉哲平：高齢者とマインドフルネス．精神科．2016：28（5）：379-383.
8) Foulk MA, Ingersoll-Dayton B, Kavanagh J, et al.：Mindfulness-based cognitive therapy with older adults：an exploratory study. J Gerontol Soc Work. 2014：57（5）：498-520.
9) 伊藤靖，山本和美，神原憲治：Mindfulness-Based Stress Reduction(MBSR) で用いられるマインドフルネス瞑想法の本邦における実施可能性および効果―慢性疾患を有する症例を主体としたパイロットプログラムのレトロスペクティブな検討―．心身医学．2017：57（11）：1133-1142.
10) 熊野宏昭：マインドフルネス 脳科学の観点から．心理臨床の広場．2017：9（2）：28-29.
11) 池埜聡：マインドフルネス入門．ケアマネジャー．2016：18（5）：66-69.
12) 大谷彰：アメリカにおけるマインドフルネスの現状とその実践．精神療法．2016：42（4）：491-498.
・黒川由紀子：認知症と回想法．金剛出版．2008.
・島原雅美：回想法．精神科治療学．2017：32（増刊号）：129-133.
・野村豊子 代表編集，語りと回想研究会／回想法・ライフレヴュー研究会 編集：Q＆A でわかる回想法ハンドブック．中央法規出版．2011.
・平原佐斗司編著：医療と看護の質を向上させる 認知症ステージアプローチ入門 早期診断，BPSD の対応から緩和ケアまで．中央法規出版．2013.

C. 日常的なケアの中のスピリチュアルケア

1 認知症の人がスピリチュアルペインを抱える背景にあるもの

認知症の人がスピリチュアルペインを抱える背景として，認知症に対する誤解と偏見，認知症という脳全体の障害が及ぼす日常生活への影響の2つの点から考えてみる.

a. 認知症の人への誤解と偏見

「痴呆」から「認知症」への呼称変更から10年以上が経ち，日本では認知症をもつ人も増え，「痴呆」と呼ばれていた時代からみれば，ケア提供者はもちろんのこと，国民の理解度も深まっているはずである.

しかし実際はどうであろうか.「認知症の人は痛みを感じない」「認知症の人は嘘をつく」など，認知症の人に対する誤解と偏見に満ちた発言は多く聞かれ，「認知症にだけはなりたくない」という発言も珍しくはない.

当然のことながら，先のような心ない発言により，認知症の人は多大なスピリチュアルペインを抱えている. しかしながら，認知症になると何もできなくなる，何もわからなくなる，何も感じなくなるととらえている人は多く，自分たちの言動が，認知症の人にスピリチュアルペインを与えていることすら想像できていのないのかもしれない.

b. 認知症という脳全体の障害が及ぼす日常生活への影響

スピリチュアルペインは誰もがもっているものであるが，日常生活では潜在化している. それが表出されるのは大きな困難や喪失に出合い，これまでの価値観が崩れていくときである[1].

認知症とは，日常生活や社会生活に支障をきたし，これまで当たり前のようにできていた生きるための行為，例えば食べる，排泄することなどが困難になり，これまで培ってきた個性や生き方が脅かされることであり，スピリチュアルペインが顕在化してくることである.

このように，認知症という脳の障害そのものが生活に与える影響により，認知症の人はスピリチュアルペインを抱えていく.

2 認知症の人のスピリチュアルペイン

先のような背景から，認知症の人は多くのスピリチュアルペインを抱えている. スピリチュアルペインの多くは，生きる意味や自分の価値を失う苦しみであり，これまでの関係性を失う苦痛，自律性が保障されない苦痛，自分の存在や生きる意味が見出せない苦痛などに起因している. ここでは，これらの苦痛を理解するため，認知症の人の代表

第 3 章 ● 認知症の人のもつ心理的苦痛と緩和―軽度の時期から必要となる視点として―

表 3-C-1　スピリチュアルペインを表す例

【これまでの関係性を失う苦痛】
・自分が認知症になった途端，誰もあいさつすらしてくれなくなった．
・人と話をするのが楽しみだったけど，真剣に聞いてもらえなくなった．
・いつか家族のことも忘れ，1 人になってしまう．
【自律性が保障されない苦痛】
・昔のように上手にできないので，すぐに娘がやってしまう．
・自分にもわかるように言ってくれたら考えられると思うが，自分の知らないところで先に決まってしまう．
【自分の存在や生きる意味が見出せない苦痛】
・人の手ばかり煩わせて，何のために生きているのかと情けなく思う．
・もう自分には何もできることがないし，とにかく迷惑をかけないよう，そればかり考えている．

的な言動をあげる（表 3-C-1）．

3　スピリチュアルペインを表出できない苦痛

　スピリチュアルペインを表す言動を，具体的に示した．しかしながらここで考えなければならないのが，認知症の人は，言語的に苦痛を表すことが次第に困難になることである．当然のことながら，言語的に苦痛を表すことができなくなれば，苦痛がなくなったということではない．むしろ言語的に苦痛を表せなくなることから，二重苦を抱えると考えられないだろうか．

　BPSD に対しては，ケア提供者からみて困った行動や症状にばかり焦点があたり，その引き金にはほとんど焦点があたらない現実がある．例えば周囲の人とうまく付き合えなくなり，これまでの関係性を失っていく苦痛が引き金となって，居場所のなさから落ち着かずに歩き回っているのかもしれない．しかしケア提供者が，「落ち着かずに歩く」という行動を制することだけに焦点をあてると，スピリチュアルペインが緩和されることはない．さらに認知機能低下が進行すれば，落ち着かずに歩き回るという行動で示すことすら難しくなる．まさに，スピリチュアルペインを抱えることと，それを表出できないことの二重苦となってしまう．

4　認知症の人へのスピリチュアルケアの必要性

　スピリチュアルペインは，悪性疾患で死が間近となった人に生じる苦痛ととらえられがちである．しかしこれまでも述べたように，認知症の人には，潜在化していたスピリチュアルペインが容易に顕在化してくる．そして時には，1 人の人格をもった人として，その存在を尊重されることすら危ぶまれることもある．

　だからこそ，認知症の人へのスピリチュアルケアは重要であり，ケアを提供することで，最期まで人としての尊厳が守られ，その人の個性や生き方を尊重することができる．

5　日常的なケアの中にスピリチュアルケアを取り入れる

　スピリチュアルケアと聞くと，宗教家が行うケア，もしくは何か特別なスキルを要す

C．日常的なケアの中のスピリチュアルケア

るケアと思われるかもしれない．しかし人との関わり方が変化し，自律性が保障されず，自分の存在や生きる意味が見出せなくなる認知症の人には，日常的なケアの中にこそスピリチュアルケアを取り入れていかなければならない．「あなたは私たちにとって唯一無二の存在である」というメッセージを送りながら，日々，丁寧に日常生活援助を行うことこそ重要であり，スピリチュアルケアの根幹となる．

a. 認知症の人に関心を向ける

　人は記憶の帯に頼って生きている．この帯が脱け落ちれば，今の自分が置かれている状況を把握する術がなく，ひいては自分という存在すら不確かになり，孤独や恐怖を感じる．このように危機的な状況にあるとき，自分に関心を寄せ，孤独や恐怖を軽減してくれる人の存在は，いうまでもなく非常に大きい．

　認知症の人から，何度も同じ訴えを繰り返されたときに，ぞんざいに返答をしたり，聞こえない振りをしたりすることはないだろうか．また意思疎通が図れないからといって，十分な声もかけずにケアを提供していることはないだろうか．このような対応は，意識的，無意識的にかかわらず，認知症の人の存在を無視しているのである．

　記憶の帯が抜け落ちているからこそ，ケア提供者はいつでもそばで，抜け落ちた記憶を補える存在となる必要がある．また抜け落ちた記憶を補うためには，その人のこれまでの生活歴に関心を寄せて，個性や生き方を把握しておかなければならない．あなたに関心を寄せていますとメッセージを送りながら，人として真摯に向き合う姿勢が求められる．

b. 認知症の人の話に耳を傾ける

　例えば戦争体験をもつ認知症の人が，その当時の話を繰り返ししていると，ケア提供者の中には，またその話だと，真剣に聞こうとしない者もいるかもしれない．確かに記憶障害で，同じ話を繰り返しているととらえることができる．しかしその一方で，その人の人生において，戦争体験が非常に印象深い，人に聞かせたい話であるととらえることもできる．

　自分が歩んできた人生について語ることは，記憶力を高め，自分を生き生きとさせ，自己肯定感や自尊感情を高める効果がある．もちろん認知症の人にとってもそれは同様である．認知症の人の語りを，記憶障害のある人の語りとしてとらえるのではなく，その人の人生において一番，心に残る話として傾聴することが重要である．

c. その人のありのままを受け入れる

　ケア提供者からみて，認知症の人がつじつまの合わない話をしたり，その場にそぐわない行動をとったりすると，間違いを訂正しようとするかもしれない．しかしそのようなときには，ありのままを受け入れ，認知症の人の世界を想像する姿勢が重要である．

　認知症の人は，抜け落ちた記憶の中で，自分なりに整合性を図りながら生きている．不確かな日々の中で，生きる意味や自分の価値を模索しながら生きている．これは認知機能が正常な者にとって，想像を絶する心労であろう．このような中で，ただ現実の世

第 3 章 ● 認知症の人のもつ心理的苦痛と緩和─軽度の時期から必要となる視点として─

界に引き戻される対応は，認知症の人にとって不安や怒り，不信感を生じるだけである．現実を押しつけるのではなく，認知症の人の世界を想像しありのままを受け入れることで，認知症の人は人として尊重され，心の安寧を得ることができる．

d. 心身の苦痛をキャッチし緩和する

　認知機能の低下により，自立した日常生活動作（ADL）そのものが妨げられる．例えば食事動作が難しくなることで食事摂取量低下や脱水を招き，排便動作が難しくなることで便秘を招く．また認知機能の低下によりこれまでできていた服薬管理や受診行動がとれず，疾患の増悪につながる可能性もある．さらに認知症が進行すると，苦痛を言語的に表現できず，症状が見逃されやすい．このように認知症の人は，身体的苦痛を招きやすい状態にある．

　加えてこれまで述べてきたように，周囲の無理解や関係性の変化といった社会的苦痛，寂しさや不安，恐怖といった心理的苦痛，人としての存在が危ぶまれるスピリチュアルペインなど，全人的苦痛を抱えている．しかし時に，認知症の人から発せられる苦痛のサインは微弱であり，ケア提供者には，五感をフルに使って苦痛を察し，汲む力が求められる．「聞き慣れない声ばかりで不安ではないか」「この姿勢で苦しくないか」など，認知症の人の苦痛を1つでも多くキャッチし，積極的に緩和を図っていく．

e. 日常生活援助を丁寧に行う

　脳の障害により日常生活に支障をきたす認知症の人にとって，満足いく日常生活援助を受けられるか否かは，その後の生活の質を左右する．おそらく多くのケア現場で，日常生活援助が提供されているであろう．ここで振り返ってもらいたいのが，提供しているケアが，本当に認知症の人の満足につながっているかということである．

　誰でも，自分で自分が心地よいように生活を送りたい．しかしそれが難しいとき，日常生活援助を通していかに心地よさを提供してもらえるか，ケアの受け手となる認知症の人にとって，非常に重要な点である．例えば，ただ提供された食事を全量摂取できるよう援助するのではなく，おいしく食べられているか，食事を楽しめているかなどを観察しながら，食事介助を行うのである．

　ケア提供者は，心地よさを提供できているかという点を踏まえ，丁寧に日常生活援助を提供していく．

f. 認知症の人が習慣やこだわりを継続できる環境を整える

　誰にでもこれまでの生活歴があり，大事にしてきた習慣やこだわり，すなわち長年にわたり体に染みついている行動パターンがある．認知症の人は，記憶の帯が抜け落ちているからこそ，たとえ物理的環境変化があっても，これまでの習慣やこだわりに基づき生活している場合が多い．しかし見方を変えれば，この習慣やこだわりを継続することこそ，個性や生き方を尊重することであり，認知症の人が，日々それらを継続できる環境を保障することが，安心を提供することにつながる．認知症の人が心地よく過ごせる環境を整えていくためにも，その人の習慣やこだわりといった情報を収集しておくこと

が重要である.

6 その人に影響を与えてきた文化を理解しておく重要性

　認知症の人を，1人の人格をもった人として尊重するために，その人が影響を受けてきた文化を理解しておくことが重要である．文化はその人の価値観やものの考え方に影響を与え，生活様式や人となりを形成する．また文化は，年齢や性別，地域性のみならず，意思決定のスタイルや人との付き合い方，死生観など，多様な要素からなる.

　認知症の人は，脳の障害によりこれまで培ってきた生きるための行為を失い，個性や生き方まで脅かされる．このように全人的苦痛を抱えた人に，質の高いケアを提供するためには，いかにその人のこれまでの生活様式や人となりを理解できるか，それらに影響を与えている文化を理解できるかが鍵となる.

　最後に，認知症の人は多くのスピリチュアルペインを抱えている．日常的なケアの中にこそスピリチュアルケアを取り入れ，緩和を図っていくことが，生活の質を上げる上で重要である.

〔西山 みどり〕

文献

1) 小楠範子：語りにみる入院高齢者のスピリチュアルニーズ．日本看護科学会誌．2004；24（2）：71-79.
・湯浅美千代，小川妙子：重度認知症高齢患者に対するケアの効果を把握する指標の開発（第1報）心地よさ "comfort" の概念をとりいれた指標の事例適用．千葉看護学会会誌．2007；13（2）：80-88.
・ELNEC-J コアカリキュラム指導者用ガイド．モジュール9．2016.
・ELNEC-JG カリキュラム指導者用ガイド．モジュール1，2，5．2018.
・窪寺俊之，井上ウィマラ：スピリチュアルケアへのガイド いのちを見まもる支援の実践．青海社．2009.
・鈴木みずえ 監：認知症の看護・介護に役立つ よくわかるパーソン・センタード・ケア．池田書店．2017.

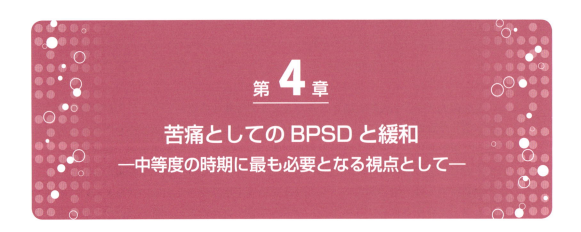

第4章 苦痛としてのBPSDと緩和
―中等度の時期に最も必要となる視点として―

A. BPSDと苦痛

1 BPSDと緩和ケア

　認知症に伴う行動障害に関しての研究は1980年代よりみられていたが，行動心理徴候（BPSD）という概念が普及したのは，1996年に国際老年精神医学会 International Psychogeriatric Association（IPA）が認知症に伴い生じるものとられ妄想や徘徊などの精神症状，行動の障害についてのコンセンサス会議を開催し，1998年にBPSDの定義を発表したことに端を発する．

　IPAは，「ここでは行動障害という用語の代わりに認知症の行動心理徴候（BPSD）という用語を用いる．これは，認知症患者に頻繁にみられる知覚，思考内容，気分または行動の障害による症状と定義される」とした[1]．

　従来，「問題行動」といわれていたこれらの徴候が，BPSDと呼ばれるようになったのは，これらの徴候を周りの人にとって「問題」となる行動であると一方的にとらえるのではなく，認知症の患者本人が「周りの世界に適合しようともがき苦しんでいる結果」であり，本人にとっての苦痛であるととらえるべきだと考えられるようになったからである．

　BPSDは，行動症状と心理症状の2つに分けられる．行動症状は，患者の観察によって明らかにされる症状で，身体的攻撃性，喚声，不穏，焦燥，徘徊，文化的に不適切な行動，性的脱抑制，収集癖，ののしり，シャドーイングなどが含まれる．心理症状は，主として患者や家族との面談によって明らかにされる症状で，不安，抑うつ気分，幻覚，妄想などがこれに含まれる[2]．BPSDの発現は患者の生活の質（QOL）を低下させるだけでなく，彼らの介護者にとっても大きな苦痛であり，しばしば施設入所の理由となる．

　ヨーロッパ緩和ケア学会 European Association for Palliative Care（EAPC）は「認知症の緩和ケアアプローチとは，単に身体的苦痛をとる治療やケアにとどまらず，認知症

の BPSD，合併する疾患および健康問題の適切な治療を含む，認知症のすべての治療とケアを意味する[3] ものである」と述べている．

つまり，BPSD が認知症の緩和ケアにおいて重要な理由は 3 つある．1 つは，BPSD が患者の病態の変化や身体的苦痛のサインである場合が少なくないからである．2 つ目には，BPSD そのものがしばしば本人の心理的な苦痛の表れであったり，魂の痛みの表現でありうるからである．3 つ目には，BPSD は介護者や家族にとっての苦しみであり，大きな精神的負担であるからである．

BPSD の苦痛を早期に和らげることは，緩和ケアの観点からも非常に重要である．

2 認知症にみられる BPSD の特徴

a. BPSD の多様性

認知症における BPSD の出現率は，在宅で 65％，施設で 90％[4] といわれている．一方，認知症と診断された地域住民を対象とした調査では，61％に 1 つ以上の BPSD を，31％に重度の BPSD を認めていた[5]．

われわれの専門外来での調査では，ある時点においてそれまでに BPSD が出現した認知症患者は 50％であり，BPSD が出現したが介護者への接し方などについての教育的支援や環境へのアプローチで改善したケースが 31％，抗精神病薬などの薬物治療を必要としたのは 18％，入院を要した重度の BPSD のケースは 1％であった．また，在宅におけるアルツハイマー型認知症 Alzheimer's dementia（AD）295 例の調査では，BPSD の出現は 35.3％であったという（在宅ケアを支える診療所・市民全国ネットワーク調査）．このような結果から，地域をベースとした場合，認知症の人のおよそ半数に BPSD が出現すると推定される．

BPSD の病因については不明な点が多いが，現時点では①遺伝的素因（受容体の遺伝子多型），②神経生物学的要因（神経科学，神経病理学），③心理学的要因（発病前の人格，ストレスに対する反応），④社会的要因（環境の変化と介護者の要因など）が組み合わさったものと考えられている．つまり，BPSD の発生には，認知症という背景に加えて，患者の生来の性格や心理的状況，環境要因などが複合的に関係しており，薬剤のみならず，環境整備や非薬物的なアプローチといった多面的で総合的な対応が必要であり，介護や看護・医療など多職種によるチームアプローチこそが有効である．

BPSD には，病的あるいは器質的な要素が強いものから，反応性・環境性のものまでさまざまなものが含まれている．したがって，環境的な要因が大きい BPSD に対して薬のみでアプローチしたり，病的・器質的な BPSD に対してケアの力だけで解決しようとしたりしてもよい結果にはならない．とりわけ，BPSD の出現や増悪に関わる因子は身体の変化や苦痛，薬剤の影響によるものが半数以上を占めるため，BPSD 出現時は，合併症など身体的なアセスメントや薬剤の評価など医学的評価を優先的に実施すべきである．

また，BPSD は基本的にはどの病期でも起こりうる．例えば，軽度 AD に特有といわ

れているものとられ妄想のように，比較的軽度の時期から出現するものもある．しかし，一般的には，BPSDの約8割は中等度の時期に出現するといわれており，出現頻度は軽度の時期から中等度の時期にかけて増大していき，重度になると次第に減少する傾向がある．

一般的に，初診時にBPSDが激しい事例は，後の経過でも強いBPSDが継続する傾向があり，その発現は，認知機能の低下の速さや日常生活能の機能の低下の速さと関係している[6]．

b. BPSDの疾患別特徴

BPSDの頻度や内容については，基礎疾患によって明らかな違いがある．BPSDの頻度は，ADよりもレビー小体型認知症 dementia with Lewy bodies（DLB）や前頭側頭型認知症 frontotemporal dementia（FTD）でより多くみられる．

BPSDの内容についても基礎疾患別に違いがある．例えば，ADの軽度の時期に特徴的なものとられ妄想のほか，DLBに特有なありありとした幻視や妄想性誤認症候群，FTDに特有な常同性や周遊，食行動異常，脱抑制などがあげられる．特に，DLBの幻視やFTDの常同性などはこれらの疾患の診断においても重要な症状であり，むしろ中核症状の1つと考えられる．

また，BPSDに対する対処法や治療も基礎疾患によって異なる．とりわけ，地域から困難事例と紹介されるケースに，DLBやFTDが比較的多く含まれている．DLBやFTDに伴うBPSDの場合，薬剤の使い方が問題解決の鍵になることが多く，BPSDの対応に困ったら，もう一度基礎疾患に立ち返って対策を考えることが，問題の解決につながることも少なくない．

3　BPSDへのアプローチの基本

a. BPSDのアセスメント

BPSDには，軽いものから重いものまで，対応が容易なものから難しく厄介なものまで，比較的まれなものから頻度の高いものまであり，その程度や対応困難度，出現頻度もさまざまである．

BPSDの評価には一般的にはNeuropsychiatric Inventory（NPI）が用いられるが，日常臨床のモニタリングではより簡便な認知症行動障害尺度アセスメントシート dementia behavior disturbance scale（DBD）13（表4-A-1）や阿部式BPSDスコア Abe's BPSD Score（ABS，表4-A-2）などを用いてもよい．また，介護負担についてはZarit 8などの評価尺度を用いることが多い．

BPSDのアセスメントは，診断的な検査，認知症の基礎疾患の検討，ほかの原因や誘因（例えば薬物誘発性せん妄，痛みまたは感染）の除外を含むものである．つまり，BPSDが出現したら，未診断事例においては，まず基礎疾患の評価が必要である．BPSDの出現率，その内容，薬剤治療に至るまで，疾患によってまったく異なるためで

A．BPSDと苦痛

表 4-A-1　DBD 13 評価表

次の 0 から 4 までの評価に従って記入してください．
0：まったくない　1：ほとんどない　2：ときどきある　3：よくある　4：常にある

1	同じことを何度も何度も聞く	
2	よく物をなくしたり，置場所を間違えたり，隠したりしている	
3	日常的な物事に関心を示さない	
4	特別な理由がないのに夜中起き出す	
5	特別な根拠もないのに人に言いがかりをつける	
6	昼間，寝てばかりいる	
7	やたらに歩き回る	
8	同じ動作をいつまでも繰り返す	
9	口汚くののしる	
10	場違い，あるいは季節に合わない不適切な服装をする	
11	世話をされるのを拒否する	
12	明らかな理由なしに物をためこむ	
13	引き出しやタンスの中身を全部出してしまう	
	合計	/52

（町田綾子：Dementia Behavior Disturbance Scale（DBD）短縮版の作成および信頼性，妥当性の検討 ケア感受性の高い行動障害スケールの作成を目指して．日本老年医学会雑誌．2012；49（4）：463-467．）

表 4-A-2　阿部式 BPSD スコア（ABS）

	質問内容	ほとんどない	たまにある	ときどきある	しょっちゅうある
1	家中や戸外を徘徊して困る	0	3	6	9
2	食事やトイレの異常行動がある	0	3	6	9
3	幻覚や妄想がある	0	2	4	6
4	怒りっぽく，暴言を吐く	0	2	4	6
5	昼夜逆転して困る	0	2	4	6
6	興奮して大声でわめく	0	1	2	3
7	やる気がなく何もしようとしない	0	0	1	2
8	落ち込んで雰囲気が暗い	0	0	0	1
9	暴力を振るう	0	0	0	1
10	いつもイライラしている	0	0	0	1

/44 点

（阿部康二，倉田智子：現代日本の実情に合った新しい BPSD スコアの作成を目指して．日本老年医学会雑誌．2012；49：62．）

ある．DLB や FTD では BPSD の出現頻度は高く，薬剤の効果が期待できるものも多い．逆に AD では，心因的反応によるものが多く，環境的アプローチが中心となる．

　次に，認知症以外の要因について検討する必要がある．BPSD の出現，あるいは増悪の引き金となることは，医療や薬剤と関連することが少なくない．具体的には，新たに用いられた薬剤の影響，誘因となる疼痛などの苦痛の有無，感染症などの合併症の有無といった医療的，身体的評価が必要になる．BPSD への対応は，以上を押さえた上での心理，社会，環境面へのアプローチが中核となる．特に，身近な環境である介護者や家族に対して，接し方や対応の仕方について教育的支援を行うことが重要である．

第 4 章 ● 苦痛としての BPSD と緩和—中等度の時期に最も必要となる視点として—

表 4-A-3　BPSD へのアプローチのポイント

① 介護者・家族への早期からの教育的支援
② ケアの導入とレスパイトケア
③ BPSD の悪化要因の除去（薬剤中止，合併症治療）
④ 環境の改善
⑤ 非薬物療法
⑥ 尊厳と役割の維持と創造
⑦ 薬剤の適正な使用

b. BPSD へのアプローチのポイント

BPSD へのアプローチには，いくつかのポイントがある（表 4-A-3）．BPSD に対する環境への具体的なアプローチは，療養場所（在宅，施設・病院）によって異なる．いずれの場合も，BPSD のある認知症患者のケアでは，本人自身を変えることは困難であり，環境を変え，周りの人の対応を変えることが基本となる．このような視点で総合的にアセスメントし，それらをチームで実行することで，多くの BPSD に対応することができる．

1) 介護者・家族への早期からの教育的支援

在宅では認知症患者にとって最大の環境は介護者・家族である．高齢者ケア施設において認知症ケアの質を向上させるためには，認知症の人に合った施設としての環境を整え，関わる専門職に対しての研修を通じて，「介護のプロ」として質の高いチームケアが提供できる体制を整えることが重要となる．

一方，在宅ではプロでない介護者や家族の対応力を向上させることでしか，認知症患者の生活環境を改善することは期待できない．介護者は認知症患者へのケアの提供者であるとともに，援助を必要としている対象でもある．

認知症は「関係性の病」ともいわれるように，認知症の進行に伴い身近な家族との関係が崩れていく．介護者や家族が患者との長期にわたる関わりの中で，ネガティブな感情をもつようになってからでは，彼らの認識と行動を変えることは困難である．診断直後から介護者や家族への教育的支援を継続的に行い，認識や行動を変えることが BPSD の予防につながる．

BPSD のある患者に対する行動心理学的アプローチの重要なポイントとしては，下記があげられる[8]．

①自主性を尊重し，表現された感情を受け止め，感情的対立を回避する．そのため観察法と共感のためのコミュニケーション法を習得する．

②生活や行動を単純化（平易化，選択肢を減らす，役割の委譲，新規学習の回避）し，不安や混乱の誘因を少なくし，刺激を最適化する．

③以前に獲得した技能を生かし，正しい方法を一緒に繰り返す（エラーレスラーニング）．

コミュニケーション法の習得にあたっては，バリデーション，ユマニチュード，タクティールケアなどの学習を取り入れてもよい．

2) ケアの導入とレスパイトケア

「家」は慣れ親しんだ場であり，認知症に限らず障害をもつ患者にとって基本的には

A．BPSDと苦痛

回復環境である．在宅ケアには，心理的安定をもたらし，混乱を少なくすることや苦痛の閾値を上げ，穏やかさをもたらすなど，施設ケアに比べて優位な点もある．一方で，認知症による障害が進行すると最初に，外出や社会活動などの高次の日常生活動作（Advanced ADL）が障害され，家だけの生活では閉じこもりと廃用によるサルコペニアの進行やサーカディアンリズムの障害を引き起こす．

在宅ケアでは，家という場を基本にしながら，これらのマイナス面を補うケアプランが必要となるが，この際最も有効な資源は通所ケア（デイサービス）である．

通所ケアは，社会参加や役割の維持・創造の機会であり，サーカディアンリズムを整え（午前中の外出による日光浴，適度な運動，規則正しい生活など），BPSDの引き金となる体調の変化を早期に発見する機会となる．通所ケアは介護者のレスパイトとなるだけでなく，認知症患者のBPSDを予防し，和らげる効果がある．

長期的視点に立ち，必要なタイミングで質のよい通所ケアをうまく導入することが認知症在宅ケアのポイントである．通所ケアの選定と導入にあたっては，患者の生活歴や病期，病状認識と内的動機づけ，家族の支援力などを総合的に検討し，慎重に行う必要がある．通所ケアに心理的拒否がある場合は，心身機能のリハビリテーションとして短期間の通所リハビリから開始したり，医療の切り口から訪問看護や訪問リハビリを導入したりして，支援の突破口にすることで受け入れられていくことも多い．

逆に，ショートステイは，通所ケアのような効果は乏しい上，家でも施設でも不活発な時間を過ごす結果になることが多く，あくまでも介護者のレスパイトとして計画する．

3）BPSDの悪化要因の除去（薬剤中止，合併症治療）

BPSDの悪化の要因としては，薬剤が37.3％，身体合併症が23％と医療と関連する要因が多い[9]．急にBPSDが悪化した場合は，まず薬剤の内容や身体合併症などについての医療的アセスメントを優先する．

肺炎や膀胱炎などの感染症，呼吸不全や心不全の悪化，骨折などの身体合併症がBPSDに影響していないかを検討する．また，ポリファーマシーが疑われる患者や薬の変更があった患者では薬剤によるBPSDの悪化を疑う（表4-A-4）．

4）環境の改善

認知症の人にとっては，穏やかでありながら，適度の刺激があるような環境（刺激の最適化）が必要である．また，おおむねスケジュール化された，リズムのある生活環境は認知症の人にとって重要である．

進行した認知症では，大きすぎる音，強すぎる光，多すぎる人は，気持ちを不安定にする．突然の大きな音をきっかけに徘徊が始まったり，不穏になったりすることがある．ぎらぎらしない穏やかな光，騒がしくない静かな環境は，患者の精神状態を落ち着かせる．また，本人のなじみのある人を含めて3〜4人くらいまでが認知症の人に接するのに適切な人数と考えられている．

サーカディアンリズムを改善するため，決まった時間に食事や排泄，入浴，就寝などの生活行為を組み立てることが重要である．太陽の光が脳内の5-HT（セロトニン）を増やすことがわかっており，日光に当たることは，日中の覚醒度を上げ，睡眠のリズムをつくり，睡眠障害，サーカディアンリズム障害の是正にも有効である．起床後2時

61

第 4 章 ● 苦痛としての BPSD と緩和―中等度の時期に最も必要となる視点として―

表 4-A-4　BPSD の悪化の要因となりうる薬剤

薬剤分類	薬剤名
中枢神経系作用薬	抗パーキンソン病薬，抗コリン薬，抗不安薬，睡眠導入薬（ベンゾジアゼピン系），抗うつ薬
循環器用薬	ジギタリス，β 遮断薬，利尿薬
消化器用薬	ヒスタミン H_2 受容体拮抗薬
抗がん薬	
ホルモン薬	ステロイド
泌尿器科系の薬剤	抗コリン薬（頻尿治療薬）
感冒薬	市販薬も含める

間以内に日光を浴びることや午前中に体を動かすことは，サーカディアンリズムを整える効果がある．

　午前中に毎日散歩を行うなど運動を生活に取り入れることが重要である．また，リズム運動は 5-HT（セロトニン）神経の覚醒時自発発射を亢進させ，大脳皮質を鎮静化させることがわかっている．具体的には，ウォーキング，ジョギング，座禅，歌唱の呼吸法など 5 分以上のリズム運動で脳波に α 波が出現する[10]．

　このように，日々の生活のリズムをつくることは，認知症患者のケアにとって重要なポイントであるが，このようなリズムのある生活の上に，適度の刺激を加えると，α_2 アドレナリン受容体を介して，前頭前野の神経細胞はノルアドレナリン神経の直接の投射で活動レベルを上げ，大脳皮質が適度に活性化される．

　具体的には，患者がかつて慣れ親しんだ趣味や仕事などに関係し，患者の現在の能力でも無理なくできるようなアクティビティーが適度の刺激となることが多い．

　重度の AD や DLB では構成障害や失認が進行する．椅子や便座の中央，階段のへりが認識できなかったり，床に反射する蛍光灯の強い光に戸惑いや恐怖心を覚えたりする．光の当て方や角度を変えたり，へりに認識しやすい赤色のテープを貼ることなどで，認知症の人の認識を高め，気持ちを落ち着かせることができる．

　このように，BPSD への環境へのアプローチにおいては，患者の行動をよく観察し，環境をアセスメントする視点が重要となる．施設における環境面へのアプローチについては「認知症高齢者への環境支援指針」（PEAP 日本版 3）が参考になる．PEAP は施設に入所している認知症高齢者に対して，広い意味での環境支援を行うための指針である（第 9 章 A 参照）．

5）非薬物療法・アクティビティー

　認知症高齢者に対しての非薬物療法には，回想法やマインドフルネスなどの心理療法や音楽療法などの芸術療法，園芸療法などの作業療法，動物介在療法（アニマルセラピー），アロマやタッチなど五感を用いたものまでさまざまなものがある．また，療法と名前のついていないものでも，慣れ親しんだ趣味や仕事の要素を復活させることでも，効果が期待できる．

　通常これらは，通所ケアや施設などで，グループや個人，家族を対象に実施されるこ

とが多いが，訪問看護や訪問リハビリなどで自宅でも実施できる．

　実施にあたっては，認知症の人のライフストーリーを聞き，仕事や慣れ親しんできた趣味活動からなじみのある活動や場面を聞き出し，認知症の人の基礎疾患や障害の程度から参加可能なものを選択するコーディネートが重要となる．きちんとマネジメントされたアクティビティーは，認知症の人の残された能力を用いて，知的活動を活性化したり，心理的安定をもたらしたりする効果が期待できる．

6）尊厳と役割の維持と創造

　一般に軽度の認知症では，「なぜ自分がこんな病気にならないといけなかったのか？」「迷惑をかけないように，早く施設に入らないといけないのか」など，具体的な言葉で苦悩が表出されることが多い．中等度になると，言語化された表出は困難となり，「何が不安かわからないがとにかく不安」という状態となり，焦燥感や不安感，攻撃性が増す．「みんな私をばかだと思っている」「どうせ何にもできないと思っているでしょう」など，BPSDとして怒りのメッセージを発していることもある．つまり，中等度以降増加するBPSDは，その人のスピリチュアルペインの表出である場合がある．尊厳が損なわれたり，孤独や不安の中に放置されていたりすることがBPSDとなって表出されていないかよく観察し，日々のケアの中で解決していくことが必要である．また，何ができないかではなく，何ができるかに着目し，その人の力を活かせる場を一緒に探すことも大切なケアとなる．

C. 薬物療法の基本

1）BPSD の薬剤投与の手順

　BPSDに対する薬物療法は副作用の危険もあるが，薬剤によって，壊れかけた家族の生活を立て直すほどの効果が期待できる事例もある．

　BPSDに対する薬剤投与にあたっては，以下の手順で検討，実施するとよい．

①治療対象となる BPSD の選定

　BPSDは必ずしも1つではなく，複数みられることも少なくない．さまざまなBPSDの中で，最も本人の苦痛となり，家族の生活のしにくさに影響を及ぼしているものは何かを検討し，治療のターゲットとするBPSDを選定する．

　同時にそもそも対象となるBPSDが，治療が必要なBPSDなのかどうかを検討する．例えば，赤ちゃんや猫が見えるという幻視を訴えるDLB患者が，穏やかに笑っている場合は必ずしも治療が必要ではない場合もある．

　複数のBPSDがある場合は，それぞれのBPSDの強さと頻度を確認する．また同時にそれぞれのBPSDに対しての周りの人（家族や施設など）のとらえ方や彼らに与える影響について聴取し，周りの人の認容力と対応の緊急度を検討する．

②患者の基礎疾患と進行度，認知機能（障害された部分と保たれている部分）の把握

　認知症の基礎疾患が診断されており，どの程度の進行度かの情報を得る．それが現在出現している徴候と矛盾がないかを確認する．基礎疾患の疾患別特性を押さえ，患者の精神世界を理解することは，BPSD対応の基礎となることが多い．

③誘因についてのアセスメント

BPSD の出現の経緯を十分に聴取し，急性疾患などの合併症の存在や苦痛の出現，さらに新規に追加された薬剤がないかなど，BPSD の誘因，引き金が何かを確認する．候補となる誘因があった場合は，その誘因を除去すること（急性疾患や疼痛の管理，薬剤の中止など）で改善する可能性がないかを最初に考える．

④薬剤的なアプローチの適応があるか

課題となっている BPSD は，そもそも薬剤でコントロールすべき BPSD なのかどうかを検証する．それぞれの BPSD は，環境的要因が大きいものから病的・器質的なものまで，幅広いスペクトラムの中にある．環境的な要素がほとんどである BPSD に対して薬剤を投与しても効果が薄く，副作用が大きい．それに対し，病的・器質的な BPSD に対して接し方や環境面のアプローチに終始しても現場は疲弊し，ケアが破綻する．

問題となっている BPSD の出現には，環境的要素が大きいのか，病的・器質的な要素が大きいのかを判断し，後者については薬剤の投与を考慮する．一般的には AD は環境的要因の大きい BPSD が多く，環境的アプローチを優先する事例が多いのに対して，DLB や FTD は病的・器質的な要因が大きい BPSD である場合が多く，薬剤的アプローチを優先することが多い．

⑤患者の服薬環境を確認する

患者の認知機能と生活環境から期待できるコンプライアンスについて検討しておくことも重要である．一人暮らしや家族が服薬管理に協力できない環境であれば，1 日 1 回の投薬を一包化して，見守り体制を確保しなければ確実な服薬は困難である．

また，BPSD に対して薬が新たに処方されたり，変更されたりした後は，患者に関わるすべての職種が協力して状態をモニタリングし，錐体外路症状や過鎮静などの副作用をチェックすることが必要となる．

⑥ BPSD の種類と基礎疾患，合併症，服薬環境，緊急度から薬剤を選択・投与する

BPSD の種類と基礎疾患を軸に，薬理学的にどのような薬剤によってコントロールされる可能性があるかを検討し，投薬の候補をあげる．

BPSD の発生には，頻度，内容とも基礎疾患ごとに特徴がある．例えば，BPSD の出現自体は，FTD や DLB のほうが，AD や VD よりも多い．AD は，軽度 AD に特徴的といわれているものとられ妄想をはじめ，いろいろな妄想の出現率は VD よりも高い．VD では抑うつやアパシーが多く，精神症状が比較的少ない．幻視は DLB の約 80％でみられるが，AD では約 20％と少ない．また，抑うつは多くの認知症で出現するが，DLB のほうが AD よりも出現頻度が高い．また，FTD では，常同性，脱抑制（衝動性），攻撃性（暴言・暴力），強迫的行動，性行動過多など多様な陽性症状がみられる．

BPSD の内容と基礎疾患ごとの特徴を十分把握し，投薬の候補をあげたのち，それらの中から合併症や服薬環境，緊急度を考慮に入れ，最終的な処方を決定する．

例えば，DLB では錐体外路症状の副作用が出にくいオランザピン（ジプレキサ®）が第一選択となるが，糖尿病があるとペロスピロン（ルーラン®）を選択する．FTD に対して，SSRI を投与する場合は，一人暮らしの場合は半減期が短く 1 日 2 回のフルボキサミンマレイン酸塩（ルボックス®）より，半減期が長いセルトラリン（ジェイゾロフ

ト®）を選択するなどである．また，緊急性が高い場合は副作用のリスクはあっても効果に確実性のある薬剤を選択し，緊急性がない場合は，効果発現に時間を要したり，確実性が劣ったりしたとしても安全な薬剤を選択することもある．

AD，DLB，FTD，VD などいずれの認知症においても，認知症を発症した人の脳内では，複数の神経伝達物質の変化が認められる．実際の薬剤の選択においては，認知症に伴う脳内物質の変化とこれらの薬剤の作用について理解しておく必要がある．

脳内には数十の伝達物質があるといわれているが，このうちわれわれが薬物でアプローチできるのは，①アセチルコリン，②ドパミン，③ノルアドレナリン，④セロトニン，⑤グルタミン酸，⑥γ-アミノ酪酸などに限られる．薬物療法は，BPSD の種類や基礎疾患に応じて，これらの脳内物質の分泌や代謝を調整することで，BPSD のコントロールを行う治療である．

具体的に，BPSD に用いられる薬剤には，抗精神病薬，抗けいれん薬，抗うつ薬，抗不安薬，コリンエステラーゼ阻害薬と NMDA 修飾物質など多くの種類がある．しかし，BPSD に対しての薬理学的効果についてのエビデンスは概して乏しい．

2）薬剤投与後のモニタリング

脳に働く薬剤は，治療域が狭く，効果や副作用において個人差が大きい．したがって，薬剤の投与は，少量から開始し，効果と副作用を確認しながら，漸増し，調整していくことが重要となる．

また，2 種類の薬を一度に調整した場合，どちらの薬剤の増量（あるいは減量）の影響かの判断ができないため，基本的に緊急時を除いては 1 回に 1 種類の薬剤を開始・調整することが基本である．

複数の薬剤が候補にあがった場合は，長期に安全に服用できる可能性の高い薬剤を優先する．ドパミンを抑える薬剤（定型，あるいは非定型抗精神病薬）は，転倒や過鎮静，嚥下障害など高齢者にとって生命に関わる副作用を起こすため，特に慎重に投与する．しかし，強い妄想や焦燥感，幻聴では非定型抗精神病薬を用いざるをえないことが多い．非定型抗精神病薬の投与の際は特に少量から開始し，十分な観察期間をおいて，モニタリングし，再調整することを繰り返す．特に，非定型抗精神病薬の選択においては，効果の強さではなく，基礎疾患と副作用に基づいて選択することを基本とする．また，BPSD に対する非定型抗精神病薬の長期投与によって，心不全や肺炎での死亡率が1.6〜1.7 倍に増加すると報告されている．ハロペリドール（セレネース®）などの定型抗精神病薬では同等以上の副作用がある．これらの薬剤は，漫然と投与しないことが原則で，投薬開始から 3 ヵ月経ったらやめられないか，減らせないかを検討する必要がある．

4　BPSD へのアプローチの実際

a. 幻覚

幻覚とは対象のない知覚と定義される．幻覚はすべての知覚に存在し，幻視，幻聴，幻触，幻嗅などがあるが，認知症の BPSD では幻視の出現頻度が最も高く，次に幻聴

が多い.

幻視は基礎疾患によって出現頻度が異なり，DLB では 60～80%，AD では 4～59%（中央値 19%）であり，FTD や VD では頻度が低い（それぞれ 0～13%，6%）.

したがって，幻視を認めた場合は，基礎疾患が DLB であるかどうかの診断が重要となるため，基礎疾患が確定していない場合は，症候学と臨床所見を再検討し，DLB の確定診断を行う．DLB の幻視であっても，それにより不安感が増大したり，混乱をきたしたりしていない場合は，必ずしも薬剤を用いる必要はない．照明の強さや位置を変えたり，模様のついた壁や天井を変更したり，家具などの配置換えによっても幻視が改善することも少なくない.

DLB の診断が確定するか，強く疑われたら，幻視に対してドネペジル（アリセプト®）を投与する．経口摂取が困難な場合は，リバスチグミン貼付剤（イクセロン®パッチ，リバスタッチ®パッチ）を用いる.

ドネペジル（アリセプト®）の通常量の使用では，DLB のパーキンソン症状の悪化はAD と有意差がないといわれており，AD と同様に通常は 3mg/日から開始し，症状をみながら調整してよい.

抑肝散については，RCT などエビデンスレベルの高い根拠はなく，また，効果発現に 2 週間を要するため，確実性，即効性に劣る．一方で，副作用も少ないため，緊急性のないケースでは，抑肝散 5g 分 2 朝夕食前の投与を検討してよい.

これらの薬剤に反応しない場合は，非定型抗精神病薬を用いる．糖尿病がない場合は，オランザピン（ジプレキサ®）をファーストチョイスとし，2.5mg/日より開始する．糖尿病がある場合は，ペロスピロン（ルーラン®）4mg/日，あるいはリスペリドン（リスパダール®）2.5mg/日について検討するが，錐体外路症状の出現については細心の注意を払う.

幻覚は，ほかにも，せん妄，視力障害，てんかん，抗コリン作用のある薬剤などの原因によっても起こりうる．影響を与えている可能性のある薬剤を減量，中止したり，睡眠リズムやサーカディアンリズムを整えたり，心理的に安定するような関わりをつくるなど，生活やケア環境を整える.

幻聴は幻視に比べると少なく，認知症の初期から中等度の時期にかけて出現することが多い．「母親が呼んでいる」など願望が声となって聞こえるなど，孤独や不安が背景にあることもあり，安心できる環境づくりを行った上で，幻聴によって混乱が生じる場合は少量の非定型抗精神病薬を使用する.

幻嗅，幻触など，その他の幻覚は比較的まれであるが，「皮膚に虫がはっている」などの幻触は体の痛みや違和感が背景になっていることがある.

b. 妄想

妄想とは，「主として自己に結びついた誤った確信であって，病的な基盤から発生しており，自分の経験やほかからの反論によっても，その内容の不合理性や矛盾を訂正できない異常体験である」，あるいは「訂正不能の誤った確信」のことである.

認知症の人の妄想には，いくつかの特徴的な妄想がある.

A．BPSDと苦痛

　ものとられ妄想は，認知症の18〜43％に出現し，特にADの軽度の時期に多くみられる．被害的な態度によって自分の周囲で起こっている不可解な事柄に理由づけをし，安心しようとする行為だと考えられている．身近な人が犯人にされることが多く，しばしば，身近な人を傷つけ，介護の障害となる．周りの人への教育的介入が必要で，対応法を検討するとともに，家族には疾患の進行とともに2〜3年で消失することを説明する．ものとられ妄想は，お金や通帳など大切なものが，最後に置いたはずの場所からなくなっていると認識するところから始まる．このとき，大切な物がなくなった原因を判断したり，その問題に対応したりする方法は，個人によって異なる．具体的には，独居生活か家族と同居しているか，ヘルパーが入っているかなどその人の環境面や，他罰傾向（他人を罰する性格）のある人かどうか，感情的になりやすいか，それをストレートに表現するタイプかなどの個人の性格，さらには，周囲の人への配慮などさまざまな状況が複雑に絡み合って，ものとられ妄想が出現していると考えられる．具体的対応法としては，できれば事前に大事なものをどこに置いているのかをよく観察し，本人の信頼している人が一緒に探したり，代替がきくものでは，代替品を事前に準備したりしておくとよい．

　見捨てられ妄想は，認知症の3〜18％に出現するといわれており，自分が介護者の重荷になっているという認識が，見捨てられ妄想につながると考えられている．

　妄想的誤認症候群は，DLBなどでよく観察され，強固な妄想となる場合がある．家族と他人が入れ替わっているという妄想（カプグラ［替え玉］妄想）や娘が2人いるという妄想（フレゴリ妄想），ここは自分の家ではないという妄想（家の誤認症候群），テレビの世界のことを現実の世界のことのように話す妄想（テレビ誤認症候群）など，特徴的な妄想がある．

　嫉妬妄想は，1〜9％と頻度は多くないが，しばしば専門的対応が必要となる妄想である．相手が振り向いてくれないという不満から，配偶者が浮気をしているのではないかという妄想へと発展すると説明されており，比較的脳の機能が残存している場合に起こる複雑な妄想である．いずれのタイプの認知症でも出現するが，男性のDLB患者に起こりやすい．ときに事件に発展する危険がある重度なケースもあり，非定型抗精神病薬の投与によってコントロールできなければ，専門医を受診し，入院・入所によって対象者との距離をとるなどの緊急避難が必要なこともある．

C. 焦燥

　焦燥とは，イライラして落ち着かない状態を指し，しばしば徘徊や常同行為，拒絶，大声，暴言，暴力などとなり，表出される．焦燥は，認知症の初期から出現するが，認知症が進行するにつれ，その出現頻度が増加する傾向がある．特に，焦燥は前頭葉と側頭葉の機能の低下と関係しており，FTDでは焦燥の出現頻度は高い．

　病識がある軽度の時期には，病状の進行に対する具体的な不安から，病状が進行した中等度の時期には，実行機能障害や失行に伴う生活機能の障害や認識のゆがみなどから強い不安と焦燥を訴える．いずれも，孤独な環境や不安の強い環境では増強されやすい．

　焦燥は，痛みやかゆみ，むずむず感など身体的不快感をうまく言語化できない場合に

第 4 章 ● 苦痛としての BPSD と緩和—中等度の時期に最も必要となる視点として—

も出現する．また，抗精神病薬によるアカシジア，SSRI などによるセロトニン症候群
や賦活症候群 activation syndrome によって焦燥が悪化することがあるので，注意を要
する．

焦燥は最も薬剤の効果が期待しにくい BPSD であるが，転倒や傾眠などに留意しつ
つ，相互作用が少なく，抗不安作用が強いロラゼパム（ワイパックス®）や抗不安作用
のある SSRI を用いる．不快な刺激を取り除いたり，不安感を軽減できる関わりをした
り，音楽や本人の希望に合ったアクティビティーなど非薬物的なアプローチを併用する．

d. 易怒性

易怒性は軽度の時期から高頻度に認められる．脳内のセロトニン系の機能低下やノル
アドレナリン系の機能亢進，前頭葉・側頭葉の機能低下による抑制低下によって出現し
やすくなると考えられている．そのような病理的背景に，外部からの過剰な刺激，ある
いは不快な刺激が，視覚や聴覚，体性感覚などから加わったり，ゆがめられた認知によ
り不快な感情がもたらされたりする場合に，扁桃体を介して怒りという情動が出現する．

過剰な刺激や不快な刺激を取り除くように環境や接し方を変えるアプローチ，あるい
はわかりやすい言葉や態度で認識を変えるようなアプローチを用いる．また，音楽やア
ロマ，触覚などの直接感情に作用する非薬物療法（音楽療法，アロマセラピー，タッチ
など）を用いる．

薬剤としては，確実な効果を期待する場合は，非定型抗精神病薬であるリスペリドン
（リスパダール®）0.5〜1mg/日などが有効である．確実な効果はないが，気分安定薬と
して，少量のカルバマゼピン（テグレトール®），バルプロ散（デパケン®）を用いる方
法や SSRI を試みる方法もある．

e. 攻撃性（暴力，暴言）

攻撃的行為は，たたく，嚙む，蹴るなどの暴力と，ののしる，怒鳴るなどの暴言に大
きく分けられる．ともに言語了解が悪化した重度の認知症で発生しやすく，もともと攻
撃的な性格的素因をもった男性に多く出現する．認知症による前頭葉や側頭葉の機能障
害による脱抑制が背景にあることが多い．疼痛や不快な音など，身体内外に不快な刺激
があることが誘因となることも少なくない．

とりわけ，介護者が否定する，禁止する，命令する，急がせるなど，本人が不快とい
える状況や自尊心を傷つけられた状況で出現することが多い．そのため，介護者など接
する側のコミュニケーション法を見直すことが必要な場合も少なくない．

ケアのやり方や不快な行為が引き金になることも多く，また，介護者の不注意な介入
や動きに反応して，誘発されることも多い．医療や介護の行為の意味を直前に簡潔な言
葉で伝えたり，認識しやすい正面から，声かけしながら笑顔でゆっくりと関わったりす
るなど，介護の方法に工夫が必要である．また，急な音など不安にさせる環境を取り除
くといった工夫を行う．さらに，予測不可能な暴力がある場合は，暴力に至る行動パター
ンを十分観察，把握し，暴力が誘発される行為を避けるように心がけたり，一定の距離
をとったり，ほかの人と交代したりするなどの工夫をする．

A．BPSD と苦痛

妄想や焦燥，易怒性，誤認などが攻撃性に発展することが多く，その背景となっている BPSD へのアプローチが必要な場合も多い．直接情動に働きかける非薬物療法なども試みてもよい．また，痙攣発作などによる扁桃核の機能亢進などが暴力の背景にある場合もある．

これらの対策でも，防止できない場合は，リスペリドン（リスパダール®）やオランザピン（ジプレキサ®）などの非定型抗精神病薬や SSRI などを用いる．

f. 徘徊

徘徊とは無目的にみえる，あるいは説明できない目標によって動き回る傾向のことをいう．徘徊はいくつかのパターンに分類されることがある．

須貝らは徘徊を，①誤認パターン（見当識障害が著しいため，今いる場所がわからずあちこち探索することが徘徊につながる），②願望パターン（会社に出かけたい，買い物がある，貯金をおろしたいといった欲求があっての外出が徘徊につながる），③無目的情動パターン（特に目的があるようにはみえず，漫然としたものである．周囲の環境，身体状況が引き金になることも多い），④意識変容パターン（せん妄に伴う幻覚や妄想のため，あるいは意識変容のために歩き回る．普段と顔つきが違ってみえる）の 4 パターンに分類している[11]．

徘徊を認めたときは，①意味・目的，②環境，③身体状況についてアセスメントを行うとよい．「患者の行動は，患者自身に目的（地）のある行動だと推測されるのか？」「徘徊時の患者の気持ちが，表情から読みとれないか？（おびえた感じ，不安な感じ，楽しい感じ）」「徘徊のきっかけとなる出来事などはないか環境面をチェックする（例えば，突然の物音，他人の行動，食事前の空腹時に動き始めるなど）」「徘徊は朝に多いか，夜中に多いか？（夜間に多ければ，せん妄やレム睡眠行動障害［RBD］の可能性を疑う）」「身体的な苦痛で歩き回っている可能性はないか？（例えば，かゆみ，下肢のむずむず感）」あるいは，「痛み，空腹，寒さなどの不快感の緩和で徘徊が落ち着くことがないのか？」などについて，チームで観察とアプローチを繰り返す．

また，徘徊がどのような点で問題なのかも整理する．介護者の過大な負担になっていること，転倒・外傷・骨折の危険，行方不明の危険，運動過剰による脱水の危険などを念頭に置く．

徘徊に確実に効果のある薬剤はないが，試みる価値があるのはリスペリドン（リスパダール®），クエチアピン（セロクエル®）などの非定型抗精神病薬，バルプロ散（デパケン®），抑肝散などである．

なお，FTD でも類似の症状がみられるが，常同的に同じコースをめぐるという特徴があり，徘徊とは区別され，「周遊」「周回」と称される．また，レム睡眠行動障害によって，寝ながら歩き回る場合もあり，徘徊とは区別する必要がある．

g. サーカディアンリズムの障害（昼夜逆転，睡眠障害）

昼夜逆転など，サーカディアンリズムの障害は認知症患者で最も起こりやすい問題の 1 つである．

睡眠のリズムを整えるためには，①午前中（起床後2時間以内）に十分に日光（強い光）を浴びる，②午前中に関節に負荷をかけるような運動を行う，③昼寝は避けるか，行う場合は12〜14時の間に30分程度の短時間とする，④夕方15時以降は穏やかに過ごす，⑤夕食後すぐの睡眠は避ける，⑥個人に合った睡眠時間の設定と環境設定（低めの温度での入浴，夕方以降カフェインの摂取を控えるなど）を行う，⑦食事，排便などの生活のリズムを整え，着替え，整容を行い，めりはりの効いた生活を送るようにする，などを心がける．

食事や排便の時間を一定にするなど，体内リズムを整えることはサーカディアンリズムを整えることにつながる．寝る時間には自分を睡眠環境に置く（寝室の布団に入ること，静かな環境，部屋を暗くするなど）ことも重要である．

通常，1ヵ月に何度か夜間せん妄が出る程度では，すぐに非定型抗精神病薬は用いず，このような生活指導を行い，経過をフォローしていく．

h. 夕暮れ症候群

夕方から夜間にかけて，焦燥，興奮，不安，見当識障害などがみられ，徘徊や不穏が激しくなるなど行動面での障害が増悪，翌朝になると軽快する行動を指す．ADの約4人に1人程度にみられると報告されている．

ヒトは進化の過程で夜に向かう時間に脳の機能が低下するような生体リズムをもっている．認知症が進行し，夜間の睡眠障害と昼間の過剰な睡眠が加わり，サーカディアンリズムが障害されると夕暮れ症候群を生じやすくなる．また，認知症が中等度になり，場所の見当識障害が進行して，ここは自分の家ではないと信じるようになると夕暮れ症候群はさらに起こりやすい．

対策の第1は，サーカディアンリズムを整え，背景にある睡眠障害の是正を図ることである．落ち着かない場合は，落ち着くまで一緒に歩くようにしたり，ゆったりとした夕食やお茶などの団欒の雰囲気づくりをしたりするとよい．

薬剤としては，睡眠リズムを整えるために　ゾルピデム（マイスリー®）など筋弛緩作用の少ない睡眠導入薬の使用を試みてもよい．幻覚や妄想，破壊的行動を起こしている場合は，少量の抗精神病薬（リスペリドン［リスパダール®］やオランザピン［ジプレキサ®］など）を慎重に用いることもある．抗精神病薬は睡眠のリズムを乱し，逆効果になる可能性もあるため，慎重な観察が必要である．ラメルテオン（ロゼレム®）はメラトニン受容体に働いて睡眠リズムを整え，副作用の心配が少ない薬剤である．効果発現に時間がかかるが，夕暮れ症候群に有効な場合がある．

i. 常同行為

FTDなど前頭葉が有意に障害されやすい認知症で出現する．病理的背景としては，前方連合野の機能が低下し，大脳基底核への抑制が外れるためといわれており，FTDでは初発症状としても出現することが多い．意味性認知症（SD）では，言語症状出現後，数年でみられることもある．

常同行為としては，毎日同じ時間に外に出て，同じコースを回り（常同的周遊roam-

A．BPSDと苦痛

ing），その間に何かを盗ってくるなどの軽犯罪を起こすことがある．また，決まったものを決まった手順で調理し，食べるという常同的な食行動がみられる．日々の生活においても，日単位，週単位などで決まった行動を強迫的に行う結果，毎日同じような生活（時刻表的生活）を送る傾向が観察される．

病状が進行すると，何を聞いても自分の名前や同じ言葉で答えるという滞続言語や同じ言葉を繰り返す反復言語などの症状がみられる．さらに進行期には，手をたたき続けるなどの反復行動がよく観察される．

FTDの場合，このような行為を中断させようとすると，激しい抵抗にあうことがあり，命の危険や犯罪でない限り，常同的な行為を無理に妨げないことも介護のコツである．病状が進行する前に常同性を利用して，デイサービスを導入し，介護負担を減らすことが可能な場合もある．また，常同性に対しての薬物療法としては，フルボキサミン（ルボックス®），セルトラリン（ジェイゾロフト®）などのSSRI，トラゾドン（レスリン®）が有効であり，ファーストチョイスである．

j. うつとアパシー（意欲低下）

うつ状態はADの20〜30％，DLBの約半数に出現する．ADに合併するうつ状態のほとんどは軽度であるが，ときに大うつ病や希死念慮がありうるので，注意を要する．DLBでは，前駆症状としてうつ状態が先行する場合が多いので，慎重にフォローアップする必要がある．

うつ状態が軽い場合は，抗認知症薬であるドネペジル（アリセプト®）が有効であるので初めに投与し，効果がみられない場合は，安全性の高いSSRIやセロトニン・ノルアドレナリン再取り込み阻害薬（SNRI）を少量から投与する．具体的にはセルトラリン（ジェイゾロフト®）やミルナシプラン（トレドミン®）などが有効である．三環系抗うつ薬は抗コリン作用が強く，なるべく使用しないようにする．

アパシーは，認知症ではうつ状態よりもさらに高率にみられると考えられる．アパシーは，意欲がなく，自発性も低下しているが，苦痛の自覚は少ない状態といえる．アパシーに対しては，抗うつ薬は無効のことが多く，通常コリンエステラーゼ阻害薬が有効なことがある．ときに，ドパミン系を賦活させるプラミペキソール（ビ・シフロール®）やアマンタジン（シンメトレル®）が有効な場合もある．

k. せん妄

認知症がある人は急性期にせん妄を起こしやすい．せん妄とは，全身性あるいは急性脳器質性疾患を原因とする外因性の精神障害である．注意の集中・維持，転導が障害され，思考が混乱し，しばしば錯覚・幻覚が出現する．せん妄の3徴は，幻覚，意識障害，運動不穏があげられている．幻視を中心とした幻覚，妄想，時間や日付，場所の見当がつかない失見当識で，突然発症し，意識レベルの変動があればせん妄を疑う．

せん妄の中では，活動亢進型 hyperactive variant が多いが，時に活動低下型 hypoactive variant を認める．特に夕方から夜にかけては，意識水準が低下しやすく，せん妄が起こりやすくなり，「夜間せん妄」と呼ばれている．

71

第 4 章 ● 苦痛としての BPSD と緩和―中等度の時期に最も必要となる視点として―

　原因としては，器質的原因（薬物使用，離脱，感染症，代謝障害，中枢神経疾患），脆弱要因（薬物・アルコール，認知症・加齢），増悪要因（入院などの環境変化，心理的ストレス，感覚遮断，臥褥）があげられる．

　日常の臨床では，特に薬や身体疾患（便秘，脱水，感染，発熱など）といった医学的な問題が発症に関わっていることが多く，発症直前の投薬の変更がないか，身体疾患の悪化がないかについては注意深く観察が必要である．次に，環境面の変化や心理的な問題についてもアセスメントし，除去できる要因を速やかに取り除くようにする．

　対策として重要なのは，適度の水分摂取を促すこと，睡眠のリズムをつくることである．せん妄の患者には，サーカディアンリズムの障害が背景にあることが多く，睡眠リズムをつくるケアを心がける．

　激しいせん妄が頻発しているような状態であれば，緊急性が高い状態と判断し，非定型抗精神病薬などの使用が必要なことが多い．DLB のレム睡眠行動障害ではせん妄との判断が難しく，非定型抗精神病薬を投与すると改善しないばかりか，DLB のパーキンソン症状を悪化させて，寝たきりにしてしまうことになるので注意を要する．レム睡眠行動障害では少量のクロナゼパム（リボトリール®，ランドセン®）0.25〜0.5mg が有効なことが多い．

〔平原 佐斗司〕

文献

1) Finkel SI, Burns A, Cohen G：Overview. Int Psychogeriatr. 2000；12(S1)：13-18.

2) 国際老年精神医学会：BPSD 痴呆の行動と心理症状. 日本老年精神医学会監訳, p.29, アルタ出版, 2005.

3) 中西三春訳, 小川朝生監訳：アルツハイマー病その他の進行性の認知症をもつ高齢者への緩和ケアと治療に関する提言. 2015.
van der Steen JT, Radbruch L, Hertogh CMPM, et al：White paper defining optimal palliative care in older people with dementia：A Delphi study and recommendaions from European Association for Palliative Care. Palliat Med. 2014；28（3）：197-209.

4) Finkel SI：the signs of the behavioral and psychological symptoms of dementia. Clinician. 1998；16（19）：33-42.

5) Lyketsos CG, Steinberg M, Tschanz JT, et al：Mental and behavioral disturbances in dementia：findings from the cache county study on memory in aging：Am J Psychiatry. 2000；157（5）：708-714.

6) Hersch EC, Falzgraf S：Management of the behavioral and psychological symptoms of dementia. Clin Interv Aging. 2007；2(4)：611-621.

7) 平原佐斗司編著：医療と看護の質を向上させる認知症ステージアプローチ入門 早期診断, BPSD の対応から緩和ケアまで. p.218, 中央法規出版, 2013.

8) Zec RF, Burkett NR：Non-pharmacological and pharmacological treatment of the cognitive and behavioral symptoms of Alzheimer disease. Neuro Rehabilitation. 2008；23(5)：425-438.

9) ぼけ予防協会：平成 19 年度厚生労働省老人保健推進事業費補助事業 認知症の「周辺症状」(BPSD)に対する医療と介護の実態調査と BPSD に対するチームアプローチ研修事業の指針策定調査報告書. 2018.

10) 有田秀穂：神経伝達物質からみた BPSD 発生の背景. Cognition and Dementia. 2010；9（2）：100-106.

11) 須貝佑一：痴呆の薬物療法 対症的薬物療法の実際. よくわかって役に立つ痴呆症のすべて. 平井俊策編, p.178-179, 永井書店, 2000.

B. BPSD の対応（非薬物療法）

認知症の症状は，記憶障害などの中核症状とさまざまな影響を受けて発症する行動心理徴候（BPSD）に分けられる．認知症には根本的な治療法がなく，薬物治療の効果も進行を遅らせるなど限定的であるため，生活機能障害の改善や BPSD の軽減を期待し，さまざまな非薬物療法が提唱されている．

BPSD は認知症の進行や死亡に関わり，認知症高齢者本人の生活の質（QOL）を低下させる．また，介護者のストレスや抑うつに関連するとの報告もあり，BPSD への対応は認知症高齢者本人および介護者の QOL 向上を図る上では重要であるといえる．

BPSD の薬物療法は，服薬によって有害事象が生じやすいという報告があり，非薬物療法が推奨され，症状の改善に有効であるという報告もある．現在，認知症高齢者への薬物療法には，メリット（認知症の進行の緩徐化，心理的な安定など）もあるがデメリット（食欲の低下，日常生活動作［ADL］の低下，死亡率の増加など）もあり，場合によっては QOL の保障ができなくなる．そのため投薬には慎重を期する必要があり，非薬物的な介入が優先されている．今後，BPSD に対する非薬物療法の重要性はさらに高まると予想される．

1 認知症の非薬物療法

認知症の非薬物療法とは，薬物以外のすべての治療的アプローチのことをいい，本人に対する心理療法，リハビリテーションやケアだけでなく，介護家族への教育や支援なども含まれる．また，外来診療での医師や外来看護師の言動，病棟でケアを行う看護師の言動も，患者や家族の心理・行動によい影響をもたらそうとする意図があれば，それは非薬物療法になる．

非薬物療法は，認知機能をある程度の期間維持することや BPSD の軽減を目指して行われる．介護者の介護負担を軽減し，間接的に認知症の人の QOL の向上にもつながる．しかし，現場で日々患者と接している看護師や介護職の中には BPSD を問題行動ととらえ，すぐに薬物療法に依存しようとする風潮はないだろうか．

BPSD の発症は，脳の障害に本人の素因や性格，身体・心理やそのときの環境が大きく影響する．筆者は，日々の経験から，認知症患者に対する非薬物療法の基本は，その人の置かれている状況を理解し，関心をもってその人を知ろうとすること，そして，その人のニーズを理解することが重要だと考える．また，それぞれの認知症のタイプやステージによっても，当然方法は異なる．

2 非薬物療法の分類

米国精神医学会の治療ガイドラインによると，以下のアプローチがある．

a. 「認知」に焦点を当てたアプローチ

リアリティオリエンテーション（現実見当識訓練 reality orientation training）や認知刺激療法（言語や数字などを使ったゲームや簡単な計算で脳に刺激を与える）等がある．リアリティオリエンテーションは，日付や場所，周囲の事物について教えることで，現実の再認を行う．「今は何時？」「ここがどこかわからない」といつも不安な認知症患者にとっては，再認することで精神的安定につながる．そのほかに反復訓練や，記憶障害が中等症以上の人には外的代償法（メモをする，覚えるためにシグナルを利用する）などの方法がある．これらは認知機能の改善をねらったもので，現実見当識を正しい方向へと導き，認知機能の維持・向上をめざす．認知症の非薬物療法の中でも一定の効果が得られていると評価されている．
例）計算，書きとり，音読など

b. 「刺激」に焦点を当てたアプローチ

芸術療法，音楽療法，活動療法，レクリエーション療法，動物介在療法（アニマルセラピー），マッサージなどがある．
芸術療法は，感情や願望を自分の好きな方法で表現することにより，感情や認知機能を改善する．音楽療法は，音楽のもつ生理的，心理的，社会的働きを応用して，心理の障害の軽減・回復，機能の維持・改善，QOL の向上，問題となる行動の変容を期待する．活動療法は，一般的に作業療法といわれ，人間の基本的活動性を利用したプログラムである．レクリエーション療法の多くは集団で行われるため，本人の自信や意欲の向上だけでなく，「社会性」の拡大にもつながる．一方，芸術療法や音楽療法は認知症の人の「情動」に働きかけることで，感情の安定化や意欲の向上につながる．

c. 「行動」に焦点を当てたアプローチ

行動療法や認知行動療法，作業療法，アクティビティケアなどがある．
行動療法は，行動障害を観察・評価することに基づいて介入方法を導き出し，望ましい行動を増大（強化）させることを期待する．現在は，行動だけを分離して検討するのではなく，認知（とらえ方や考え方）を含めて総合的にアプローチする認知行動療法が主流になっている．作業療法は，日常生活活動（動作）療法を含む．日常生活活動療法は，日常生活活動（ADL：食事・整容・排尿・排便・入浴など）について，それぞれの動作の獲得訓練を繰り返し行う．手段的日常生活動作 instrumental activities of daily living（IADL：買い物・調理・電話・外出など）の訓練もこれらに準ずる．
六角は，アクティビティケア（AC）を「障害をもった人たちが"普段の当たり前の日常生活"に少しでも近づけるためのすべての援助行為」と定義した．アクティビティ

B．BPSD の対応（非薬物療法）

表 4-B-1　アクティビティケア

個　　人	リアリティオリエンテーション（現実見当識訓練），個人回想，朗読，工芸工作，習字，俳句，ネイルケア，フットケア，化粧　など
グループ	工芸工作倶楽部，習字倶楽部，文芸倶楽部，回想法，ゲーム，茶話会，体操，朗読，ビデオ観賞，お楽しみ会，買い物ツアー　など
大グループ	伝統的行事，誕生会，運動会，家族との交流会

（六角僚子：アクティビティケアの基礎知識．看護学雑誌．2007：71（4）：380-385.）

プログラムは，看護計画と同じように，対象の 1 人ひとりをアセスメントし，個人・グループ・大グループとさまざまな AC を組み合わせてつくられる．代用的な AC は表4-B-1 のとおりである．

d. 「感情」に焦点を当てたアプローチ

　回想法，バリデーション，支持的精神療法，感覚統合，刺激直面療法などがある．回想法は，「高齢者の回想は年齢とともに自然に起こることで，老年期を健やかに過ごすために積極的な意味をもつ」といわれている．記憶を引き出す訓練となるほか，認知症の人が過ごしてきた過去の人生に意味づけをしていくことから，現実見当識の改善，情緒機能の回復，意欲の向上，発語回数の増加，表情などの非言語的表現の豊かさの増加，集中力の増大，行動障害の軽減，社会的交流の促進，他者への関心の増大などの効果がある．バリデーションは，アルツハイマー型認知症の人に対する尊敬と共感をもって関わることを基本姿勢としており，認知症の人と信頼関係を結び，よりよいコミュニケーションへとつなげることができる．

3　非薬物療法の評価

　認知症が進行してくると言語によるコミュニケーションが困難となり，苦痛や感情を適切に言葉にすることが困難となってくる．そのため，認知症の人の非薬物療法を評価する際は，観察による客観的評価が必要になる．認知症の苦痛の客観的評価法としては，Pain Assessment in Advanced Dementia scale（PAINAD），Abbey Pain Scale などが知られている．PAINAD は評価項目が 5 項目（呼吸，ネガティブな啼鳴，顔の表情，ボディ・ランゲージ，慰めやすさ）と少なく簡便である．Abbey Pain Scale は，施設での重度認知症患者の苦痛評価法としての有効性が評価されている（第 5 章 C，巻末資料参照）．

　また，苦痛の評価だけでなく，記憶・注意・遂行・視空間認知・知能などの個々の機能に関する評価を行うとともに，気分や意欲の評価，心理・行動的な評価も実施しておく必要がある．例えば，ケアの評価として認知症の人が感じる「快・不快」による評価，心地よさ「comfort」の概念を取り入れた指標などの活用もその 1 つといえる．認知症の人は，病状が進行していくと，どのようなケアを受けたかは覚えていないことが多い．しかし，そのケアが心地よいものであったか，不快なものであったかを感じとることは十分できる．そして，そこからその人の心地よいと感じる環境やケアを考えることで，

第 4 章 ● 苦痛としての BPSD と緩和―中等度の時期に最も必要となる視点として―

表 4-B-2　非薬物療法実施時のポイント

	ポイント	具体的な内容
1	自己効力感を引き出すことによって，精神的な安定をもたらし，不安や混乱を抑えて周囲との穏やかな時間がもてるようにする．	やる気が出るような言葉かけ，結果よりもその過程を楽しめるようにする．BPSD の要因を紐解き，その根本原因に対応する．
2	本人の生活習慣をよく把握し，活動と休息のリズムをつける．	本人の生活に目を向ける．性格，生活歴，習慣など，できるだけ早期に情報を収集する．
3	活動を継続して脳の活性化を促し，身体機能や認知機能を保つ．	認知機能，身体機能を判断し，できる能力を引き出す．好きなこと，得意なことでも失敗体験しないよう，無理強いはしない．
4	団体グループ活動により，ほかの人との関わりやコミュニケーションを促し，1 人では得られない感情や刺激を体験できるようにする．	メンバー構成に注意する（気が合うか，食事制限などがある人が食事制限のない人と一緒になっていないか　など）．
5	家族が本人の違う一面を見ることで，本人への理解が深まり，対応の助けとなるようにする．	早期より，認知症について知る機会をつくる．家族として失うものばかりでなく，得るものもあることを感じられるような関わりをもつ．

その人の安心・安楽な暮らしにつながる．

　評価の方法については，地域の文化や緩和ケアを提供する状況，チームの構成員などにより選択する．1 人の患者に複数のスタッフが関わるような施設や短期入所施設，通所ケア施設では，用いる客観的評価法を決めて，スタッフ間で共有しておくことが望ましい．

4　非薬物療法の目的と注意

　非薬物療法は，患者本人の症状や機能の改善・維持，BPSD の軽減を目指して行われる．目的はそれだけでなく，患者と介護者の両者に対する生活障害および QOL の改善にもある．認知症の人への非薬物療法は，1 人 1 人の認知機能や気持ちに配慮しながら行われるものであれば，活動が多彩になり，参加意欲（自己効力感）を高めることになる．それは，認知症の人がもっている能力を引き出し，運動や作業・活動を介することで，機能を最大限に活かした治療が行えることになる．昔好きだったこと，興味のあること，得意だったことは楽しく取り組めるので継続して行えることが多い．継続することによって持続性も向上し，昼間の覚醒時間も確保できる．活動を遂行することで本人の自信や肯定的な感情が得られ，自己効力感につながり，不穏や行動も落ち着き，家族も穏やかな気持ちで過ごせる．

　非薬物療法を実施する際のポイントを表 4-B-2 に示す．

5　臨床の場での非薬物療法

　実際の臨床では，さまざまな非薬物療法と薬物療法を組み合わせて治療を行う．その際の対応の原則は患者本位であり，オーダーメードの関わりが重要である．そのためには，疾患のみならず，個人の性格やものの考え方，学歴，職歴，趣味，家族関係，友人

B．BPSD の対応（非薬物療法）

関係，日常生活機能，身体機能，活動状況，介護状況など，なるべく多くの情報を得ておくことが重要である．

ものとられ妄想のある A さん

　A さん，80 歳代女性，アルツハイマー型認知症，長女夫婦と同居．
　3 年前に夫を亡くしてからも元来の世話好きなところを活かし，町内の婦人会などに積極的に参加し会計係などをしていた．しっかり者といわれ，いつも周囲に人が絶えなかった．1 年ほど前より，もの忘れが出現し，婦人会の集まりにも行かなくなった．1 日のほとんどを家の中で過ごし，話もあまりしなくなった．長女（B 子）はそんな母親を見て足腰が弱らないように運動をするように勧めたり，しっかりするように折に触れ言っていた．A さんは，数ヵ月前より，よく探し物をするようになり，見つからないと「財布がなくなった，B 子が持って行ったんだ，あいつは泥棒だ」と長女を疑うようになった．長女も母親が財布を置き忘れていることを何度も説明しては，口論になっていた．A さんの長女に対するきつい言動は続き，長女も疲れてしまい，病院を受診することとなった．

非薬物療法の視点から見たケア

1）ものとられ妄想のある A さんの BPSD の要因を紐解く

　A さんは 1 年ほど前にもの忘れが始まった頃から，婦人会の会計活動などはできなくなっていった．近所付き合いもなくなり，外へ出なくなってしまった．長女もそんな母親を「おかしい」と思いながら話す機会が減少し，時々する会話は，「外に出ないと足腰が弱くなるよ」「しっかりして」など指摘するような言葉であった．長女としては，母親を心配し，よかれと思っての言葉かけであった．しかし，A さんは長女に指摘されるたびにイライラするようになり，「B 子が財布をとった，あいつは泥棒だ」と言うようになった．

　もともと世話好きな A さんにとって娘の世話にならなければいけない事態はとても屈辱的なことであり，妄想の要因となる．また，いつも周囲には人がいて，自分がリーダーシップをとっていたのに，今ではその人たちのお世話もできずに，娘に怒られている自分がいたたまれない気持ちでいる．「どうしてこんなことになっているのか」と混乱し，「自分は間違ったことはしていない」「何で娘にいろいろと言われなければならないんだ」「きっと何かある」「B 子はお金を持っていこうとしているに違いない」と状況を A さんの中で結びつけていた．

2）ものとられ妄想のある A さんの非薬物療法の一部としての家族教育・支援

①病態の理解と介護へのねぎらい

　長女に対して，これまでの介護に対するねぎらいの言葉かけを第一に行った．長女へのものとられ妄想について，その要因を A さんの病状や周囲の環境にあると説明し，長女に対する A さんの反応について話をした．そして，長女に BPSD の要因についておおよそ理解を得られたため，介護サービスの導入を勧めた．

②「認知」「刺激」「行動」「感情」へアプローチ

長女とＡさんの関係性をもとの良好な状態に戻すために，少なくなってしまった会話を増やすようにした．その際は，Ａさんの会話を促すように昔の活動的であった頃の話や写真などを活用しながら会話するように勧めた．また，Ａさんが忘れてしまったことやできないことがあっても指摘をしないようにした．世話好きであったＡさんをときには頼り，できることを一緒に行い，感謝の言葉をかけてもらうようにした．

2ヵ月後，Ａさんは，長女のことを「泥棒」とは言わなくなっていた．笑顔で話をするようになり，親子の関係性は戻りつつあった．通所サービス（以下，デイサービス）へも行くようになり，そこでは，職員の手伝いをしながら，デイサービスに来ている利用者へ話しかけるようになっていた．

認知症の治療の第一選択は非薬物療法である．非薬物療法にはさまざまな手法があり，その効果もさまざまである．急性期病院では，身体疾患の治療が中心となり，認知症の人の非薬物療法はできないと考え，薬物療法に依存してしまいがちである．しかし，先に述べたように，認知症の人に関わる人の言動を振り返り，見直すことや環境を調整することによって，認知症の人のBPSDを改善することができる可能性がある．少しの時間でも認知症の人の行動・心理によい影響をもたらそうと意図して丁寧にケアを行うことで，認知症の人の混乱や不安を軽減することができる．また，家族への教育・支援を行うことは，間接的に認知症の人の精神的な安定につながる．認知症は進行する病態であるため，その都度認知症の人の置かれている状況を理解し，対応を考えていく必要がある．認知症の人と関わる人は皆，非薬物療法の視点をもちながら，診療やケアを行っていくことが重要であると考える．

〔佐藤 典子〕

文献

・六角僚子：アクティビティケアの基礎知識．看護学雑誌．2017；71（4）：380-385.
・山口晴保，牧陽子：非薬物療法の現状と展望：概論．日本臨牀．2011；69（10）：98-103.
・熊谷亮：BPSDに対する薬物療法．月刊薬事．2015；57（11）：1821-1825.
・大沢愛子，前島伸一郎，植田郁恵ほか：認知症の非薬物療法．IRYO．2017；71（5）：211-215.
・佐藤正之：認知症の非薬物療法．医学と薬学．2015；72（7）：1195-1205.
・藤本直規：認知症の非薬物療法．ケアマネジャー．2016；18（3）：42-43.
・鳥羽研二：外来での高齢者医療．臨牀と研究．2016；93（4）：459-462.
・佐藤龍司：認知症の非薬物療法．Geriatric Medicine．2017；55（6）：631-634.
・窪優太，竹田徳則：わが国における認知症の行動．心理症状（BPSD）に対する非薬物療法の現状と課題．日本認知症ケア学会誌．2017；16（2）：484-497.
・湯浅美千代，小川妙子：重度認知症高齢患者に対するケアの効果を把握する指標の開発（第1報）―心地良さ"comfort"の概念をとりいれた指標の事例適用―．千葉看護学会会誌．2007；13（2）：80-88.
・山口晴保，山口智晴：認知症のケアとリハビリテーション．医学のあゆみ．2010；235（6）：679-684.
・山口智晴：認知症の非薬物療法．月刊地域医学．2014；28（11）：920-923.

C．BPSD の緩和ケアとしての薬物療法

C. BPSD の緩和ケアとしての薬物療法

1　薬物療法を実施する前に

BPSD に対する薬物療法が有効だとするエビデンスは非常に限られている一方で，その有害性に関するエビデンスが蓄積されている．このため，薬物療法を開始する前に表4-C-1 にあげた項目の十分な検討が必要となる．

a. 本人の苦痛を軽減するという視点

第 4 章 A でも述べられているように，BPSD を認知症のある人本人の苦痛の表現としてとらえると，BPSD の治療において最も重要な目標は認知症のある人本人の苦痛を軽減することになる．BPSD が生じるきっかけとなっている苦痛について評価し，それを取り除くことができれば BPSD を和らげることができる．

BPSD を軽減する 2 つ目の目標は，介護者の負担の軽減である．BPSD は介護する家族，介護職，医療従事者に多大な肉体的・精神的負担を強い，入院や施設入所の早期化，介護医療費の増加，本人および家族の QOL の悪化の原因となっている[1]．しかし，介護者の負担の軽減を重視し，本人の苦痛を軽減する視点が抜けると，興奮や徘徊など介護の負担となる症状には速やかに薬物療法で鎮静をかけ，低活動性のせん妄や抑うつ状態など介護負担が少ないものは見逃されることとなってしまいがちであるため，注意が必要である．

b. 身体疾患の評価

本人の苦痛を軽減する視点でみても BPSD の軽減が難しい場合，身体疾患の評価を行う．身体疾患の増悪により BPSD が悪化することをしばしば経験する．例えば，筆者が訪問診療で経験した症例では，初診時に興奮や混乱，徘徊が著明であった重度のアルツハイマー型認知症の 80 歳代の男性は，糖尿病のコントロールが不良で HbA1c が11％を超えていた．インスリンを導入し血糖コントロールをしたところ，興奮や混乱が収まった．

c. せん妄の評価

身体疾患の評価と並行して行う必要があるのが，せん妄の評価である．認知症のある

表 4-C-1　薬物療法を開始する前に検討する項目

・本人の苦痛を軽減するという視点
・身体疾患の評価
・せん妄の評価
・非薬物療法的アプローチ

人は脳の神経細胞が減少し脳が脆弱な状態にあるため，ささいな誘因でせん妄を起こしやすい．しかし，認知症にせん妄が重なったときに，せん妄ではなく単にBPSDの悪化ととられ，せん妄の誘因の検索ではなくBPSDの治療が優先されることがある．

厚生労働省の調査結果では，BPSDの悪化要因として，薬剤が37.3%，身体合併症が23%となっている[2]が，これは薬剤によるせん妄状態をBPSDの悪化と評価していると考える．

認知症とせん妄は，ともに認知機能障害を示す脳器質精神障害であるため，認知症にせん妄が重なった場合，その評価は困難である．しかし，せん妄の場合は発症が急激で発症日時が特定できること，症状に日内変動があること，症状の多くは可逆性であることから認知症と区別される．つまり，認知機能障害や生活障害，BPSDが急激に悪化したと感じた場合には積極的にせん妄を疑う．

せん妄の本態は意識障害であるため，せん妄状態にあるかどうかの評価の1つとして見当識障害が参考になる．見当識とは「自分の周りのことがわかること」である．日時や季節がわかる「時間の見当識」，どこにいるかがわかる「場所の見当識」，周りの人が誰かがわかる「人の見当識」があり，多くは，時間，場所，人の見当識の順に障害される．このため，普段は時間の見当識障害はあるものの場所の見当識障害はない認知症高齢者が，夜間不眠で歩き回っている際に場所がわからなくなるなど，場所の見当識障害を認めているようであれば，見当識障害の悪化があるため意識障害が重なっていると考え，単なる不眠症ではなくせん妄状態にあることを疑う．

せん妄の誘因で特に多いのは薬物である．とりわけ高齢者では多剤併用となっていて薬剤を原因とするせん妄が起きていることが多い．この場合，原因となる薬剤を中止することで症状が改善する．せん妄を起こしやすい薬物を表4-C-2に示す．特に，ファモチジン（ガスター®）とゾルピデム（マイスリー®）によってせん妄を引き起こしており，中止もしくは置換によって状態が改善する症例を筆者はしばしば経験する．長年内服している薬剤が原因で急にせん妄が起きることもある．これは，加齢に伴い脳の脆弱性が増し，せん妄を引き起こしやすくなるためである．よって，やめることができる薬剤がないかを常に検討することが重要である．

さらに，服薬アドヒアランスの問題も大きい．特に認知症高齢者では薬の飲み忘れや過量服薬，拒薬などがみられ，これもせん妄の原因となる．認知症高齢者の訪問診療を

表4-C-2　せん妄を起こしやすい薬物

中枢神経系作用薬	睡眠導入薬・抗不安薬（ゾルピデム［マイスリー®］，ベンゾジアゼピン系薬），抗てんかん薬，抗パーキンソン病薬，抗コリン薬，三環系抗うつ薬，炭酸リチウム
鎮痛薬	麻薬，NSAIDs
抗ヒスタミン薬	ジフェンヒドラミン（レスタミン），クロルフェニラミン（アレルギン®），ヒドロキシジン（アタラックス®）
消化器用薬	鎮痙薬，ヒスタミン H_2 受容体拮抗薬（ファモチジン［ガスター®］），制吐薬
抗菌薬	
循環器用薬	抗不整脈薬，ジギタリス（ジゴキシン®），降圧薬
その他	筋弛緩薬，ステロイド

行っていると，残薬の多さや飲みすぎの問題などにしばしば直面し，安定した内服の難しさを痛感する．

また，長年内服している降圧薬による過降圧に伴う認知機能障害や BPSD も経験する．診察時の血圧ではなく，家庭血圧，それが難しければデイサービスでの血圧などを参考に降圧薬の調整を行う．

d. 非薬物療法的アプローチ

次の段階として非薬物療法的アプローチを検討するが，この詳細については前節をご参照いただきたい．

2 薬剤投与の原則

これらの段階を経ても，BPSD のコントロールが難しい場合に薬物療法を検討する．例外として，Kales らは薬物療法を優先して行う状況として，大うつ病の状態（希死念慮の有無を問わない），他者に危害を与えるリスクが非常に高い妄想，自分自身や他者を危険にさらす原因となる攻撃性，の 3 つをあげている[3]．

BPSD への薬物療法として，睡眠薬や抗不安薬は前述のようにせん妄のリスクとなり，さらに認知機能障害やふらつきによる転倒，常用量依存などのリスクもあることから多くは抗精神病薬が第一選択となる．しかし，認知症に対する抗精神病薬使用のリスクが明らかとなっている．

2005 年に RCT を用いたメタ解析の報告がなされた[4]．その中で，非定型抗精神病薬が投与された群はプラセボが投与された群と比較して死亡率が有意に高かった（1.54倍）．この結果を受け，米国食品医薬品局（FDA）がアルツハイマー型認知症に対して非定型抗精神病薬を使用すると，有意に死亡率が上昇すると警告を出した．さらに，定型抗精神病薬も非定型抗精神病薬と同様に 65 歳以上の高齢者での死亡率と関連があること，少なくとも非定型抗精神病薬から定型抗精神病薬へ置換するべきではないと結論づけた報告も出た[5]．その後の研究結果も踏まえて，やはり副作用の少なさから現在では非定型抗精神病薬を第一選択とすることが一般的となっている．

また，日本からの報告として，アルツハイマー型認知症高齢者を対象に抗精神病薬を服用している 4,977 例と服用していない 5,102 例の前方視的観察研究を行ったところ，服用群，非服用群の 24 週後の死亡率は 3.4％と 3％で有意差はなく，補正後のオッズ比にも差はなかった．しかし，調査登録後新たに抗精神病薬が開始された 85 例における成績の解析では，10 週後では死亡例はなかったものの，11〜24 週では 9.4％と高い死亡率を認めた．死因の検討ではいかなる群でも特異的な所見はなく，服用群のみで増加している原因もなく，主たる死因は肺炎や老衰であった[6]．

この研究結果からいえることは，認知症のある人に抗精神病薬を投与する場合は 10週間以内が望ましい一方で，すでに 6 ヵ月以上内服している症例は比較的安全であるため服薬継続の適否はリスクベネフィットの観点から判断する．非定型抗精神病薬は用量依存的に臨床的に重大な副作用がみられるという強いエビデンスがある[7]ため，少量か

ら使用するべきである．一方で，非定型抗精神病薬がプラセボと比較して介護負担を若干軽減したというポジティブなエビデンスも存在する[8]．実際の臨床場面においても抗精神病薬を使用せざるを得ない状況が存在することもあり，厚生労働省はクエチアピン（セロクエル®），ハロペリドール（セレネース®），ペロスピロン（ルーラン®），リスペリドン（リスパダール®）について「"器質的疾患に伴うせん妄・精神運動興奮状態・易怒性"に対して処方した場合，当該使用事例を審査上認める」という通達を 2011 年 9月に出している．

3 具体的症状に対しての薬物治療

a. 焦燥

　BPSD に対する薬物療法で最もエビデンスがあるのは焦燥に対するリスペリドン（リスパダール®）の効果で，オランザピン（ジプレキサ®）とアリピプラゾール（エビリファイ®）も効果があったとするエビデンスが存在する[8]．臨床上，焦燥にしばしば用いられているクエチアピン（セロクエル®）はエビデンスが十分ではない．また，認知症治療薬であるメマンチン（メマリー®）は，焦燥に対する効果が抗精神病薬とほぼ同等だとする研究もある[9]．また，抗てんかん薬であるバルプロ酸（デパケン®）やカルバマゼピン（テグレトール®）が焦燥の治療に有効とするエビデンスが存在する[10,11]．抑肝散，チアプリド（グラマリール®），トラゾドン（デジレル®）の使用も検討する．

b. 暴力，攻撃性，不穏

　認知症に伴う暴力，攻撃性，不穏に関して，薬物療法が効果があるとするエビデンスは少ないが，焦燥性興奮の対応に準じて薬物を用いることが多い．また，認知症の易怒性や暴力行為に関しては前頭側頭型認知症の診断を考慮に入れることはもちろんだが，嗜銀顆粒性認知症の診断に関しても検討するべきである．嗜銀顆粒性認知症はタウ蛋白の沈着を中心とするタウオパチーの 1 つである．記憶障害で発症し海馬傍回の萎縮を認めるためアルツハイマー型認知症と診断されがちであるが，頑固，易怒性，被害妄想，暴力行為などの臨床症状が特徴的である．この嗜銀顆粒性認知症も前頭側頭型認知症もコリンエステラーゼ阻害薬の効果を認めないため注意が必要である．

c. 幻覚・妄想

　幻覚・妄想は認知症の原因疾患によって内容も出現頻度も異なる．機能性精神疾患と異なり体系化された妄想は少なく，ものとられ妄想，嫉妬妄想など，身近な人と関連した内容が一般的である．レビー小体型認知症 dementia with Lewy bodies（DLB）では幻視と関連して妄想も出現してくることが多く，妄想の内容もほかの認知症と比較して複雑となることが多い．認知症の幻覚・妄想に対する薬物療法の効果は限定的であるが，有効性の報告があるのは主に抗精神病薬である．RCT によって有効性が報告されている抗精神病薬としては，リスペリドン（リスパダール®），オランザピン（ジプレキサ®），

アリピプラゾール（エビリファイ®）があり，厳密な効果の差は見出し難い．コリンエステラーゼ阻害薬であるドネペジル（アリセプト®）やリバスチグミン（リバスタッチ®，イクセロン®）も，特に DLB の幻覚に対して有効であったとする報告があるが，国内臨床第 III 相試験で効果を認めなかったこともあり保険承認の対象は認知症症状の進行抑制に限られている．抑肝散は幻覚・妄想に対しても有効性が指摘されている[12]．

d. うつ病

　うつ病と認知症は密接な関係がある．うつ病の既往はアルツハイマー型認知症の独立した危険因子であることが示されており[13]，発症前にうつ病の既往のあるアルツハイマー型認知症患者は発症後にもうつ症状を呈しやすいことが示されている[14]．また，うつ病の既往のあるアルツハイマー型認知症患者では，年齢や性別，罹病期間や服薬状況などをコントロールしても，うつ病の既往のないアルツハイマー型認知症患者よりも認知機能が低く，認知症の症状がより早期に発症しているという報告もある[15]．高齢者のうつ病は若年者のうつ病と比較して，身体症状が出現しやすい，痛みの訴えが強い，不安・焦燥が強い，睡眠障害を伴いやすい，希死念慮・自殺企図既遂率が高い，微小妄想を伴いやすいなどの特徴を有する[16]．このため，臨床場面において認知症と鑑別が困難な場合も多い．

　アルツハイマー型認知症における抑うつ状態に対する抗うつ薬の効果の研究は複数存在するが，近年は総じて否定的な報告が多い．認知症に伴うアパシーと抑うつ症状の鑑別が困難なことも，この結果に影響しているかもしれない．また，多くの研究の観察期間が 6～12 週間であったため，良好な結果が得られなかった可能性もある．もちろん，各種の抗うつ薬について有効であるとする報告も複数存在する．コリンエステラーゼ阻害薬は，アルツハイマー型認知症に伴う抑うつ症状に有効であったとする報告が認められる[17,18,19]．特に，ドネペジル（アリセプト®）は抑うつに対して良好なエビデンスが存在する．しかし，ドネペジル（アリセプト®）は激越の副作用の報告[20]があり，特に投与初期に激越や落ち着きのなさを認めることがあるため，不安や焦燥が強い症例においては特に注意が必要である．過去にうつ病の既往がある症例について，ドネペジル（アリセプト®）開始後の躁転の報告も認めている[21]．もう 1 つの認知症治療薬であるメマンチン（メマリー®）は，抑うつ状態およびうつ病に対する効果を認めておらず使用は推奨されない．ここであげた研究の多くは，抗うつ薬の場合は認知症と合併したうつ病への効果を評価し，認知症治療薬の場合は BPSD の評価尺度の一項目としての抑うつへの効果を評価しているという違いがあるため，単純に比較することはできず注意が必要である．

e. 睡眠障害

　睡眠障害への薬物療法として，日本神経学会による認知症疾患診療ガイドライン2017 では，トラゾドン（デジレル®），リスペリドン（リスパダール®）は有効とするエビデンスがあり使用を検討してもよいとし，ミルタザピン（レメロン®）と抑肝散は科学的根拠はないが有効な可能性があり使用を検討してもよい，ベンゾジアゼピン系睡眠

第 4 章 ● 苦痛としての BPSD と緩和─中等度の時期に最も必要となる視点として─

薬は鎮静や転倒などの有害事象が起こりやすく，推奨されない，としている[22]．近年，非ベンゾジアゼピン系の睡眠導入薬が上市されている．ラメルテオン（ロゼレム®）はメラトニン受容体を刺激しサーカディアンリズム障害に効果があるが即効性に乏しい．スボレキサント（ベルソムラ®）は認知機能低下のリスクが少ないとされているが，高齢者において用量依存的に入眠時幻覚や自殺関連事象の副作用を認めるため，高齢者では最大量が 15mg に制限されている．高齢者における睡眠障害への対応としては，起きる時間を固定することや眠くなってから寝床に入ることなどの睡眠指導が第一であるが，指導を行っても入眠困難を認める場合に筆者はエスゾピクロン（ルネスタ®）1mg もしくはトラゾドン（デジレル®）25mg を使用する．

f. 徘徊

その他の症状として，徘徊に対してはリスペリドン（リスパダール®）が有効であったとする報告[23]があり，ガイドライン上も「リスペリドンの処方を考慮してもよいが科学的根拠は不十分である」とされている[22]．また，チアプリド（グラマリール®）は脳梗塞後遺症に伴う徘徊に対して保険適用を有している．

g. アパシー

アパシーに対しては，システマティックレビューにおいてコリンエステラーゼ阻害薬の効果が確認されている[24]．アパシーに対して抗うつ薬の効果は認めていない．

h. 前頭側頭型認知症の BPSD への対応

前頭側頭型認知症の脱抑制や食行動異常に対し SSRI の効果は支持されている[25]．トラゾドン（デジレル®）も有効であったとする報告がある[26]．前頭側頭型認知症治療へのコリンエステラーゼ阻害薬およびメマンチン（メマリー®）の使用については十分なエビデンスがない．

最後に，本稿で紹介した各薬剤の使用量および特徴と注意点について表 4-C-3 にまとめたので，年齢や全身状態および保険適用に配慮した上で実際に使用される際の参考にしていただきたい．

〔内田 直樹〕

文献

1) 工藤喬，武田雅俊：BPSD の総論．老年精神医学雑誌．2005；16（1）：9-15.

2) ぼけ予防協会：平成 19 年度厚生労働省老人保健推進事業費補助事業 認知症の「周辺症状」（BPSD）に対する医療と介護の実態調査と BPSD に対するチームアプローチ研修事業の指針策定に関する調査報告書．2008.

3) Kales HC, Gitlin LN, Lyketsos CG, et al：Management of neuropsychiatric symptoms of dementia in clinical settings：recommendations from a multidisciplinary expert panel. J Am Geriatr Soc. 2014；62（4）：762-769.

4) Schneider LS, Dagerman KS, Insel P：Risk of death with atypical antipsychotic drug treatment for dementia：meta-analysis of randomized placebo-controlled trials. JAMA. 2005；294（15）：1934-1943.

5) Wang PS, Schneeweiss S, Avorn J, et al：Risk of death in elderly users of conventional vs. atypical antipsychotic medications. N Engl J Med. 2005；353（22）：2335-2341.

C．BPSD の緩和ケアとしての薬物療法

表 4-C-3　各薬剤の使用量および特徴と注意点

薬剤名	種類	開始量 (mg)	最大量 (mg)	特徴と注意点
リスペリドン	非定型抗精神病薬	0.5	2	剤形が豊富で患者の状態に合わせて処方しやすい．錐体外路症状および高プロラクチン血症に注意する．
オランザピン	非定型抗精神病薬	2.5	10	鎮静作用が強い．抗コリン作用と代謝作用（糖尿病に禁忌），体重増加に注意する．
クエチアピン	非定型抗精神病薬	12.5-25	100	抗精神病薬の中で錐体外路症状の副作用が少なく鎮静作用が強い．半減期も短いため頓用で使用することもある．代謝作用（糖尿病に禁忌），体重増加に注意する．
アリピプラゾール	非定型抗精神病薬	3	15	少量でも賦活作用やアカシジアが出現する．
チアプリド	定型抗精神病薬	25	75	錐体外路症状に注意する．
ドネペジル	コリンエステラーゼ阻害薬	3	5 (10)	刺激性があり，特に使用初期に興奮を引き起こすことがある．吐き気や下痢など消化器系の副作用も認める．
ガランタミン	コリンエステラーゼ阻害薬	4	16-24	消化器症状と骨折に注意．
リバスチグミン	コリンエステラーゼ阻害薬	4.5-9	24	食欲が増えることがある．薬物相互作用の懸念が少なく消化器症状も少ないが貼付部の皮膚症状が問題となる．
メマンチン	NMDA 受容体拮抗薬	5	20	基本的には鎮静作用が強いが，かえって興奮させることもある．浮動性のめまいや頭痛に注意．
パロキセチン	抗うつ薬（SSRI）	5	20	吐き気や食欲不振などの消化器系の副作用を認める．抗コリン作用が強い．
エスシタロプラム	抗うつ薬（SSRI）	10	20	吐き気や食欲不振などの消化器系の副作用を認める．QT 延長．
ミルタザピン	抗うつ薬	15	45	薬物相互作用が少ない．投与初期に眠気や過鎮静が起こりやすい．
トラゾドン	抗うつ薬	25	100	副作用が少なく忍容性が高い．
抑肝散	漢方薬	2.5	7.5	甘草による偽性アルドステロン症（低カリウム血症，浮腫，高血圧）に注意．
バルプロ散	抗てんかん薬	25	400	血中濃度をみながら用量調整する(100 μg/mL 以下)．肝機能障害と過鎮静に注意．
カルバマゼピン	抗てんかん薬	25	200	血中濃度をみながら用量調整する(10 μg/mL 以下)．重篤な発疹のリスクがある．
ラメルテオン	睡眠薬	4	8	メラトニン受容体に作用しサーカディアンリズム障害に効果を認める．即効性に乏しい．
スボレキサント	睡眠薬	15	15	認知機能低下のリスクが少ないとされているが，高齢者において用量依存的に入眠時幻覚や自殺関連事象の副作用を認める．
エスゾピクロン	睡眠薬	1	2	忍容性が高く使用しやすい．味覚異常が生じることがある．

6) Arai H, Nakamura Y, Taguchi M, et al：Mortality risk in current and new antipsychotic Alzheimer's disease users：Large scale Japanese study. Alzheimers Dement. 2016；12（7）：823-830.

7) Maust DT, Kim HM, Seyfried LS, et al：Antipsychotics, other psychotropics, and the risk of death in patients with dementia：number needed to harm. JAMA Psychiatry. 2015；72（5）：438-445.

8) Schneider LS, Tariot PN, Dagerman KS, et al：Effectiveness of atypical antipsychotic drugs in patients with

Alzheimer's disease. N Engl J Med. 2006；355（15）：1525-1538.

9) Wilcock GK, Ballard CG, Cooper JA, et al：Memantine for agitation/aggression and psychosis in moderately severe to severe Alzheimer's disease：a pooled analysis of 3 studies. J Clin Psychiatry. 2008；69（3）：341-348.

10) Mizukami K, Hatanaka K, Ishii T, et al：Effects of sodium valproate on behavioral disturbances in elderly outpatients with dementia. Geriatr Gerontol Int. 2010；10（4）：324-326.

11) Tariot PN, Erb R, Leibovici A, et al：Carbamazepine treatment of agitation in nursing home patients with dementia：a preliminary study. J AM Geriatr Soc. 1994；42（11）：1160-1166.

12) Furukawa K, Tomita N, Uematsu D, et al：Randomized double-blind placebo-controlled multicenter trial of Yokukansan for neuropsychiatric symptoms in Alzheimer's disease. Geriatr Gerontol Int. 2017；17（2）：211-218.

13) Ownby RL, Crocco E, Acevedo A, et al：Depression and risk for Alzheimer disease：systematic review, meta-analysis, and metaregression analysis. Arch Gen Psychiatry. 2006；63（5）：530-538.

14) Harwood DG, Barker WW, Ownby RL, et al：Association between premorbid history of depression and current depression in Alzheimer's disease. J Geriatr Psychiatry Neurol. 1999；12（2）：72-75.

15) Cannon-Spoor HE, Levy JA, Zubenko GS, et al：Effects of previous major depressive illness on cognition in Alzheimer disease patients. Am J Geriatr Psychiatry. 2005；13（4）：312-318.

16) 山口登：高齢者のうつ病の症候学と診断学. Geriatric Medicine（老年医学）. 2009；47（11）：1427-1430.

17) Cummings J, Lai TJ, Hemrungrojn S, et al：Role of donepezil in the management of neuropsychiatric symptoms in Alzheimer's disease and dementia with Lewy bodies. CNS Neurosci Ther. 2016；22（3）：159-166.

18) Nakano Y, Matsuzono K, Yamashita T, et al：Long-term efficacy of galantamine in Alzheimer's disease. J Alzheimers Dis. 2015；47（3）：609-617.

19) Matsuzono K, Sato K, Kono S, et al：Clinical benefits of rivastigmine in the real world dementia clinics of the Okayama rivastigmine study（ORS）. J Alzheimers Dis. 2015；48（3）：757-763.

20) 増元康紀，柿木達也，浅野達藏ほか：ドネペジル服用開始後に出現した異常行動. 老年精神医学雑誌. 2001；12（1）：65-70.

21) Hategan A, Bourgeois JA：Donepezil-associated manic episode with psychotic features：a case report and review of the literature. Gen Hosp Psychiatry. 2016；38：115. e1-e4.

22) 「認知症疾患診療ガイドライン」作成委員会 編：認知症疾患診療ガイドライン 2017. 日本神経学会監. 医学書院. 2017.

23) Rabinowitz J, Katz IR, De Deyn PP, et al：Behavioral and psychological symptoms in patients with dementia as a target for pharmacotherapy with risperidone. J Clin Psychiatry. 2004；65（10）：1329-1334.

24) Berman K, Brodaty H, Withall A, et al：Pharmacologic treatment of apathy in dementia. Am J Geriatr Psychiatry. 2012；20（2）：104-122.

25) Kaye ED, Petrovic-Poljak A, Verhoeff NP, et al：Frontotemporal dementia and pharmacologic interventions. J Neuropsychiatry Clin Neurosci. 2010；22（1）：19-29.

26) Lebert F, Stekke W, Hasenbroekx C, et al：Frontotemporal dementia：a randomised, controlled trial with trazodone. Dement Geriatr Cogn Disord. 2004；17（4）：355-359.

コラム 1

社会脳の障害としての認知症と BPSD
―進化生態医学からみた認知症―

　脳の機能には，呼吸，意識，摂食など生命維持に直結した生理的脳機能や言語，記憶，思考，推測，計算などの高次脳機能があることはよく知られている．近年，新たな脳の機能として，社会脳機能が注目されている．

　社会脳には，表情を見て人の気持ちや心の内を推測する働き（表情の認知），他人の心の痛みを自分の心の痛みとして感じる働き（共感，同情），相手の気持ちを推し量りながら自分の行動を決める働き（駆け引き），みんなで協力し，物事を行う働き（社会性，協調性），自己の感情，欲望を適切に抑制する働き（理性的抑制），自分を振り返る，反省する働き（自己の認識，自己のモニタリング）などが含まれる．

　社会脳には，ヒトが社会活動を適切に送るための社会的能力（社会的認知）を担っている心の理論 theory of mind（ToM）ネットワーク，人の評価や自己同一性等に関わる E ネットワーク，過去と未来を展望する内側ネットワーク，内的思考を司るデフォルトモードネットワークなどが含まれている．

　社会脳のネットワークは，前頭葉を中心として大脳全体に及んでいる．従来の脳の解剖と機能のとらえ方とは異なり，1ヵ所が 1 つの役割をするのではなく，1ヵ所がたくさんの役割を担い，複数箇所におよぶネットワークが社会的認知を担っていると考えられている．したがって，脳の局所だけが障害される疾患では社会脳の障害は出現しにくいが，脳全体がびまん性に障害される認知症のような疾患では，社会脳の働きは侵されやすい．

　社会脳の障害が起こると，ヒトの社会生活や社会活動に関する障害が顕在化する．例えば，ヒトは 1 日に 7 万もの思考（1〜2 秒に 1 つ）をしており，そのうち約半分が目の前のことを考えているが，約半分がマインドワンダリング（注意が離れ，心ここにあらずの状態になること）であるとされている．認知症が進行すると，事実と異なる記憶や未来の予想などの情報から，ネガティブな反芻思考に陥り，ストレスフルな状態になりやすい（デフォルトモードネットワークが関与）．

　また，表情から周りの人たちの気持ちを推測し，理解する力が衰えるため，誤解を生みやすく，ちょっとしたことで怒り出してしまうことが起きる（ToM ネットワークが関与）．日時の感覚がぼやけ，出来事や予定を時系列で整理することができず，いくつかの体験が混合することが起こり，混乱をきたす．また，未来に向けての計画が描けず，これからどうなるのかという不安に陥りやすい（内側ネットワークが関与）．また，自分は何者か，どこへ行くのか？　これからどうなるのか？　という漠然とした不安を抱えやすい（E ネットワークが関与）．

　社会脳について理解することで，心の反応としての BPSD について，より深く理解できるかもしれない．

〔平原 佐斗司〕

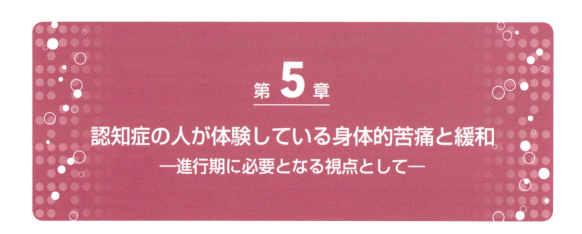

認知症の人が体験している身体的苦痛と緩和
—進行期に必要となる視点として—

A. 進行期,あるいは終末期認知症の人の苦痛とは？

1 進行期認知症の身体合併症と死因

a. 進行期認知症と身体合併症

アルツハイマー型認知症 Alzheimer's dementia（AD）は，発症後約7年で重度となる．ADが重度になると，身体症状としてはまず失禁が，その後歩行障害が出現し，最期の半年～2年ほどは寝たきりの状態で過ごすことが多い．

また，ADが重度になると，肺炎などの感染症や転倒・骨折などの急性疾患が増加し，合併症の管理とそれに伴う身体的苦痛の緩和が重要になる．

さらに，嚥下反射が極度に低下すると，誤嚥性肺炎を繰り返すようになり，最終的に嚥下反射が消失すると，治癒しない構造的な肺炎となり死に至る．

末期ADで嚥下反射が消失し，経口摂取がまったくできなくなれば，予後は自然経過でおそらく1～2週間，末梢輸液や皮下輸液を行った場合はおよそ2～3ヵ月，胃瘻などの経管栄養を行ってもおよそ1年ほどであろうと推定されている．

b. 認知症患者の死因

英国の5つの地域で13年間（1991～2003年）にわたって行われた前向き調査で，認知症患者は診断後平均4.5年で死亡していることがわかっている[1]．また，米国のAD患者521例の追跡調査では，AD診断後の生存期間は男性4.2年，女性5.7年であり，ADの予後に影響を与える因子としては，年齢，性別に加えて，精神機能（診断時の重症度など），身体機能（転倒の既往，歩行障害，身体機能レベルの重症化，錐体外路徴候など），合併症の存在を指摘している[2]．

いずれの報告でもADの自然経過に比べ診断後の予後が数年と短いのは，発症から

A．進行期，あるいは終末期認知症の人の苦痛とは？

診断まで一定の年数を要することに加え，認知症患者の多くが何らかの合併症をもっており，経過の中で合併症や併存症で死亡することが多いからであると推定されている．

実際に，認知症患者の死亡率は全ステージを通じて一般高齢者に比して高く，重度のADでは肺炎での死亡が多く，軽度のADでは心疾患や脳卒中などの循環器疾患による死亡が多いことが指摘されている[3]．これは，認知症高齢者は症状を伝えたり，受診行動をとったりすることができないため，適切な医療につながりにくく，深刻な合併症が看過されやすい[3]ことが要因であろうと推定されている．

重度認知症になると，転倒・骨折，嚥下障害，肺炎など身体合併症の頻度が増加する．Mitchellらは，米国の22ヵ所のナーシングホームで，進行期認知症323人（男性47，女性276，AD 234，血管性認知症 vascular dementia［VD］55，その他41）を18ヵ月間追跡したところ，18ヵ月間に54.8%が死亡し，平均生存期間が478日であったと報告[4]している．また，重度認知症患者が半年以内に死亡する確率は24.7%であり，肺炎，発熱，摂食障害を起こした患者の半年以内の死亡率は，それぞれ46.7%，44.5%，36.8%と高く，重度認知症患者は，進行がんや重症心不全を患う患者と同様，予後不良な状態であることを認識する必要性を指摘している．

斎藤らは入院時85%が認知症と診断される長期入院施設において，2000〜2001年に死亡した310例を分析し，死亡原因としては感染症24.8%，老衰17.7%，循環器疾患13.5%，脳神経疾患12.3%，がん8.1%が多く，死亡前24時間以内の治療としては，酸素吸入76.5%，抗菌薬点滴45.8%，末梢輸液73.5%，薬物静脈内投与65.5%がなされていたことを報告している．また，同施設での2002年度の調査では，死亡した141例について併発した疾患を調査し，肺炎等の呼吸器疾患は死亡前6ヵ月から増加すること，循環器，脳卒中などの疾患は死亡前の1ヵ月から増加することを報告[5]している．

認知症の死亡原因としては感染症が最大71%を占めると報告[6]されているが，特に認知症の死因では肺炎が最も多いと考えられている．Lund大学で認知症と診断されていた人に病理解剖を実施した524例（女性55.3%，平均年齢80歳，1974〜2004年）の調査では，気管支肺炎が38.4%，虚血性心疾患が23.1%，悪性新生物が3.8%であり，認知症患者の主な死因は呼吸器感染，次いで循環器疾患の合併と考えられている．

C. 認知症末期の定義

一般的には，重度認知症が進行し，死が避けられなくなった時期が末期と考えられているが，認知症の末期という正式な定義は，Functional Assessment Staging（FAST）などの認知症の代表的な病期分類にも記載されていない．

認知症の末期と医師が判断する基準としては，米国のメディケアによるホスピスの導入基準や英国の Gold Standards Framework（GSF）など，緩和ケアの立場から作成されたものが知られている．

米国のホスピス導入基準ではFAST分類の7cを超えている状態，つまり1人で移動できず，意味のある会話ができず，日常生活動作（ADL）はほぼ全依存，尿失禁，便失禁のある状態の認知症患者が，誤嚥性肺炎，尿路感染症や敗血症，悪化傾向にある多発性のⅢ〜Ⅳ度の褥瘡，抗菌薬投与後の繰り返す発熱，6ヵ月以内の10%以上の体重減

第 5 章 ● 認知症の人が体験している身体的苦痛と緩和―進行期に必要となる視点として―

表 5-A-1　認知症末期の定義

米国 ホスピス導入基準	英国 Gold Standards Framework
FAST 分類の 7c を超える ・1 人で移動できず，意味のある会話ができず，ADL はほぼ全依存で，尿失禁，便失禁のある状態 **以下の合併症を併発** ・誤嚥性肺炎 ・尿路感染症 ・敗血症 ・悪化傾向にある多発性のⅢ～Ⅳ度の褥瘡 ・抗菌薬投与後の繰り返す発熱 ・6ヵ月以内の 10％以上の体重減少	介助なしにはまったく歩けない，尿失禁と便失禁，意思疎通ができない，介助なしには着替えができない，Barthel score が 3 未満，ADL が悪化している状態 **少なくとも以下の 1 つを認める** ・6ヵ月で 10％以上の体重減少 ・腎盂腎炎や尿路感染症 ・血清アルブミン低値（＜2.5g/dL） ・重度の褥瘡 ・繰り返す発熱 ・体重減少や経口摂取の減少 ・誤嚥性肺炎

(平原佐斗司編著：チャレンジ！　非がん疾患の緩和ケア．p.223-226，南山堂，2011．より作成)

少などの徴候のうち 1 つ以上を併発している状態を末期と定義している．英国の GSF でも，この米国のホスピス導入基準とほぼ同様の基準[7]が定められている（表 5-A-1）．

d. 軌跡と症状の疾患別相違

　認知症の中でも AD は，認知症の基礎疾患の 5～6 割を占めており，原疾患として最も多いことに加えて，疾患の均一性が高く，軌跡が予測されやすいこと，病態や治療，ケアの方法が最も解明されており，認知症のケアのモデルとしてしばしば取り上げられている．

　認知症には 70 以上の基礎疾患があるが，AD に加えて，レビー小体型認知症 dementia with Lewy bodies（DLB），VD，前頭側頭葉変性症 frontotemporal lobar degeneration（FTLD）（その多くが前頭側頭型認知症 frontotemporal dementia［FTD］）の四大認知症が，認知症の 8～9 割を占めている．

　AD をモデルとして認知症の緩和ケアの基本を押さえつつ，他の疾患についても軌跡や症状の違いを理解しておくことが望ましい．

　VD の生命予後は，AD より不良であるが，抗血小板療法や抗凝固療法など再発予防のための治療がある程度有効である．AD では認知症が重症となるほど予後が不良であったのに対し，VD では認知症の重症度と予後の相関はないと報告[8]されている．VD では 45％が階段状に進行し，認知機能の低下と並行して，仮性球麻痺や運動障害が出現するため，嚥下障害や転倒などの問題は比較的早い段階から認められる．

　DLB は早期から身体症状が出現するため，嚥下障害や歩行障害の出現は AD と比べて早い．また，認知機能の低下は AD と同等かより急速であり，発症からの生存期間は AD よりやや短いと報告[9]されている．DLB では，幻視や誤認，妄想性障害など精神症状により悩まされることが多く，またうつの合併も AD より多いため精神症状の緩和ケアがより重要となる．身体的苦痛では，パーキンソン症状に伴う運動障害に加え，構成障害と起立性低血圧の存在により，早期から非常に転倒しやすくなる特徴がある．パーキンソン関連の疾患をもつ患者の苦痛で軽視されがちなのが自律神経障害である．起立性低血圧，便秘，切迫性尿失禁などは患者の大きな苦痛であり，QOL を損なう要

A．進行期，あるいは終末期認知症の人の苦痛とは？

因となっていることが多い．DLB末期の状態はADと差はない．認知機能障害が高度となり，自立性が顕著に障害され，意思疎通が困難となる．終末期にはほとんどが寝たきり状態となり，失禁，嚥下機能障害が進行し，嚥下障害と免疫機能の低下から頻繁に肺炎などの感染症を起こすようになる．

FTLDは，複数の疾患の総称であること，最も大きく多様な機能をもつ前頭葉の障害が主であるため，症状の経過は均一ではない．FTLDの中では行動異常や性格変化を主な症状とするFTDが最も多い．FTDの診断後の平均生存期間は4.2年[10]，発症からの平均生存期間は6年あるいは7.6年と報告[10,11]されており，ADより短いと考えられている．FTDの進行期では，常同行為や時刻表的生活が目立ち，進行すると単純な模倣行為，脅迫的な音読や反響言語などが目立つようになる．疾患の進行に伴い，徐々に無関心，自発性低下などの陰性症状が前面に出ることも多い．他の認知症と異なり，起立歩行や嚥下能力は比較的保たれることが多いのが特徴である．

2　末期認知症患者の苦痛と医療処置

a. 末期認知症患者の苦痛

認知症の重度から末期にみられる症状や苦痛にはがんとは異なる認知症特有の問題があることは海外のいくつかの研究でも明らかである．

表5-A-2は米国のナーシングホームにおける認知症終末期の症状，苦痛についての研究の比較[4,12,13]である．対象とする期間はそれぞれ18ヵ月，30日，1週間と異なるが，摂食嚥下障害が最大の問題であること，疼痛以上に肺炎に伴うと考えられる呼吸困難や長期臥床に伴う褥瘡などの頻度が高いことがわかる．

わが国においては，平川らが在宅における末期がんと認知症患者の終末期の死亡前48時間の症状を前向きに比較し，末期認知症患者群では，末期がん患者群と比較し，疼痛，悪心・嘔吐，せん妄が少なく，発熱，咳嗽などの呼吸器症状が多かったことを明らかにした[14]（表5-A-3）．これによると，末期認知症の最期の48時間で最も出現頻度が高かったのは食欲不振と発熱（ともに50.00％），喀痰・痰詰りと咳嗽（41.67％），呼吸困難（38.89％），昏睡（33.33％）であった．

表5-A-2　ナーシングホーム入居中の重度認知症患者の症状出現頻度

研究の概要／症状	死亡前18ヵ月間の症状出現率 前向き研究[4] (n = 323)	最期の30日の症状出現率 後向き研究[13] (n = 141)	最期の1週間の症状出現率 前向き研究[14] (n = 71)
呼吸困難	46％	39％	—
疼痛	40％	26％	18％
褥瘡	39％	47％	70％
興奮/落ち着きのなさ	54％	20％	72％
誤嚥	41％	—	—
摂食嚥下障害	86％	—	95％

91

第 5 章 ● 認知症の人が体験している身体的苦痛と緩和―進行期に必要となる視点として―

表 5-A-3　死亡前 48 時間以内に観察された症状

症状	認知症（n = 36） n（%）	がん（n = 116） n（%）	p
呼吸困難	14（38.89）	56（47.86）	0.324
我慢できない疼痛	0	25（21.37）	0.002
自制内疼痛	2（5.56）	57（48.72）	0.000
昏睡	12（33.33）	50（42.74）	0.297
せん妄	3（8.33）	26（22.22）	0.060
不安	2（5.56）	14（11.97）	0.266
眩暈	1（2.78）	2（1.71）	0.691
悪心嘔吐	3（8.33）	33（28.21）	0.013
食欲不振	18（50.00）	70（59.83）	0.272
下痢	2（5.56）	7（5.98）	0.915
便秘	2（5.56）	9（7.69）	0.656
発熱	18（50.00）	29（24.79）	0.005
失禁	3（8.33）	17（14.53）	0.327
吐血	1（2.78）	4（3.42）	0.844
喀血	0	1（0.85）	0.576
下血	4（11.11）	7（5.98）	0.304
出血（吐血・下血・喀血以外）	1（2.78）	9（7.69）	0.292
咳嗽	15（41.67）	15（12.82）	0.000
喀痰・痰詰リ	15（41.67）	35（29.91）	0.200
その他	5（13.89）	29（24.79）	0.169

（平川仁尚，益田雄一郎，葛谷雅文ほか：高齢重度認知症患者および高齢進行癌患者の在宅終末期ケアに関する研究 在宅終末期ケアを推進する診療所群における前向き研究から．日本老年医学会雑誌．2006；43（3）：355-360．）

　筆者らが在宅緩和ケアを行っている関東地域の 7 施設で 242 例の在宅連続死亡例を対象に行った「非がん疾患の在宅ホスピス・緩和ケアに関する多施設共同研究」[15] において，自宅で看取った認知症患者 47 例のうち，死を予測してケアを行った 32 例の認知症終末期の苦痛について検討を行った．

　32 例中緩和すべき症状のあった 29 例において，主治医が終末期に緩和すべきと考えた症状（3 つまで選択）は，呼吸困難（32.1%），嚥下障害（25.0%），喀痰（17.9%），食欲不振（17.9%），発熱（10.7%），褥瘡（7.1%），せん妄（7.1%），疼痛（7.1%）であった（図 5-A-1）．

　最期の 1 週間の全般的やすらかさは，やすらか 16，少し苦しそう 11，苦しそう 2，不明無記入 3 であり，最期の 1 週間に苦痛があったのは 44.8%（13/29）であった．また，69.0%（20/29）に最期の 1 週間に緩和すべき症状を認めていた．

　最期の 1 週間に出現した 19 の症状の有無について調査したところ，食欲不振（75.0%），嚥下障害（71.0%），発熱（63.3%），むくみ（62.1%），倦怠感（50.0%），咳嗽（50.0%），褥瘡（50.0%），喀痰（48.4.%），呼吸困難（42.3%），便秘（37.9%），疼痛（30.8%），せん妄（28.6%）であった（図 5-A-2）．

A. 進行期，あるいは終末期認知症の人の苦痛とは？

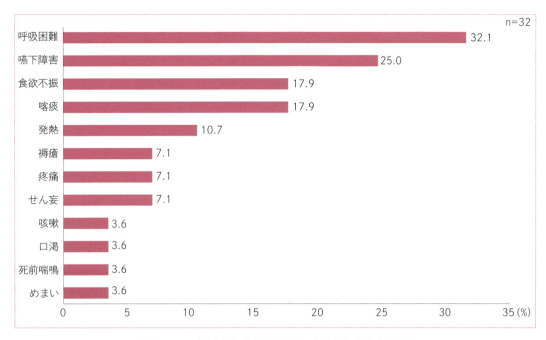

図 5-A-1　終末期に主治医が緩和すべきと考えた苦痛

（平原佐斗司，苛原実，木下朋雄ほか：非がん疾患の在宅ホスピスケアの方法の確立のための研究．2006年度後期在宅医療助成・勇美記念財団助成．2006．）

　呼吸困難は42.3％の末期認知症患者に認めたが，このうち72.7％（8例）が中等度以上の呼吸困難であった．一方，疼痛は30.8％の末期認知症患者に認めたが，このうち中等度以上の痛みは12.5％（1例）に過ぎなかった．

　このように認知症の末期の苦痛に関する国内外の研究を概括すると，末期がんと比べ疼痛や嘔気など消化器症状は少なく，嚥下障害や食欲不振など摂食嚥下にまつわる問題と肺炎などの感染症に伴う呼吸困難や喀痰・咳嗽，発熱，さらには浮腫や長期臥床に伴う褥瘡などが主な苦痛であることがわかる．末期認知症患者に発生するこのような苦痛に対しては，いずれも薬剤による治療以上に，基本的なケアやリハビリテーションが重要になってくると考えられる．

b. 終末期に実施される医療処置

　平川らの報告[14]では，末期認知症患者の最期の48時間に実施した医療処置は，痰の吸引（44.44％），抗菌薬の使用（33.33％），末梢輸液（30.56％），酸素吸入（22.22％），尿道カテーテル（16.67％）であった．また，末期がん患者群と比較して，痰の吸引や抗菌薬の投与の実施頻度が高く，輸液量が多かった（平均輸液量は880mL）こと，麻薬系鎮痛薬は末期がん患者群では約半数に投与されていたのに対して，末期認知症患者群ではまったく投与されていなかったことを報告している．

　筆者らの非がん疾患研究[15]では，末期認知症患者（32例）に対して行った医療処置は，輸液（37.5％），在宅酸素療法（28.1％），褥瘡（15.6％），PEG（6.3％），膀胱留置カテーテル（6.3％）であった．輸液を実施した例の平均輸液量は679.2mL（400〜

第 5 章 ● 認知症の人が体験している身体的苦痛と緩和—進行期に必要となる視点として—

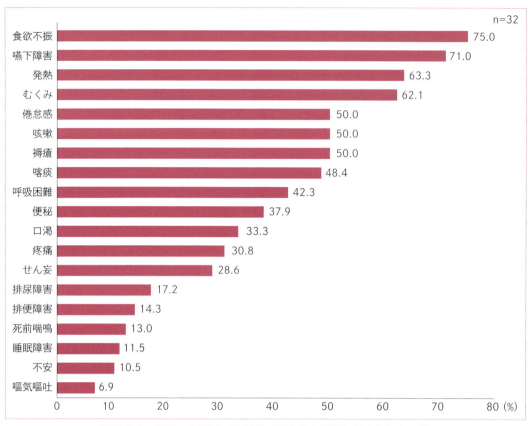

図 5-A-2　在宅の末期認知症患者の死亡前 1 週間に認められた症状

(平原佐斗司，苛原実，木下朋雄ほか：非がん疾患の在宅ホスピスケアの方法の確立のための研究．2006 年度後期在宅医療助成・勇美記念財団助成．2006．)

1,250mL）であった．使用した薬剤は，抗菌薬（56.3％），利尿薬（18.8％），ステロイド（15.6％），抗コリン薬（6.3％），オピオイドと NSAID はそれぞれ 3.1％であった．
　このように，認知症の終末期においては，抗菌薬の使用が多く，在宅医は肺炎に対する治療と摂食嚥下障害に対する輸液を継続しながら緩和ケアを行っていることが推定された．

3　認知症の進行期・末期の苦痛と緩和ケア

a. 食べられないという問題（第 6 章 A 参照）

　重度認知症高齢者では，さまざまな合併症の発症によって，容易に食べられなくなる．「食べられない」という症状を見た場合，医師は食べられない原因が，治療可能なものか，末期の自然経過なのかを見極めなければならない．具体的には，重度認知症高齢者が食べられなくなった場合，①合併症によるものか，②認知症の中核症状の進行によるものか，③嚥下障害の進行によるものかを見極めることが大切になる．

A．進行期，あるいは終末期認知症の人の苦痛とは？

1）合併症による食欲不振

　高齢者ではどのような急性疾患を発症しても，典型的な症状は出にくく，食べられない，立ち上がれない，せん妄，失禁など非典型的な症状が出現する．重度認知症をもつ高齢者では，さらに典型的な症状は出現しにくく，急性疾患を併発したときには，しばしば食べられなくなる．

　重度認知症高齢者の合併症としては，肺炎，尿路感染などの感染症，口腔内トラブル（義歯不適合，口内炎，口腔内感染症，カンジダ症，嚥下痛），便秘・下痢，脳卒中やがんの合併，薬の副作用，電解質異常，せん妄やうつ状態，心理的な反応，心不全などがあげられる．これらの原因を的確にアセスメントし，迅速に治療とケアに結びつけることが重要である．原因を突き止めるためには，排便や投薬の状況の確認，体温，口腔内の観察も含めた身体診察を行い，今までの急性期のエピソードを参考にして臨床推論をたてる．同時に，採血，尿，レントゲンや超音波など低侵襲の検査をうまく組み合わせて，効率よくアセスメントすることが求められる．感染症や痛みが原因と推定される場合，診断が確定しなくても，抗菌薬や鎮痛薬の投与を行い，症状が緩和するかを観察する方法もある．

2）認知症の中核症状の進行によるもの

　重度認知症高齢者が食べられなくなった場合，認知症の中核症状（失認，失行など）の進行が原因の場合がある．

　目の前に出された食事を自分で食べるという単純と思える行為さえ，食べ物を見て，食べ物と認識する⇒手を出して，スプーン（箸）を持つ⇒食べ物をすくって口に運ぶ⇒咀嚼し，食塊形成をする⇒咽頭に送り込むという一連の動作の組み合わせから成り立っている．重度認知症高齢者では，視覚の衰えにより，目の前の食事が食べ物に見えないことがあったりする（失認）．白い茶碗に白いご飯は認識されにくく，色のついた茶碗にかえることで認識が高まりうる．レビー小体型認知症の人の場合，ご飯粒が虫に見えることがある．麺類などご飯以外の食事にかえたり，照明や茶碗をかえたり，色のついた混ぜご飯などにかえることで，改善できるかもしれない．

　仮に食べ物であることが認識できたとしても，どのようにして食べたらよいのかがわからない場合もある（失行）．スプーンが認識できず，箸にかえたら食べ始める場合もあるかもしれない．はじめの1回だけ手を添えてあげれば，食事を食べ始める人もいる．

　見当識障害や近時記憶・即時記憶の障害，注意の障害などによって，食べている途中で食べる行為を中断することもある．患者が食事に集中できないような，ざわついた環境になっていないかなど，食事環境をチェックすることも重要である．

　重度認知症高齢者では，口の中に食べ物を入れた後，食べ物を咀嚼して舌奥に送り込む行為がみられず，食事を口の中に入れたままとなる状態（口腔顔面失行）も観察される．口腔ケアが行き届かず，舌苔が厚くなり，味覚が低下すると起こりやすい．VDや神経難病を基礎にもつ患者では口腔期の問題によって，食塊形成がうまくいかない場合もある．

　重度認知症高齢者が食べられなくなった場合，安易に胃瘻をするか否かという論議になりがちである．胃瘻の議論の前に，食べられない原因を正しくアセスメントしたか，

十分な食支援を行ったかを十分議論するべきである．

3）嚥下機能の低下

　AD では重度の時期から嚥下反射が低下し，最終的には嚥下反射が消失する．長期の経過がモニタリングされている患者で，食べられない原因が合併症によるものでないことが確認され，なおかつ十分な食支援がなされ，何らかの客観的評価法で嚥下反射が低下，消失していることが確認されたら，末期である可能性が高い．

　一方，DLB では中等度の時期から嚥下障害が発生することがある．この場合は，L-DOPA など薬剤の投与により，嚥下障害が改善するかどうかを確認する必要がある．

　肺炎の急性期には，嚥下に関わる筋群が急速に萎縮する．そのため，認知症が末期でなくても，極度に嚥下反射が低下し，経口摂取が困難となる．炎症が改善したら積極的な栄養管理を行い，嚥下機能の改善に取り組むことが必要である．

b. 口腔内トラブル（第 6 章 A 参照）

　認知症が重度になると，自分で口腔ケアができなくなり，また，口腔ケアまで気が回らない介護者も多いため，口内炎，カンジダ症，嚥下痛など口腔内トラブルが頻発する．さらに，義歯不適合の問題，ビスフォスフォネートによる顎骨壊死，ニフェジピンなどによる歯肉肥厚，吸入ステロイドによる口腔内カンジダ症，抗精神病薬による口渇など薬剤による歯科的問題も起こりうる．日常的な口腔ケアと専門的口腔ケアを組み合わせて，実施できるようにする．

c. 便秘（第 6 章 D 参照）

　重度認知症となり，低運動，長期臥床状態となると，弛緩性便秘が起こりやすい．弛緩性便秘では，主として右側結腸で起こる往復性蠕動運動は保たれているが，排便に強く関与している大蠕動が低下し，便の通過時間が遅延し，水分の過吸収をきたすことによって便秘が発生する．多産の女性に多く，症状は持続性で進行性であり，便意を抑制することによって，さらに水分の過吸収が起こり，悪化するという悪循環を呈する．便は太く，硬いのが特徴で，直腸指診で便を触知する．下剤の投与だけでなく，適切な排便環境と時間の設定，食物繊維の摂取など，ケア面での工夫を行う．

d. 転倒と骨折（第 6 章 E-1 参照）

　大腿骨頸部骨折を併発した進行期認知症患者の予後は極めて不良であることが明らかになっている．70 歳以上の大腿骨頸部骨折で入院した 97 例（認知機能正常 59 例，進行期認知症 38 例．Global Deterioration Scale で 6〜7 の重度認知症例であり，ADL のほとんどを依存し，身近な人の名前も思い出せない状態）を検討した前向きコホート研究では，進行期認知症例の大腿骨頸部骨折入院後 6 ヵ月の死亡率は 55％であった．また，本研究では，進行期認知症患者は，骨折急性期に多くのつらい処置を受けているのにもかかわらず，十分な緩和ケアを受けていないことも明らかになっている[20]．

　AD が進行すると，視覚の低下のために，同じ色調の段差や階段が認識できず，転倒の原因となることがあり，安全を考慮した環境設定が重要となってくる．段差や階段の

縁に進行期の認知症患者にも認識しやすい色（赤色など）を用いて色のコントラストをつけるなどの工夫が必要である.

e. 感染症（第6章 E-2 参照）

認知症高齢者の71％は感染症で死亡している[6]と考えられている. 高齢者では一般的に細胞性免疫が低下し, 細菌や真菌に対する抵抗力が弱まり, 易感染性が増すが, 重度 AD となるとさらに免疫力が低下する.

自立歩行が困難になると尿路感染の危険が 3.4 倍, 下気道感染の危険が 6.6 倍になり[16], 長期臥床者には, 胆嚢炎や胆管炎, 褥瘡感染も起こりやすくなる.

重度認知症となると, 嚥下反射が低下し, 誤嚥のリスクが高まる. また, 中核症状の進行のため口腔ケアが困難となり, 唾液の分泌量も低下し, 口腔の清潔が保たれにくくなり, 誤嚥性肺炎のリスクが高まる. 感染症を起こすと患者の苦痛が増すため, 経口摂取ができなくなってからも, 丁寧な口腔ケアを続けるなど予防的なケアが重要である.

認知症末期の感染症に対する抗菌薬の使用についてはさまざまな意見がある. 古典的な報告では, 軽度の認知症高齢者に対して積極的な抗菌薬治療を行うと感染症による死亡を防ぐことができるのに対して, 重度の認知症高齢者に抗菌薬治療を含む積極的治療を行っても生存日数は有意に延長せず, 発熱による不快感を早く取り除いたという証拠もなかった[17]. また, 重度認知症では 30％の患者で発熱の原因は究明できないため, すべての発熱患者で抗菌薬を自動的に投与しないことも推奨されている.

一方, オランダのナーシングホームでのコホート研究では, 抗菌薬で治療した末期認知症患者が, 未治療例より長く生存する[18]と報告されている. また, いくつかの研究は抗菌薬を投与しないことが不快感のレベルを上昇させることを示唆している[19]. 肺炎を併発した末期認知症患者に対し, 喀痰と吸引により苦痛を減らすことや, 呼吸困難を減らすために, 緩和ケアの視点での抗菌薬投与は否定されるものではない.

f. 合併症・併存症の悪化（第6章 E-3 参照）

Larson らは, AD 521 例を追跡調査した結果, AD の予後を規定する因子としては, 心不全, 虚血性心疾患, 糖尿病などの合併症をあげ, とりわけ 85 歳以上で, 徘徊や歩行障害, 糖尿病, うっ血性心不全の病歴のある認知症高齢者は最も予後が悪かったと報告[2]している.

認知症は 5 歳刻みで倍加的に増加していく疾患であり, 85 歳以上の超高齢期の高齢者の介護の主たる要因である. 一方, 肺炎も高齢期に倍加的に増加し, 高齢者の心不全も, 潜在的に進行し 85 歳以上で急増する特徴がある.

もともと, 認知症に心不全, 腎不全, 嚥下障害などの内部障害と老年症候群をあわせもつ超高齢者は非常に多く, このような患者が肺炎を起こした場合, せん妄の発症, 心不全の急性増悪, 脱水, 心房細動, 腎不全の悪化, 低ナトリウム血症や下痢の出現等, さまざまな病と障害・不全の連鎖が出現することが少なくない.

認知症患者に合併するさまざまな疾患や病態に伴う苦痛についても, われわれは熟知し, 適切な緩和ケアを提供していく必要がある.

g. 褥瘡（第6章F参照）

アルツハイマー病の最初の患者である Auguste Deter の死因は「褥瘡による敗血症」であったという．Alois Alzheimer は，「最期には彼女は胎児のような姿勢でベッドの上で固まり，失禁していた．あらゆる治療やケアが行われたのにもかかわらず，彼女は褥瘡によって苦しんだ」と記している．

末期 AD 患者は，一定の期間寝たきりで過ごすことが多く，終末期になればなるほど，体動困難と病的骨突出，嚥下障害に伴う栄養障害と浮腫，拘縮など，褥瘡のリスクファクターが増えていく．末期認知症では，褥瘡の予防のために，適切なサポートサーフェス（体圧分散器具の使用）や関節可動域 range of motion（ROM）などのリハビリテーションの継続，ポジショニング，皮膚の清潔を保つケアが重要となる．

褥瘡が発生したら，予後を考慮しつつ，治療の目標を設定，治癒しない褥瘡に対しては，臭いや感染を抑えるため抗菌作用があり，交換回数を減らすため吸収量の多い被覆材を用いるなど，緩和的創傷ケア palliative wound care を実践する．

近年，終末期にみられる Kennedy terminal ulcer（KTU）が注目されている．終末期の全身の循環障害を背景とし，通常の褥瘡と異なる色（黄色，紫，青，黒色等）で，硬く，不整型（洋梨，蝶，馬の蹄鉄様）の褥瘡が急速に出現した場合は KTU が考えられる（第6章F コラム参照）．

〔平原 佐斗司〕

文献

1) Xie J, Brayne C, Matthews FE：Survival times in people with dementia：analysis from population based cohort study with 14 year follow-up. BMJ. 2008；336（7638）：258-262.

2) Larson EB, Shadlen MF, Wang L, et al：Survival after initial diagnosis of Alzheimer disease. Ann Intern Med. 2004；140（7）：501-509.

3) Kukull WA, Brenner DE, Speck CE, et al：Causes of death associated with Alzheimer disease：variation by level of cognitive impairment before death. J Am Geriatr Soc. 1994；42（7）：723-726.

4) Mitchell SL, Teno JM, Kiely DK, et al：The clinical course of advanced dementia. N Engl J Med. 2009；361（16）：1529-1538.

5) 斎藤正彦：認知症終末期の医療に関する研究．精神医学の方位 松下正明先生古稀記念論文集．坂口正道，岡崎祐士，池田和彦，天野直二，五味渕隆志，斎藤正彦編，中山書店，2007.

6) Burns A, Jacoby R, Luthert P, et al：Cause of death in Alzheimer's disease. Age Ageing. 1990；19（5）：341-344.

7) 平原佐斗司 編著：チャレンジ！ 非がん疾患の緩和ケア．p.223-226．南山堂，2011.

8) Mölsä PK, Marttila RJ, Rinne UK：Survival and cause of death in Alzheimer's disease and multi-infarct dementia. Acta Neurol Scand. 1986；74（2）：103-107.

9) Neef D, Walling AD：Dementia with Lewy bodies：an emerging disease. Am Fam Physician. 2006；73（7）：1223-1229.

10) Garcin B, Lillo P, Hornberger M, et al：Determinants of survival in behavioral variant frontotemporal dementia. Neurology. 2009；73（20）：1656-1661.

11) Hodges JR, Davies R, Xuereb J, et al：Survival in frontotemporal dementia. Neurology. 2003；61（3）：349-354.

12) Di Giulio P, Toscani F, Villani D, et al：Dying with advanced dementia in long-term care geriatric institutions：a retrospective study. J Palliat Med. 2008；11（7）：1023-1028.

13) Aminoff BZ, Adunsky A：Dying dementia patients：too much suffering, too little palliation. Am J Hosp Palliat Care. 2005；22（5）：344-348.

14) 平川仁尚，益田雄一郎，葛谷雅文ほか：高齢重度認知症患者および高齢進行癌患者の在宅終末期ケアに関する研究〜在宅終末期ケアを推進する診療所群における前向き研究から〜．日本老年医学会雑誌．2006；43（3）：355-360.

15) 平原佐斗司，苛原実，木下朋雄ほか：非がん疾患の在宅ホスピスケアの方法の確立のための研究. 2006 年度後期在宅医療助成・勇美記念財団助成. 2006.
http://www.zaitakuiryo-yuumizaidan.com/data/file/data1_20100507092236.pdf

16) Magaziner J, Tenney JH, DeForge B, et al：Prevalence and characteristics of nursing home-acquired infections in the aged. J Am Geriatr Soc. 1991；39（11）：1071-1078.

17) Fabiszewski KJ, Volicer B, Volicer L：Effect of antibiotic treatment on outcome of fevers in institutionalized Alzheimer patients. JAMA. 1990；263（23）：3168-3172.

18) van der Steen JT, Ooms ME, Adèr HJ, et al：Withholding antibiotic treatment in pneumonia patients with dementia：a quantitative observational study. Arch Intern Med. 2002；162（15）：1753-1760.

19) Van Der Steen JT, Pasman HR, Ribbe MW, et al：Discomfort in dementia patients dying from pneumonia and its relief by antibiotics. Scand J Infect Dis. 2009；41（2）：143-151.

20) Morrison RS, Siu AL：Survival in end-stage dementia following acute illness. JAMA. 2000；284（1）：47-52.

B. 身体的苦痛の緩和―ケアを中心に―

　入院している認知症の人に行動心理徴候（BPSD）がみられる場合，その多くは，身体状態や環境が影響している．入院中の認知症の人に，興奮，繰り返し尋ねる，易怒性，身体的攻撃性，病棟内を歩き回るなどの BPSD がみられると，多くの医療者は「入院して環境が変わったから」と判断する．そのため，安心して入院生活を送ることができるように環境調整するが，うまくいくときといかないときがある．なぜなら，認知症の人が入院してきたのは「身体の不調があり，自分の命を脅かす身体的苦痛」が生じているからである．加えて，認知症の代表的な症状は記憶障害であり，身体的苦痛を生じていたとしても，自ら表現することができずに，周囲の人に気づいてもらいにくい．そのため，「BPSD だから仕方がない」と身体面の不調になかなか注目してもらえず，見えている行動だけに対処をされていることがある．

　入院している認知症の人の場合，体験している身体的苦痛はさまざまであり，本人からの主観的データが得られにくいこともあるため，ケアを行う看護師は高齢者の身体的特徴や疾病・治療のプロセスを踏まえ，フィジカルアセスメントを実施する必要がある．

　ここでは，進行期の認知症の人が経験している身体的苦痛を緩和するケアについて解説する．

1 高齢者の身体的特徴

　高齢者は，生理的機能・身体機能の低下がみられるようになるが，その過程はさまざまである．また，加齢に伴い恒常性維持機能である回復力，適応力，予備力や防衛力が低下している（図 5-B-1）ことに加え，生活環境や周囲の人々との関係による精神面の変化などが身体の状態にも影響を及ぼす．

　高齢者に多い疾患は各臓器の加齢変化による機能低下を基盤に発症することが多く，概念的には生理的老化と病的老化に分けられる．生理的老化は，加齢とともに生じる生理的な機能低下を指す．加齢によって身体を構成する細胞が減少していくため，皮膚や

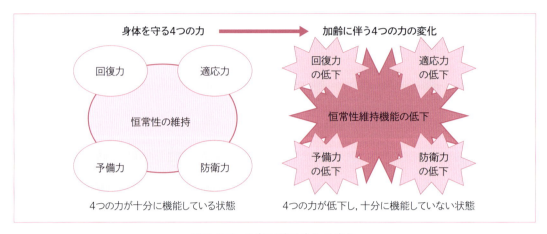

図 5-B-1　加齢に伴う身体の変化

筋肉，臓器などに萎縮が表れ，機能が低下する．老化による機能低下は回復が難しく，程度によって健康上・生活上の重要な問題となってくる．一方，病的老化は，生理的に起こる老化ではなく，年齢にふさわしくないレベルの老化が生じる．疾患や栄養不良などの何らかの理由で心身の機能低下が加速したものと考えられる．

2　ケアに活かす身体的側面からみるアセスメント

認知症の人が入院生活を送る際に，看護師がその人の身体的・心理的・社会的な面をアセスメントすることは何より大切なことである．

身体面において，加齢変化の影響により日常生活にも支障が出てくることがある．そして，認知症の人は身体症状を自発的に伝えることが難しくなっているため，自ら身体症状を訴えていなくても，看護師は身体症状が隠れていることを予測し身体面のアセスメントを行う．

心理面において，認知症の人にとって身体症状があることや入院による慣れない環境への変化は，心理的に不安が生じ大きなストレスにつながりやすい．そのため，家族や介護している人から，普段の生活の中での記憶障害や見当識障害の程度などの情報を得て，それに合わせた説明や接し方を考慮して関わり，その説明や接し方が合っているか否かをアセスメントする．

社会面においては，認知症の人の疾患を疑ったときに病院を受診したり往診医に診てもらったりできる体制が整っているか否かも重要な視点の1つである．高齢者は症状を自覚しにくいことがあり，加えて認知症の人は「何か，おかしいな？」と思っていても，身体症状を自発的に伝えることが難しく言葉による表現をしないことが多いため，身体的な不調が見逃されてしまうことがある．そのため，日常生活の中で周囲の人が「あれ？　何だかいつもと違うな」と感じたときに，受診の必要性を判断し，必要時に受診できる体制づくりをしておくことで，疾患が重症化することを予防できると考える．

B．身体的苦痛の緩和―ケアを中心に―

a. 身体的要因

　入院している認知症の人の身体的苦痛の要因には，認知症以外の疾患やその疾患の影響により生じる痛みのほか呼吸困難，倦怠感等の症状がある．また，脱水や排尿・排便障害，睡眠不足などによる身体の不調等も身体的要因となりうる．認知症の人は，それらの症状が出ていることを自覚していないことが多いが，身体の不調は感じている．理由がわからないにもかかわらず，身体のつらさを感じているため精神的なストレスが生じやすい．

　看護師は，認知症の人の目に見える問題（中核症状や BPSD）に視点が集中し，本来の入院目的である疾患および身体的不調を見逃すことがある．例えば，認知症の人が夜間眠れず行動が落ち着かなくなり「痛い！」「（便秘や下痢が原因となり）お腹が気持ち悪い」などと訴えているにもかかわらず，看護師は眠れないことに問題の焦点をあて睡眠薬を選択してしまうことがある．状況の確認をすると，看護師は認知症の人が「痛い」「お腹が気持ち悪い」と訴えていることは認識しているが，大きな声を出していたり，いきなり起きだし歩き回ったり，頻回にコールを鳴らしたりする行動に，どのように対応してよいのか悩んでしまう．その結果，認知症の人にこのような行動が表れている原因を，「夜なのに眠れていないことがつらいのだろう」ととらえ，不眠の対処をしなければならないと思い込むことがある．

　また，認知症の人は，喉が乾いてもそのことに気がつかず，促しても水分を摂取しないこともあり，脱水になりやすい．加えて，高齢者はたとえ水分を摂取していても，もともとの体内細胞量が減少していることから細胞内液量が減少して脱水になりやすい．脱水が生じると体内の電解質が異常になるため，脳の神経細胞の活動が妨げられ，さまざまな混乱症状，不穏，興奮を引き起こす要素になる．

　ほかにも，何らかの身体的不調により不快を感じても，認知症の人には何が原因で不快を感じているのか理解できないため，その不快感による混乱から「ここにいてはいけない」などの不安感が生じ，廊下を歩き回るといった行動につながる．

　認知症の人の全身機能のアセスメントは大切であり，特に病気やけがなどの影響で身体的苦痛を感じるようなことが起きていないか，次のポイントを意識してアセスメントする．

①十分な栄養はとれているか

　お腹がすいていることに気がつかなくても，お腹がすいて不快であることは感じている．栄養が十分にとれていないと，体を動かすことに倦怠感が生じる．

②脱水症状を起こしていないか

　前述したように，認知症の人は症状を自覚しにくい．そのため，皮膚の乾燥状態や口腔内の乾燥，微熱などの有無を観察しアセスメントする．

③排泄パターンは整っているか

　便秘や下痢は不快を生じる．認知症の人は不快が生じている理由を認識しにくいことに加え，慣れない環境で排泄行動をとることは困難になる．さらに排泄に関する失敗は，羞恥心などからも不安が生じる（第 5 章 C，D 参照）．

101

④**睡眠パターンは整っているか**

昼夜逆転や不眠により体の不快が強く感じられると不安になり，感情をコントロールしにくい．

⑤**運動機能に障害はないか**

麻痺などが起きている自覚がなく，自分の思うように体が動かないことにいら立ちを感じる．

上記以外にも，身体面において不快が生じていないかをアセスメントする．

忙しい現場の中で，目の前で起きている問題に視線が向き，痛みや排便障害などの身体に起きている苦痛を考える余裕がなくなるときがある．しかし，看護師が忙しい中でも，認知症の人は身体的苦痛を感じており，何らかの苦痛が原因となり BPSD が出現している．それに気がつくと，本来の身体的苦痛を緩和するケアを実践できると考える．

高齢者の場合，「いつもと何か様子が違う」「表情がさえない」などの細やかな観察・気づきが重要になってくる．特に，認知症の人は何らかの身体的苦痛を感じていたとしても，正確に症状を言えないこと，症状があっても他者に伝える手段は非言語的な場合が多いことを看護師は認識しておく必要がある．身体的苦痛の存在がわかるサインとしては，しかめ面，突っ張り，力み，身体をかばうしぐさ，うずくまる，身体を丸める，身体の一部をさする・押さえるなどである．加えて，身体的苦痛の存在が疑われるサインとしては，活動レベルの低下，動きたがらない，身体に触れると嫌がる，不眠，落ち着きがない，引きこもる，無気力，興奮，怒り，食欲低下，発声，血圧上昇，頻脈，頻呼吸，浅表性呼吸などがあり，丁寧に身体症状のアセスメントを行う（第 5 章 C 参照）．

b. 認知症の人における身体的特徴とケア

認知症の原因疾患とされる，アルツハイマー型認知症，血管性認知症，レビー小体型認知症，前頭側頭型認知症における身体的特徴を理解し，ケア方法を検討することが求められていると考える．

1）アルツハイマー型認知症

アルツハイマー型認知症では，記憶障害に，失語，失行，失認，実行機能障害のいずれかが加わることで，社会生活に著しい障害をきたすこと，緩やかな発症と持続的な機能低下が特徴である．そのため，ケアを行うときに説明する際は一度だけでなく，行為1つひとつに対してわかりやすく説明する．例えば，入浴を勧めるときは「お風呂に入りましょう」，脱衣所に着いたら「まずは，パジャマのボタンを外しましょう」「次に2つ目のボタンを外しましょう」「袖を脱ぎましょう」というように声をかける．これは，記憶障害により体験した出来事を忘れてしまう部分と，実行機能障害により物事の計画を立てることが苦手になっている部分を言葉で補うコミュニケーションであり，認知症の人が混乱なく自分でできることを実行することにつながる．進行し認知症が重度になってくると，コミュニケーションが困難になるだけではなく，身体的にも運動機能が障害され筋固縮や歩行障害が出現してくる．その結果，転倒しやすくなったり，排泄の感覚が鈍くなり失禁がみられるようになったりする．さらに進行すると寝たきりとなっ

B．身体的苦痛の緩和—ケアを中心に—

て褥瘡や誤嚥性肺炎などが生じやすくなり，ADL 全般で介助が必要になる．褥瘡（第6 章 F 参照）や誤嚥性肺炎は重度になると生命を脅かすことにもつながるため，早期発見・早期対応が求められる．

2) 血管性認知症

血管性認知症では，脳血管障害が起こった場所によって症状が異なり，脳血管障害を起こした部位以外は正常に機能している．基礎疾患に高血圧，高脂血症，糖尿病，心疾患をもっていることが多く，再発予防のために基礎疾患のコントロールを行い，抗血小板薬や抗凝固薬の投与，管理が欠かせない．さらに，廃用症候群の予防に努める必要がある．

また，血管性認知症の症状にはアパシー，抑うつがある．アパシーはすべてにおいて無関心であるため，静かに寝ているからといってそのままにしておくと，まったく動かず廃用症候群を招きやすくなる．まずは，朝，決まった時間に起きて，朝・昼・夕食をとり，同じ時間にリハビリを行うといった規則正しい生活を送ることを目標におく．日中覚醒を促すために車いすに乗ってもらうことはよくあるが，その際に，せっかく車いすに乗れたからと，少しでも長い時間乗っていてもらおうとして疲れさせてしまったり，ベッドサイドやナースステーション内で車いすに乗ったまま一人で過ごさせてしまったりして，疲労感や孤独感が残ると，翌日は車いすに乗るのを拒否することも考えられる．ケアする際は，日中の覚醒を促すために車いすに乗る時間を長くすることを目標にはせず，本人にとって楽しい時間となり「また，乗ってもいいかな」と思える時間をつくっていくように心がけるとよい．短時間でも，毎日行える環境をつくることは廃用症候群の予防にもつながると考える．

3) レビー小体型認知症

レビー小体型認知症では，臨場感のある幻視がみられることがある．軽度の時期は，幻視に対し「見えないものが見えている」と自覚していることがあり，生活に支障をきたさないが，見えないものが見える不安，周囲の人に理解されない孤独感などを抱えていることがあるため，関わる周囲の人はその人の気持ちを推し量り，どのようにするとよいのか検討し接するように心がけるとよい．また，進行期になると認知機能がさまざまな間隔で変動し，過度の傾眠やせん妄が出現し，周囲の人が対応に悩むことがある．関わるときの認知機能がどういう状態であるのかそのつど判断し，認知機能が正常なときに本人の思いを確認したり，できることを促したりして日常生活が送れるようにし，認知機能が低下しているときは無理して何かを促すのではなく，転倒などのリスクが起きないように環境を調整し行動を見守る姿勢で対応するとよい．また，進行期は自律神経障害もみられ，便秘や尿失禁，起立性低血圧などが現れ，場合によっては失神して転倒することもあるため，身体状況で不調はないかも観察し，それぞれの症状に対応することが必要である．

4) 前頭側頭型認知症

前頭側頭型認知症は，前頭葉と側頭葉を中心とする神経細胞の変性・脱落により生じ，精神症状，言語障害等を特徴とし進行性である．初期の頃は脱抑制や社会的逸脱行動など顕著な行動異常が目立ち，周囲の人がどのように関わったらよいのか悩むことがある．

103

第 5 章 ● 認知症の人が体験している身体的苦痛と緩和―進行期に必要となる視点として―

また，もう 1 つの特徴として，同じ時間に出て決まったコースを回り，同じことをして家に戻ってくるという常同行為がある．これらの特徴を踏まえて，生活の中に決まった行動を取り入れてリズムを確立するとよい．例えば，朝，目が覚めたら，同じ場所に歯ブラシ，歯磨き粉，コップ，タオルなどの洗面道具を置き，本人のリズムで歯磨きなどを行えるようにしておく．このような工夫も，本人に合っているか否かを確認しながら，強要せずに本人が安心できる生活リズムを確立していく．

3 身体的苦痛を緩和するケア

高齢者にとって，身体的な苦痛は疾患に関係することだけではない．筋力が低下し自ら動くことが少なくなると，不動の状態になり廃用症候群を招きやすい．廃用症候群の予防にはリハビリや離床を促す必要があるが，認知症の人は自律神経障害により起立性低血圧を起こすことがあるため，バイタルサイン・顔色・本人の反応を観察し，転倒などの予防を念頭において実施していく．例えば，歩行訓練の際に起立性低血圧を起こさないように，臥床状態からギャッチアップし，長座位の姿勢を数分保持し，次にベッドサイドで端座位の姿勢を数分保持し，血圧の変動，気分不快がないか確認する．その過程を経てから歩行訓練を促すなどの工夫を考慮する．

また，高齢者が何らかの身体的な苦痛を訴えたとしても，「高齢だから仕方がない」と本人も周囲の人も思い込み，症状が過小評価され十分な対応がなされないことがある．さらに，認知症の人が例えば痛みという身体的苦痛を生じていても，言語的にうまく表現できないために「痛みを感じない」と思われてしまうことがある．看護師は，認知症の人は身体的苦痛を感じたとしても，記憶障害からどのような身体的苦痛であったのか覚えていることができず，他者に伝えられないことを認識し，いろいろな場面で認知症の人の非言語的な表現を観察し，身体的苦痛を探って対応していく必要がある．

〔田中 久美〕

文献

・「認知症疾患診療ガイドライン」作成委員会：認知症疾患診療ガイドライン 2017. 日本神経学会監，医学書院，2017.
・American Psychiatric Association：DSM－5 精神疾患の分類と診断の手引．医学書院，2014.
・平原佐斗司編：医療と看護の質を向上させる認知症ステージアプローチ入門 早期診断，BPSD の対応から緩和ケアまで．中央法規出版，2013.
・鈴木みずえ編：パーソン・センタードな視点から進める 急性期病院で治療を受ける認知症高齢者のケア．日本看護協会出版会，2013.
・中島紀恵子監・編：認知症の人びとの看護．第 3 版．医歯薬出版，2017.
・鈴木みずえ，高井ゆかり編：認知症の人の「痛み」をケアする 「痛み」が引き起こす BPSD・せん妄の予防．日本看護協会出版会，2018.
・田中久美編：一般病棟における認知症高齢者へのケア．看護技術．2016：62（5）.
・真田弘美，正木治恵編：老年看護学技術 最後までその人らしく生きることを支援する．第 2 版．南江堂，2016.

C．苦痛の評価，苦痛の観察―どうやって苦痛に気づくのか？―

C. 苦痛の評価，苦痛の観察―どうやって苦痛に気づくのか？―

1 認知症患者の苦痛評価の特徴

その人が「苦しい」と言えば，それを信じるところから緩和ケアは始まる．

緩和ケアにおける苦痛評価のゴールドスタンダードは主観的評価が中心であり，その原則は認知症においても例外ではない．軽度から中等度までの認知症であれば，Numerical Rating Scale（NRS）や Visual Analogue Scale（VAS），face scale などの主観的評価法が使用可能な場合も多い．

しかし，記憶障害のみならず，構成障害，注意障害，失語，前頭葉機能（抽象的思考・論理的思考）の障害などがある程度進行した中等度以降の認知症患者では，このような主観的評価スケールをそのまま用いることは難しく，痛みや苦痛の評価は困難となる．

実際，進行した認知症患者の苦痛は，しばしば見逃されたり，過小評価されたりしており，適切な緩和ケア（治療やケア）に結びついていない．親族や介護者への調査では，認知症患者は最期の 6 ヵ月でがんと比較しても多くの患者が痛みを感じていたが，痛みのコトンロールは不十分であった[1]．また，大腿骨頸部骨折の患者で認知症をもつ人々は，認知症のない人々と比較し，鎮痛薬が 3 分の 1 の人々にしか処方されていなかった[2]．このことから，進行した認知症患者の苦痛評価には留意すべき点がいくつかある．

①苦痛の存在を積極的に疑い，評価する

認知症患者の苦痛は表出されにくく，過小評価されやすい．認知症患者の苦痛の評価においては，自発的な訴えを待つのではなく，苦痛の存在を積極的に疑い，評価する姿勢が重要になる．

②質問を単純にし，選択肢を絞る

認知症の介護者は，日々の生活支援の場面においても，しばしば質問を単純にして，自律と選択を支援している．同様に進行した認知症患者の苦痛の主観的評価の場面においても，「痛いですか？　痛くないですか？」「強い痛みですか？」のように，質問を単純にするなどの工夫が必要である．

③短時間ではなく，一定の時間をかけて評価する

認知症患者は痛みの経験を記憶することが困難なため，安静時の一時点の苦痛の評価では，苦痛が見逃される可能性が高い．一時点でなく，時間軸の中での観察・評価を行う必要がある．

④生活行為の中での痛みの変化を観察する

認知症患者の苦痛の原因は多様であり，起立，歩行，咀嚼・嚥下，排泄などの生活行為の中での苦痛の変化を観察する．

⑤BPSD を苦痛の表現としてとらえる

興奮や介護への抵抗といった BPSD は身体的問題や苦痛を引き金として発生するこ

105

とが少なくない[3]．逆にいうと進行した認知症患者の苦痛はしばしば，BPSD として表出されていると考えるべきである．

2　苦痛の客観的評価法

　中等度から重度の認知症になり，苦痛の主観的評価が困難になると，患者の顔の表情や呼吸，身ぶりなどを積極的に観察することで苦痛を評価する客観的評価法を用いる必要がある．

　優れた家族介護者は，個々の患者の苦痛を観察し，直観的に患者に特有な苦痛の表出の仕方を理解し，認知症患者の苦痛を医療者に伝えることができる．しかし，入所施設や短期入所，通所ケア，入院などの環境下で，複数の多職種チームでケアを行う場合，共通した苦痛の評価尺度をもつことが重要となる．

　認知症の苦痛の客観的評価法は，1990 年代から欧米を中心に開発が始まった．今世紀に入っても数多くのスケールが開発され，2014 年の時点で少なくとも 28 種類がある[4]（表 5-C-1）．しかし，すべてが妥当性，信頼性，実施可能性などを検証されたわけではなく，またどのようなコンテキストで何を用いるべきかの指標もない．

　古くから開発され，比較的検証されているのは，① DOLOPLUS-2，② Échelle Comportementale pour Personnes Agées（ECPA），③ Pain Assessment Checklist for Seniors with Limited Ability to Communicate（PACSLAC），④ Pain Assessment in Advanced Dementia scale（PAINAD）[5]，⑤ Abbey Pain Scale[6] などである．このうち，DOLOPLUS-2，PACSLAC，PAINAD では，介入の必要性を示唆するカットオフ値が設定されている．

　DOLOPLUS-2 は，10 の項目（痛みの訴え，安静時に痛みを防ぐような体位をしている，痛みの部位の保護，表情，睡眠，排泄・着脱，移動動作，コミュニケーション，食事・レクリエーション・行事や外出などへの参加，行動心理症状）を 0〜3 点の 4 段階，（30 点満点）で評価するもので，痛みへの介入を必要とするカットオフ値は 5 点に設定されている．最も早く開発され，かつ最も包括的に検証されているスケールである

表 5-C-1　認知症の苦痛の客観的評価法の一覧

・Abbey pain scale	・MOBID
・ADD protocol	・NOPPAIN
・Behavior checklist	・Observational pain behaviour tool
・CNPI	・PACSLAC
・Comfort checklist	・PADE
・CPAT	・Pain assessment scale for use with cognitively impaired adults
・DOLOPLUS-2	・PAINAD
・DS-DAT	・PAINE
・ECPA	・PATCOA
・ECS	・PBM
・EPCA-2	・PPI
・FACS	・PPQ
・FLACC	・RaPID
・Mahoney pain scale	・REPOS

（巻末資料1）.

ECPA は，フランスで開発されたスケールで，ケア中の様子，安静時の表情，移動動作など8項目を0〜4点の合計32点で評価する．

PACSLAC は，60項目からなるチェックリストで，チェックのついた項目の全合計とそれぞれの副項目における合計で評価する．項目が多いこともあり，個々の症例について値のベースライン値からの変動などを評価することが可能で，行動の微妙な変化を検出できることが最大の利点である．各国で項目を減らしたいくつかのバージョンが開発されており，高井らによって日本語版も開発されている[7]．なお，カットオフ値はオリジナルには設定されていないが，項目を減らした PACSLAC-D では24点中4点と設定されている．

PAINAD は，呼吸，ネガティブな啼鳴，顔の表情，ボディーランゲージ，慰めの5項目をそれぞれ0，1，2点で評価する．項目数が少なく，簡便であることから，海外のケア現場で最も広く用いられているが，残念ながら有用性についての検証は少ない（巻末資料2）．痛みのカットオフ値は10点中2点に設定されている．

進行した認知症の苦痛評価は，看護師による客観的な観察が最も優れているという仮定に基づき新しく開発された Abbey Pain Scale[6] は，施設での重度の認知症患者の苦痛評価法として優れている．声をあげる，表情，ボディーランゲージの変化，行動の変化，血圧や脈などの生理的変化，関節炎などの身体的変化の6項目で評価している．カットオフ値は設定されていないが，0〜2点を痛みなし，3〜7点を軽度，8〜13点を中程度，14〜18点を重度の痛みと，点数に応じて痛みの程度を設定していること，痛みの種類を同時に評価していることが特徴である．Abbey Pain Scale も，高井らにより日本語版アビー痛みスケール Japanese version of the Abbey Pain Scale（APS-J）が作成されている（巻末資料3）[8]．

3　不快感，呼吸困難の客観的評価法

a. 不快感の客観的評価法

Discomfort Scale for Dementia of the Alzheimer's Type（DS-DAT）[9] は，進行したAD患者の不快感を評価するツールである．9項目についての頻度や強度，持続時間を評価しており，やや複雑ではあるが，不快さを評価する上で唯一妥当性が確認されたツールと評価されている（巻末資料4）．

b. 呼吸困難の客観的評価法

認知症患者においては，痛み以上に呼吸困難の評価が必要となる場面が多い．認知症患者の呼吸困難の客観的評価法としては Respiratory Distress Observation Scale（RDOS）[10] が有用である．

RDOS は，落ち着きのなさのような観察項目に加えて，心拍数や呼吸回数などのバイタルサイン，奇異性呼吸，呼吸補助筋の使用，呼気終末の連続性，鼻翼呼吸などの身

体診察の項目からなっており，これら8項目を0〜2点で採点する．計3点以上は中等度以上の呼吸困難感があり，呼吸困難の緩和ニーズがあると判定する．

RDOSは，重度認知症患者の肺炎や心不全による急性増悪時，認知症終末期の呼吸困難の評価に有用である．ただし，重度の呼吸不全では苦痛を過小評価することがありうるので，チームで総合的に判断することが重要である．

4　苦痛の客観的評価法の注意点と限界

a. 苦痛を感じ，表現する脳の構造

ADは，側頭葉内側領域の機能（近時記憶）の障害から始まり，さらに前頭葉の機能（即時記憶，論理的思考，抽象的思考等）や頭頂葉の機能（視空間認知，計算等）の障害へと進展し，次第に大脳新皮質全体の障害となっていく．一方，帯状回（意欲）や扁桃体（快・不快）など海馬以外の大脳辺縁系の機能，つまり，喜怒哀楽の情動や快・不快の感覚などは重度認知症になっても比較的保たれていると考えられている．

扁桃体は生体反応の司令塔の役割を果たしており，味覚，嗅覚，内臓感覚，聴覚，視覚，体性感覚などあらゆる種類の感覚からの刺激（低位の入力）が入り込む．環境に対して瞬間的，反射的に反応した生得的な生体反応は，皮質レベルで認知された「高次」の情報（高位の入力）に基づいて，益（報酬性）か害（嫌悪性）であるかが環境適応的に判断され，修正される．進行した認知症においては，大脳皮質からの高位の入力を欠いたり，また歪んだ認知に基づく入力に修飾されたりして，表現型が形づくられると考えられる．

生体反応の司令塔である扁桃体からは，視床下部などを介して自律神経系やホルモン系に，視床-網様体系を介して呼吸や心拍，血圧に，さらに，三叉神経，顔面神経などを通して表情に直接作用する（図5-C-1）．おそらく，その表現型には，民族や文化の差があり，また，個人によっても異なるものであろうと推定される．

つまり，進行した認知症では，疼痛や嘔気といった不快な感覚の種類にかかわらず，人は自分への益と害（快と不快）を直観的に感じ，それを呼吸や心拍，表情，身体の緊張などとして表出するものと考えられる．したがって，客観的評価法を用いて，苦痛を評価する場合は下記の点に留意が必要となる．

b. 客観的評価法の実施時の注意点と限界

1）最適な環境下で行う

苦痛の客観的評価法は，環境からの外的刺激を含めた痛み以外の刺激を反映することがありうる．そのため，客観的評価法を用いる場合は，その人に最適な療養環境が提供されており，苦痛や不快が環境によるものでないことがはっきりしていることが前提となる．つまり，不快な環境刺激がないことが確認できてはじめて，痛みなどの苦痛が身体内のネガティブな刺激から発生していると考えられるのである．

C. 苦痛の評価, 苦痛の観察—どうやって苦痛に気づくのか？—

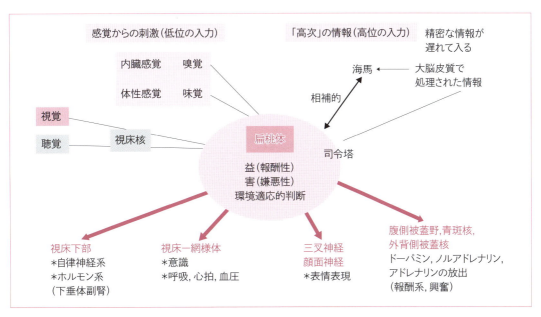

図 5-C-1　扁桃体の働き

2）苦痛の種類と徴候は特異的に結びつかない

　進行した認知症患者の痛みの評価は複雑である．苦痛の客観的評価法の理論的根拠となっているのは，痛みが特定の徴候や特有の行動をもたらすという前提である．しかし，これを裏付けるエビデンスはなく，PAINAD など痛みの客観的評価ツールとして開発されているものが，痛みに対して高い偽陽性率をもつことも示唆されている．つまり，客観的評価法で示されているこれらの徴候は，痛み以外の苦痛や他の不快のサインを拾い上げている可能性があることに注意が必要である[11]．

3）苦痛の表出は人によって異なる

　苦痛は扁桃体を通して，自律神経系やホルモン系に，視床-網様体系を介して呼吸や心拍，血圧に作用したり，三叉神経，顔面神経を通して表情を作り出す．この表出の仕方は人によって異なる．客観的評価法を経時的に使用する際には，チームメンバーが対象である認知症患者をよく理解し，どういう症状や徴候がどのような苦痛の表現であるかを検討し，一致させることも重要である．

5　原因の評価と緩和

a. 苦痛の原因のアセスメント

　重度認知症高齢者に苦痛があることがわかれば，次にその苦痛の原因をアセスメントしなければならないが，認知症高齢者の苦痛の原因についてのアセスメントは簡単ではない．

第 5 章 ● 認知症の人が体験している身体的苦痛と緩和─進行期に必要となる視点として─

表 5-C-2　病院で通常施行される 16 の手技に対する痛みと不快の評価

	痛み	不快
重度 (7.1-10)	動脈血採血	経鼻胃管，機械式人工呼吸，機械的拘束
中等度 (4.1-7)	中心静脈ライン挿入，経鼻胃管挿入，末梢 IV ライン挿入，静脈切開，尿道カテーテル，機械式人工呼吸	動脈血採血，尿道カテーテル，中心静脈ライン挿入，末梢 IV ライン挿入
軽度 (1-4)	IM/SC 注射，機械的拘束，ベッドから車いすへの移乗，末梢静脈カテーテル	末梢 IV ライン挿入，静脈切開，静脈カテーテル，IV/SC 注射，検査や処置への待機，ベッドから車いすへの移乗，胸部レントゲン
なし (0)	IV カテーテル，胸部 X 線，バイタルサイン，処置室への移動，検査や処置への待機，経口与薬	処置室への移動，バイタルサイン，経口与薬

〔Morrison RS, Ahronheim JC, Morrison GR, et al：Pain and discomfort associated with common hospital procedures and experiences. J Pain Symptom Manage. 1998；15（2）：91-101. より作成〕

　認知症高齢者では症状や身体所見から臨床判断に足る十分な情報を得ることは難しく，診断や原因の同定には何らかの検査が必要になることが多い．しかし，進行期の認知症患者では，アセスメントのために行う検査自体が苦痛の原因になることがある．病院で施行される 16 の検査・治療手技に対しての痛みと不快を評価した Morrison らの報告によると，動脈血採血は重度の痛みと中等度の不快感を伴うが，胸部レントゲンは，痛みはなく軽度の不快感を伴うのみであった（表 5-C-2）[12]．

　認知症患者に何らかの検査を行う場合は，このことをよく理解した上で，極力苦痛や恐怖心の少ない緩和的で，重度の認知症患者に対して忍容性のあるアセスメント手技を駆使することが推奨される．具体的には，最低限の採血などの検体検査と超音波検査，単純レントゲン，単純 CT などを組み合わせて効率よくアセスメントする必要がある．

b. 統合された治療とケアの実施と評価と修正

　実際の臨床現場は，苦痛の原因を 100％同定することは困難な場合も少なくない．そのような場合は，丁寧な観察と臨床データに基づき，チームで苦痛の原因についての仮説をたてる．そしていくつかの選択のオプションをつくり，その仮説に患者の状態や好みを考慮した介入計画をたて，統合された治療とケアを実施していくことになる．例えば，痛みの存在が推測され，緩和的な方法で原因の検索を行っても，苦痛の原因が不明な場合，鎮痛薬等の治療薬を投与したり，移動の方法を工夫したりして，緩和が図られたかどうかを観察する方法をとることもある．

　そして，介入の効果を判定するために，患者の苦痛について再評価し，エラーを再考慮し，対応を修正することを繰り返していくことになる．

〔平原 佐斗司〕

文献

1) McCarthy M, Addington-Hall J, Altmann D：The experience of dying with dementia：a retrospective study. Int J Geriatr Psychiatry. 1997；12（3）：404-409.

C．苦痛の評価，苦痛の観察─どうやって苦痛に気づくのか？─

2) Morrison RS, Siu AL：A comparison of pain and its treatment in advanced dementia and cognitively intact patients with hip fracture. J Pain Symptom Manage. 2000；19（4）：240-248.

3) 鈴木みずえ，古田良江，高井ゆかりほか：認知症高齢者における疼痛の有症率と疼痛が認知症の行動・心理症状（BPSD）に及ぼす影響．老年看護学．2014；19（1）：25-33.

4) Lichtner V, Dowding D, Esterhuizen P, et al：Pain assessment for people with dementia：a systematic review of systematic reviews of pain assessment tools. BMC Geriatr. 2014；14：138.

5) Zwakhalen SMG, Hamers JPH, Abu-Saad HH, et al：Pain in elderly people with severe dementia：A systematic review of behavioural pain assessment tools. BMC Geriatr. 2006；6：3.

6) Abbey J, Piller N, De Bellis A, et al：The abbey pain scale：a 1-minute numerical indicator for people with end-stage dementia. Int J Palliat Nurs. 2004；10（1）：6-13.

7) Takai Y, Yamamoto-Mitani N, Suzuki M, et al：Developing and validating a Japanese version of the Assessment of Pain in Elderly People with Communication Impairment. Arch Gerontol Geriatr. 2013；57（3）：403-410.

8) Takai Y, Yamamoto-Mitani N, Chiba Y, et al：Abbey Pain Scale：development and validation of the Japanese version. Geriatr Gerontol Int. 2010；10（2）：145-153.

9) Hurley AC, Volicer BJ, Hanrahan PA, et al：Assessment of discomfort in advanced Alzheimer patients. Res Nurs Health. 1992；15（5）：369-377.

10) Campbell ML, Templin T, Walch J：A Respiratory Distress Observation Scale for patients unable to self-report dyspnea. J Palliat Med. 2010；13（3）：285-290.

11) Regnard C, Mathews D, Gibson L, et al：Difficulties in identifying distress and its causes in people with severe communication problems. Int J Palliat Nurs. 2003；9（4）：173-176.

12) Morrison RS, Ahronheim JC, Morrison GR, et al：Pain and discomfort associated with common hospital procedures and experiences. J Pain Symptom Manage. 1998；15：91-101.

第6章 苦痛の緩和の実際

A. 食支援と口腔衛生管理（口腔ケア）

1 認知症の進行と口腔の課題

高齢期における認知症の原因疾患は多数あるが，臨床（ケア）現場で最も多く遭遇する認知症はアルツハイマー病 Alzheimer's disease（AD）である．そこで，図6-A-1 に AD の進行に伴い生じる口腔の課題の概要を提示した[1]．その進行は軽度認知障害 mild cognitive impairment（MCI）から始まり，いくつかの過程を経て人生の最終段階（終末期）に至る．

前半の口腔の課題は，高次脳機能障害（記憶障害，見当識障害など）によりその人を

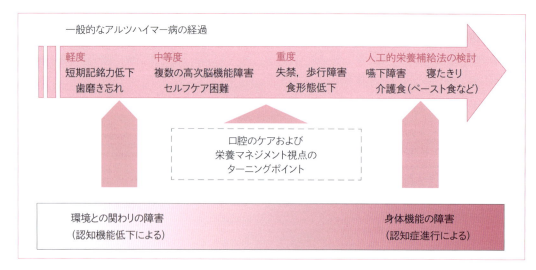

図6-A-1　認知症の口腔の課題の変遷
（平野浩彦：認知症高齢者の歯科治療計画プロセスに必要な視点．日本補綴歯科学会誌．2014；6（3）：253．）

A．食支援と口腔衛生管理（口腔ケア）

とりまく「環境との関わりの障害」による行動心理徴候（BPSD）への対応が主である．食に関連した課題は，「食べたことを忘れる」「食事の場面が理解できない」「食具（箸など）の使い方がわからなくなる（失行）」，また口腔衛生の課題は「ブラッシングをしたことを忘れる」「歯磨き介助の拒否」などが表れ，対応に苦慮するケースが多い．一方，後半における課題は，AD による「身体機能の障害」によって派生するものが徐々に主体となっていく．例えば「含嗽ができない」「咀嚼運動が起こらずため込んでしまう」「むせてしまう」といった，「環境との関わりの障害」と「身体の障害」が複合的に起こり，さらに重度化すると「経口摂取困難」となり，最終的に緩和ケアの視点が必要なステージへ移行する．

以上のように，口腔の課題に対する対応は，認知症の進行に伴って生じるその容態に応じた対応が必要となるが，「環境との関わりの障害」と「身体機能の障害」のターニングポイントの 1 つの目安となるのは，失禁や歩行障害が顕在化した時期である．また，AD の口腔の課題に対応するためには，口の状態・機能など（身体機能障害）の評価だけでなく，記憶障害，見当識障害などによる「環境との関わりの障害」も含めて検討することがポイントとなる[2]．

2 AD の進行に伴う口腔の課題の整理[2, 3]

AD は代表的な認知症であるため評価法も多く考案されている．その中でも多用されている評価法の 1 つに Functional Assessment Staging（FAST）がある（表 2-A-1）．FAST は観察評価であることから，家族・介護者からの情報を基に対象者の進行程度を把握できる．FAST に口腔関係の課題を付記したものを表 6-A-1[4] に示す．FAST は 1 から 7 までのステージがあり，ステージ 1, 2 は障害なし，もしくは年齢相応とされ，ステージ 3 が境界状態（MCI），ステージ 4 が軽度，ステージ 5 が中等度，ステージ 6, 7 が高度と類型化されている．またステージ 6 と 7 にはサブステージがあり，特にステージ 7d 以降が終末期として扱われることが多い．図 6-A-1 に示した口腔の課題の変遷との対応は，FAST1〜5 までは AD の高次脳機能障害による「環境との関わりの障害」，FAST6 以降の記載内容は「身体機能の障害」に相当する．

以下，各ステージ，特に中等度以上での口腔の課題とその対応について解説する．

a. 認知症中等度：FAST ステージ 5

日常生活において，着衣行為の着る順番などに混乱がみられ声かけなどの支援が必要となるステージである．本人の記憶障害，見当識障害などによって生じるさまざまな疑問，不安（環境との関わりの障害）を少しでも和らげる目的で，声かけなどを適宜行い，歯科治療，口腔衛生管理を行う必要がある．声かけの内容は，今本人がどこにいて，何をする場面なのかを明確に伝えることを心がけ，本人の不安を軽減し円滑に治療を導入する配慮が必要となる．

他人に口腔清掃（口腔衛生管理）を委ねることは，本人にとって非日常な所作であり，一般的には不快であることから拒否されることが多いケアの 1 つである．ケアを行う

第 6 章 ● 苦痛の緩和の実際

表 6-A-1 FAST による認知症重症度評価と関連した口腔のセルフケアおよび摂食嚥下機能と口腔機能管理の要点

FAST		口腔のセルフケアと口腔機能	摂食・嚥下機能	口腔衛生と食の支援の要点
障害なし	1	自立している.	正常	特に支援なし
年齢相応	2	おおむね自立している.	正常	料理の支援
境界状態	3	一見自立しているが, セルフケアの精度は低下している.	正常	新しい清掃用具を導入する場合は支援が必要.
軽度	4	口腔清掃のセルフケアが不十分になり, 忘れてしまうこともある. 誘導が必要. ガーグリング, リンシングは自立している.	大きな問題はないが, 咀嚼が不十分になりがちなまま食べている.	清掃用具の支援に加え, 口腔清掃行為の誘導や, 日々の習慣化などに配慮する必要がある. 介助の受け入れは自尊心が障害となり困難な場合が多い.
中等度	5	口腔清掃を1人で遂行することは困難. 誘導や介助が必要. 義歯をしまいこんで紛失することがある. ガーグリングが困難になる.	口腔の巧緻性の低下, 咀嚼運動の協調性の低下, 咀嚼力低下が起こり始める. 目の前に食べ物があると食べてしまうことがある.	口腔清掃行為の誘導に拒否が起こらないように, 本人のリズムに合わせる必要がある. 義歯紛失に注意が必要. 食事の様子の変化を注意深く観察し, 提供方法を工夫する.
やや高度	6a	口腔清掃に介助が必要. ガーグリング困難だがリンシングは促せば自立している.	食べ物の種類に合わせた食べ方が困難になり, 機会誤嚥が生じる.	食事中, 咀嚼せずに丸呑みしたり頬張りすぎないように食具の大きさなどに配慮する.
	6b	歯ブラシの使用が困難になってくる. 口腔清掃したがらない.	嚥下の協調運動が困難なことがある. 隣人の皿から食べることがある.	口腔清掃を誘導し, 必要があれば介助清掃するが, 介助の導入は配慮が必要. 食事の提供の仕方や, 食具に配慮が必要.
	6c	口腔清掃したがらず, 複雑な義歯の着脱, 取り扱いが困難になってくる.	口腔内での食物の処理, 食塊形成が的確にできず, 食形態によってはむせるようになる.	食形態に配慮が必要. 義歯の着脱の支援が必要. 口腔清掃の介助は本人のリズムに配慮して行う.
	6d	ガーグリングの水を飲んでしまうことがある. 口腔清掃の介助を嫌がる.	食形態によっては飲み込めない. 口唇閉鎖機能が低下し始める.	理解力低下に伴う口腔清掃介助拒否に配慮し, セルフケアも促しながら介助を行う.
	6e	口腔清掃の介助を嫌がる. 簡単な義歯の着脱も困難になる.	舌運動機能低下があり, 食べ方と嚥下機能の協調の不整合による誤嚥が認められる.	口腔清掃はセルフケア後に介助する必要がある. 嚥下機能に合わせて食形態を変更する.
高度	7a	セルフケア困難. コップを渡してもリンシング困難で, しばしば水を飲んでしまう.	口腔筋, 特に舌の巧緻性の低下がより著しい. 食事介助に拒否がある場合もある.	口腔清掃はすべて介助する必要がある.
	7b	リンシング不可.	水分嚥下困難になる. 喀出反射が起こりにくく, 弱い咳しか出せない.	口腔感覚の惹起を目的に, 食事前に口腔ケアを行う. 水分の誤嚥に配慮する.
	7c	義歯使用困難になる. 介助清掃時の水分でむせる.	舌圧低下, 嚥下反射が遅延し, 水分嚥下時にむせる. 喀出はあっても弱く肺炎リスクがある.	誤嚥に留意して, 姿勢に配慮してケアを行う. 食事に介助が必要で, 一口量, ペーシングに配慮する.
	7d	口腔清掃時の水分や唾液も誤嚥しやすいため, 介助清掃では水分の拭き取りが必要.	唾液でも誤嚥する. 喀出が困難で, リクライニング位にする必要がある. 食欲低下がある.	介助口腔清掃時の水分は咽頭に侵入しないように拭きとる. 食事介助は疲労を避けて補助栄養も検討する.
	7e	セルフケア不可能. 口腔乾燥があり, 積極的な保湿の必要がある.	口腔筋は弛緩しがちで, 口腔乾燥しやすく, さらに呼吸機能低下, 喀出困難がある.	口腔機能の低下から口腔乾燥になりやすく, 積極的に保湿する必要がある.
	7f		常に唾液の誤嚥がある.	介助の口腔清掃は疲労を避けるように行うことが必要. 積極的に保湿する必要がある.

（枝広あや子, 平野浩彦ほか：認知症重度化にともなう口腔関連機能の変遷 Functional Assessment Staging（FAST）を基準にした検討. 老年歯科医学. 2014；29（2）：176-177.）

A．食支援と口腔衛生管理（口腔ケア）

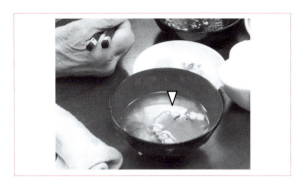

図 6-A-2　義歯の使用困難事例
義歯（矢印）を異物と認識してしまったために，汁物に入れてしまうことが多くなり，最終的に義歯装着が困難となった事例．

際には，「お食事が終わって，口の中が少し汚れていると思うので歯磨きしましょう」と洗面台へ促し，「ついでに，口の汚れのチェックもしておきましょう」などと声をかけ，本人が他人に「口を触られる」場面の違和感をできるだけ少なくする配慮が必要となる．またケア中の声かけは，「いま歯磨きをしています．だんだんきれいになってきましたよ．今度はこちら側も磨きましょう」など，ケア内容を実況するように説明し，さらにその内容をできるだけポジティブ表現で伝えることでケア受容の可能性が高まる．

　このステージでは義歯の自身での管理が困難，さらに着脱も困難となるケースも増える．義歯の紛失（しまい込み）もしばしば認められるため，食事後，就寝時などに義歯の確認または義歯保存ケースなどでの管理が必要となる．義歯をティッシュなどで包んでしまうこともあり，一般のゴミとの区別がつかず廃棄してしまうことも少なくないため配慮が必要である（図 6-A-2）．

b. やや高度な認知症：FAST ステージ 6

　認知症が進行することにより，食事環境との関わりがさらに困難となり，食事環境への工夫・配慮が必要となるステージである．例えば，箸，スプーンなどの食具の使い方がわからなくなり（食具の失行），食物の手づかみ，さらには食物のもてあそびなども認められるようになる．こういった場面の対応では，本人が失敗感をもたないような配慮が最も重要である．具体的な対応としては，「○○さん，いま昼食の時間になりましたが，食べましょうか」など，声かけなどにより食事の場面であることを認識してもらい，さらに，食器，食具を持ってもらうことを促したりすることも有効である．混乱が解消しない場合は，二人羽織のように後方から食行動支援を行うことも 1 つの方法である．また，主食とおかずなど複数の食器による提供が混乱を招いている（注意力が分散してしまっている）こともあるため，複数の食器（小さめ）に盛った食事を 1 つずつ提供し，1 つの食器の食事を食べ終わったら次の食器を出すなどの方法も有効な場合がある．以上の対応でも食事の混乱が解消できない場合は，食具などを必要としない手づかみでも食事可能な，おにぎり，サンドイッチなどの形で提供することも選択肢となる．この方法は，本人が失敗した印象をもたないことを目的にした方法であることから，

第 6 章 ● 苦痛の緩和の実際

一般的に食具を必要としない食事のみを提供すべきことは言をまたない.

また歯ブラシなどの口腔清掃器具への理解も低下し，歯科治療，口腔衛生管理への拒否もさらに強くなることが多くなるステージであるため，認知症への対応可能な医療機関受診が必要となる.

C. 高度な認知症：FAST ステージ 7

介護者側にとって対応が困難となる口腔失行（麻痺などがないにもかかわらず，食べる，飲むなどの行為ができない状態）が生じることが多くなるステージである．口腔失行により口の中へのためこみ，吹き出し，さらには，むせ・食べこぼしを認める場合もある．このステージになると声かけによる言語的なコミュニケーションが困難となることが多くなるため，声かけ，前述した対応（ステージ 5 および 6 などでの対応）で食事などがスムーズに進まない場合は，身振りなどでの誘導といった非言語的な誘導（ノンバーバルコミュニケーション）を取り入れることも必要となる．また口の中へためこむケースでは，飲みこむきっかけを，口唇，頬へのボディタッチ，さらには飲み込みやすい食事（液状物など）を交互に提供するなどの配慮も必要となる．さらに認知症が進行すると傾眠傾向が強くなり，唾液でむせる回数も増加する．こういった時期になると嚥下機能低下は顕著となり，誤嚥性肺炎のリスクも高まり口腔衛生管理手法には十分な配慮が必要となり，歯科医師，歯科衛生士との連携は必須となる.

ほかに併存疾患がない AD では，このステージになり初めて嚥下機能障害が顕在化することがほとんどである．一方，レビー小体型認知症では，自ら食事をとることが可能なステージから嚥下障害が認められるケースが多い点が，AD と異なる点の 1 つであり，パーキンソン病に準じて対応することが必要となる.

3 認知症高齢者の緩和ケアにおいて歯科に求められることは何か

2012 年に日本老年医学会から「"高齢者の終末期の医療およびケア"に関する日本老年医学会の"立場表明"2012」（以下「立場表明 2012」）[5] が出された．その中で「終末期」とは，「病状が不可逆的かつ進行性で，その時代に可能な限りの治療によっても病状の好転や進行の阻止が期待できなくなり，近い将来の死が不可避となった状態」としている．また FAST を用い，ステージ 7d からが認知症終末期とされ[6]，これまでがんや AIDS に対して議論が進んできた緩和ケア（いわゆエンドオブライフケア）の議論が進んでいる．また，認知症終末期の人が末期がんよりも嚥下障害や肺炎，発熱を含む不快症状が有意に多く，認知症終末期に緩和ケアが必要であるとの意見もある[7]．こういった中，「認知症の人が食べられなくなったらどうする」との議論も多く行われるようになった印象がある.

認知症の人の終末期（緩和）ケアをできるだけスムーズに進めるために，本人の望むケアを目指し，家族や専門職チームによるアドバンスケアプランニングのプロセスの必要性が近年注目されている．緩和ケアにおいては多職種協働による高齢患者の価値観に配慮した医療提供を行うことは当然であるが，重度認知症患者の終末期の quality of

A．食支援と口腔衛生管理（口腔ケア）

end-of-life care を向上させ，家族の心理的負担を軽くしグリーフを減らすためには，食に関するケアや口腔の保清を含むケア方針を形成するアドバンスケアプランニングのプロセスが重要との指摘がある[8]．

　以下，認知症高齢者の緩和ケアにおける歯科の役割に関して「口腔衛生管理」と「食支援」に焦点化し文献的考察も含め記載する．

a. 口腔衛生管理

　重度認知症高齢者で，特に経口摂取が困難となってきたステージでの緩和ケアでは「快適さ comfort」を保つことが重要視される．快適さを保つための質のよい口腔へのケアは終末期患者の苦痛を緩和することにつながるため標準的に実施されることが推奨され[9]，口腔ケアと氷片の提供は対症療法として効果的であるとされている[10, 11]．

　また，口腔の清潔のみならず，口腔の不快症状を引き起こす状態は終末期においてはできるかぎり軽減されるべきである．口腔の潰瘍，汚れは，痛み，口腔乾燥などを引き起こしやすいことから，一連の症状への対応の意義は明確である．口唇および口角を保湿することは口角炎やひび割れの予防になり，義歯の適合のチェックや調整も必要となる[12, 13]．口腔の乾燥は終末期ケアにおける快適さの目安となり，特に経口摂取困難な重度認知症高齢者においては積極的な口腔衛生管理が必要と報告されている[14]．口腔衛生管理の頻度としては，最終段階の認知症の患者にはスワブなどによるケアを 2 時間おきに，誤嚥性肺炎等に配慮しつつ行うことが勧められている[15]．

b. 食支援

　認知症の終末期においては，十分な質のよい口腔へのケアと必要最少量の水分が提供されていれば，食事を差し控えることは苦しみと関係しないとの報告もある[16]．また，立場表明を含む複数の報告において，認知症終末期の患者に対しては，好きなものをごく少量，十分に配慮された介助によって経口摂取すること，質の高い口腔へのケア，さらに本人にとって心地よい環境づくりが終末期の生活の質（QOL）を保つとされている[17, 18]．また，認知症終末期の最期の時期においては，積極的に摂食介助を行うことでむせたり，誤嚥して肺炎を生じたりすることは本人に苦痛を与えるとの考え方がある一方で，本人が快適であるならば最少の摂取量を経口摂取すべきであるとの指摘もある[12]．一連のこういった考え方は「comfort feeding only」などの言葉で言い表されている[19]（コラム 2 参照）．

　以上，文献的考察では，本人が望む限りのごく少量の経口摂取を十分配慮しながら実施し，少しでも苦痛を生じるような状態であれば摂食介助の差し控えも検討することが推奨されている．また終末期のケア方針については，多職種チームで，家族と十分に話し合いながら進めることが必要である[20]ことは，繰り返しになるが重要なポイントとなる．

　2015 年に国家戦略として認知症施策推進総合戦略（以下，新オレンジプラン）が発表され，歯科の役割も明記された．新オレンジプランは 7 つの柱から成り，その 2 つ

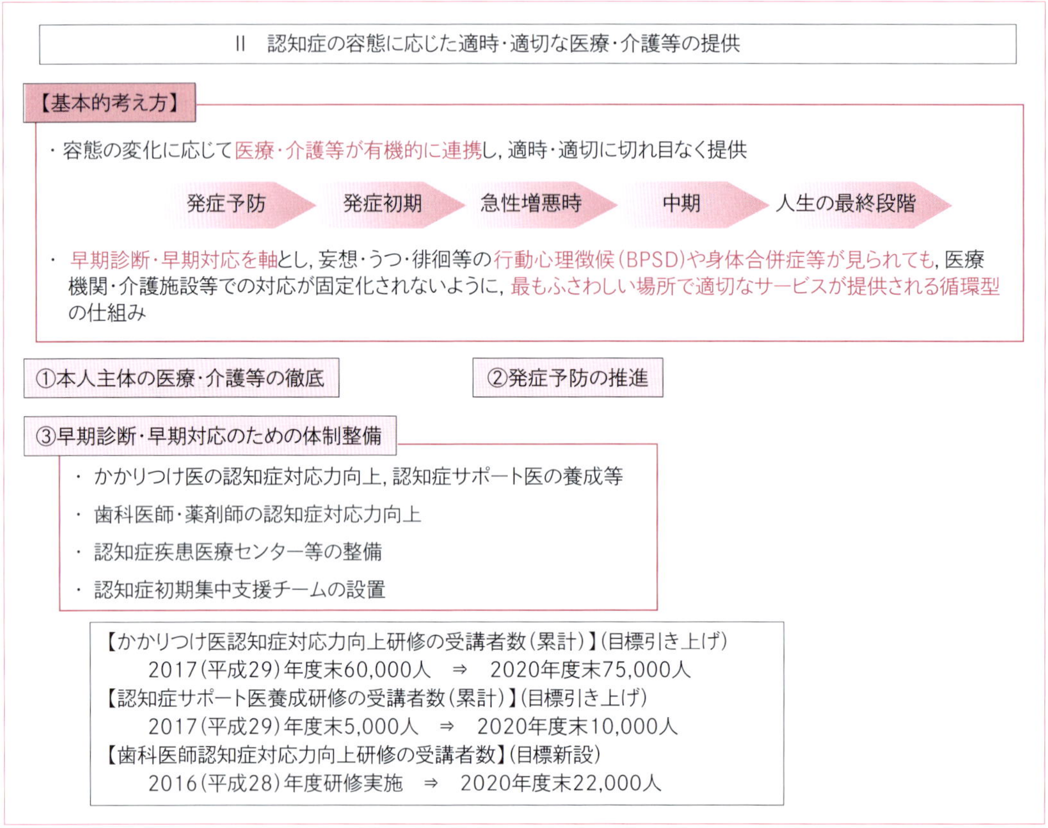

第 6 章 ● 苦痛の緩和の実際

Ⅱ　認知症の容態に応じた適時・適切な医療・介護等の提供

【基本的考え方】

・容態の変化に応じて医療・介護等が有機的に連携し，適時・適切に切れ目なく提供

発症予防 ⇒ 発症初期 ⇒ 急性増悪時 ⇒ 中期 ⇒ 人生の最終段階

・早期診断・早期対応を軸とし，妄想・うつ・徘徊等の行動心理徴候(BPSD)や身体合併症等が見られても，医療機関・介護施設等での対応が固定化されないように，最もふさわしい場所で適切なサービスが提供される循環型の仕組み

①本人主体の医療・介護等の徹底　　　　②発症予防の推進

③早期診断・早期対応のための体制整備

・かかりつけ医の認知症対応力向上，認知症サポート医の養成等
・歯科医師・薬剤師の認知症対応力向上
・認知症疾患医療センター等の整備
・認知症初期集中支援チームの設置

【かかりつけ医認知症対応力向上研修の受講者数(累計)】(目標引き上げ)
　2017(平成29)年度末60,000人　⇒　2020年度末75,000人
【認知症サポート医養成研修の受講者数(累計)】(目標引き上げ)
　2017(平成29)年度末5,000人　⇒　2020年度末10,000人
【歯科医師認知症対応力向上研修の受講者数】(目標新設)
　2016(平成28)年度研修実施　⇒　2020年度末22,000人

図 6-A-3　新オレンジプランにおける歯科の役割

(厚生労働省：認知症施策推進総合戦略〜認知症高齢者等にやさしい地域づくりに向けて〜（新オレンジプラン）（概要）. p.3. https://www.mhlw.go.jp/file/06-Seisakujouhou-12300000-Roukenkyoku/0000079008.pdf/〔2019 年 2 月 26 日閲覧〕より改変)

目の柱「認知症の容態に応じた適時・適切な医療・介護等の提供」には歯科の役割が明記されている．2 つ目の柱の基本的考え方は，「発症予防⇒発症初期⇒急性増悪時⇒中期⇒人生の最終段階」といった認知症の容態の変化に応じて適時・適切に切れ目なく，そのときの容態に最もふさわしい場所で，医療・介護が提供される仕組みを実現することが示されている．

　また，新オレンジプランを受け，歯科医師を対象とした認知症対応力向上研修カリキュラムづくりが行われ（図 6-A-3），2016 年度から全国で研修が実施されており，認知症の人の口を支える歯科のインフラづくりが行われている．一連の研修会を通し，歯科医療従事者（歯科医師，歯科衛生士など）が認知症を理解し，具体的な支援が困難なケースも，家族および本人と課題を共有し考える姿勢，さらにはその課題に関しての対応の可能性がある地域のインフラ（インフォーマルサービスも含む）へつなげる視点の普及が期待されている．

〔平野 浩彦〕

Ａ．食支援と口腔衛生管理（口腔ケア）

文献

1) 平野浩彦編著：認知症高齢者への食支援と口腔ケア．ワールドプランニング，2014.

2) 平野浩彦：認知症高齢者の歯科治療計画プロセスに必要な視点．日本補綴歯科学会誌．2014；6（3）：249-254.

3) 枝広あや子，渡邊裕，平野浩彦ほか（日本老年歯科医学会ガイドライン委員会）：認知症患者の歯科的対応および歯科治療のあり方 学会の立場表明2015．老年歯科医学．2015；30（1）：3-11.

4) 枝広あや子，平野浩彦ほか：認知症重度化にともなう口腔関連機能の変遷—Functional Assessment Staging（FAST）を基準にした検討—．老年歯科医学．2014；29（2）：176-177.

5) 日本老年医学会：「高齢者の終末期の医療およびケア」に関する日本老年医学会の「立場表明」2012．2012. https://www.jpn-geriat-soc.or.jp/proposal/pdf/jgs-tachiba2012.pdf（2019 年 2 月 25 日閲覧）

6) Reisberg B：Functional assessment staging（FAST）. Psychopharmacol Bull. 1988；24（4）：653-659.

7) Mitchell SL, Kiely DK, Hamel MB：Dying with advanced dementia in the nursing home. Arch Intern Med. 2004；164（3）：321-326.

8) Davies N, Maio L, Rait G, et al：Quality end-of-life care for dementia：What have family carers told us so far? A narrative synthesis. Palliat Med. 2014；28（7）：919-930.

9) 金子信子：認知症終末期を支える口腔ケア．終末期の摂食嚥下リハビリテーション—看取りを見据えたアプローチ—．野原幹司編，Medical Rehabilitation. 2015；186：9-14.

10) Lee RP, Bamford C, Poole M, et al：End of life care for people with dementia：The views of health professionals, social care service managers and frontline staff on key requirements for good practice. PLoS One. 2017；12（6）：e0179355.

11) American Academy of Hospice and Palliative Medicine：Statement on Artificial Nutrition and Hydration Near the End of Life. 2013. http://aahpm.org/positions/anh（2019 年 2 月 25 日閲覧）

12) Mitchell G, Agnelli J, McGreevy J, et al：Palliative and end-of-life care for people living with dementia in care homes：part 2. Nurs Stand. 2016；30（44）：54-63.

13) 渡部貴美江，中村早苗，原等子ほか：終末期認知症高齢者への「緩和口腔ケア」導入の取り組み．日本赤十字看護学会誌．2006；6（1）：110-118.

14) Scott AG, Austin HE：Nasogastric feeding in the management of severe dysphagia in motor neurone disease. Palliat Med. 1994；8（1）：45-49.

15) Arcand M：End-of-life issues in advanced dementia：Part 2：management of poor nutritional intake, dehydration, and pneumonia. Can Fam Physician. 2015；61（4）：337-341.

16) Daly BJ：Special challenges of withholding artificial nutrition and hydration. J Gerontol Nurs. 2000；26（9）：25-31.

17) The AM, Pasman R, Onwuteaka-Philipsen B, et al：Withholding the artificial administration of fluids and food from elderly patients with dementia：ethnographic study. BMJ. 2002；325（7376）：1326.

18) Fischberg D, Bull J, Casarett D, et al：HPM Choosing Wisely Task Force：Five things physicians and patients should question in hospice and palliative medicine. J Pain Symptom Manage. 2013；45（3）：595-605.

19) Palecek EJ, Teno JM, Casarett DJ, et al：Comfort feeding only：a proposal to bring clarity to decision-making regarding difficulty with eating for persons with advanced dementia. J Am Geriatr Soc. 2010；58（3）：580-584.

20) 廣嶋尚子，西千亜紀：認知症患者のインフォームドコンセント その人らしく生きるための治療選択をチームで支えた事例．日本精神科看護学会誌．2010；53（3）：66-70.

コラム2

comfort feeding only

　BPSD対応への介護負担が増すステージでは認知症の人への支援に注目が集まりがちだが，最終的には終末期の支援に移行することは，一般的に広く認識されていない印象がある．認知症の人の死に至る過程の主原因は「食べられなくなる」ことである．この過程に焦点化した提言が複数あり，2010年にPalecekらによって提唱されたcomfort feeding only[1]もその1つである．この提言は認知症終末期における経口摂取は，認知症の人自身の「食べることの心地よさ（食べる楽しみ）」を目的として実施すべきであるとし，医療・介護現場でしばしば行われがちな栄養摂取を目的とした経口摂取支援に一石を投じたものである．これは，その後，認知症の終末期の食の支援を議論する上で基軸となった提言の1つといえよう．

　認知症の終末期において「食べられなくなる」ことへの対応は，各国の文化，時代背景なども大きく影響するが，日本における基軸となる提言は，2012年に日本老年医学会から出された，「"高齢者の終末期の医療およびケア"に関する日本老年医学会の"立場表明"2012」であろう[2]．この表明では基本的な立場として「人の"老化"と"死"に向かい合う高齢者医療は，人文・社会・自然科学で得られた幅広い成果に基づく生命科学を基盤にした，"生命倫理"を重視した全人的医療であるべき」とし，「最善の医療およびケア」とは，「単に診断・治療のための医学的な知識・技術のみではなく，ほかの自然科学や人文科学，社会科学を含めた，すべての知的・文化的成果を還元した，適切な医療およびケア」であると位置づけている．また，食支援に関しては，いかなる要介護状態，認知症，さらに高齢で重い障害があっても，胃瘻造設を含む経管栄養などの適応は，慎重に検討されるべきで，患者本人の尊厳を損なったり苦痛を増大させたりする可能性があるときには，治療の差し控えや治療からの撤退も選択肢となるとの提言がなされた．

　2010年のPalecekらの提言，2012年の日本老年医学会の立場表明を受け，認知症の人の終末期における食支援の視点は徐々に変わりつつあるが，そこにある基本課題は変わらない印象をもつ．その原因の1つとして，死が医療を提供できる施設（主に医療機関）に委ねられている点があるのではないだろうか．よく知られている事実だが，死を迎える場所は以前は在宅がほとんどであったが，現在は約1割となっている．つまり，時代の流れにより終末期における「食」が，生活行為の1つから医療的な栄養補給ツールとして扱われる比重が高くなった結果，comfort feeding onlyの視点が必要となった経緯があると考える．

　人生において一度しかない終末期において，食をその人の生活の一部に戻す議論はまだしばらく必要かもしれない．

〔平野 浩彦〕

文献

1) Palecek EJ, Teno JM, Casarett DJ, et al：Comfort feeding only：a proposal to bring clarity to decision-making regarding difficulty with eating for persons with advanced dementia. J Am Geriatr Soc. 2010；58（3）：580-584.

2) 日本老年医学会：「高齢者の終末期の医療およびケア」に関する日本老年医学会の「立場表明」2012. 2012.
https://www.jpn-geriat-soc.or.jp/proposal/pdf/jgs-tachiba2012.pdf（2019年2月25日閲覧）

B. 重度の人とのコミュニケーション法

1 認知症の人とのコミュニケーション

　コミュニケーションは人と人との間で，感情，情報や意思などの言語・非言語的メッセージを受けとり理解し，相手へメッセージを送り伝えて共有することをいう．私たちはコミュニケーションを介して他者との関係性を築きながら社会生活を営んでおり，コミュニケーションは生活の基盤をなしている．

　認知症の進行により，コミュニケーション能力の喪失が余儀なくされる．通常，言語的なメッセージは，外耳から聴神経を経て大脳皮質で意味が理解されると，返答内容を検討し，運動神経を通り発声器官を用いてメッセージを送り伝える．しかし，認知症の進行とともに，受けとれる容量が縮小していくために，適合する量のメッセージでなければ受けとることができない．受けとった内容を解釈・理解し，返答する内容を選択する情報処理能力も低下するために，言語的なコミュニケーション能力が喪失されていく．認知症の人は，記憶障害が進行していく過程で家族や周囲の人とうまくコミュニケーションがとれないことを実感し，人との関わりや社会とのつながりがなくなっていくことへの不安，孤独といった苦痛を感じている．

　認知症が重度になっても，人とのつながりを感じる力や快・不快の感覚，喜怒哀楽を感じる力は保たれてはいるが，医療・ケア提供者側によって容易にその機会が奪われてしまう．医療・ケア提供者には，コミュニケーション能力が喪失されることで社会とのつながりがもてず，自己の存在意義が揺るがされている苦痛を理解した上で，相手のコミュニケーション能力に合わせてコミュニケーションをとることが求められる．言語および非言語的コミュニケーションを駆使しながら，最期まで人格ある1人の人としてコミュニケーションを取り続けることが，認知症の人の孤独や寂しさなどの苦痛の緩和につながる．

2 重度認知症の人とのコミュニケーションの特徴

　認知症が重度になると言語理解の能力が失われ，言葉の意味自体が理解できなくなり，晩期には無言状態になる．ここでは，重度のアルツハイマー型認知症の人とのコミュニケーションの特徴について説明する．

a. 言語的コミュニケーション

　長い文章は聞きとれず，3〜4単語程度のメッセージであれば受けとることができる．返答できる言葉もいくつかの単語あるいは短い文節に限られる．2〜3単語程度から最後には1単語となり，その1単語も「はい」などで表現されることが多くなる．一般

的に「はい」は質問に対する肯定を示す間投詞であるが，「はい」と返答した後にそれにつり合う行動がみられないことも多く，「はい」が肯定的な意味を示しているのかはわからず，言葉の意味の理解が失われていく．

言葉で表出することができなくなった後に，口ごもるようなぶつぶつという音や，うなるような発声が聞かれることもある．言葉での表出が困難になり無言状態になっても，相手から送られた言葉を聞きとる能力は同時に失われていないため，話しかけることは必要である．

相手の言ったことをそのまま繰り返す復唱がみられる．例えば，「囲碁がお好きなんですね」と伝えた後に，「囲碁．囲碁．囲碁」と返答したり，文章の語尾である「ですね」だけを繰り返したりするなど，ある特定の言葉を何度も発言する保続が見られることがある．また，数字の「1，2，3，4……」などの連続性のある系列語を繰り返し発したり，会話さえ難しいと思われる重度認知症の人が数字や歌詞を流暢に口ずさんでいる場面に遭遇したりすることもある．また，「おはようございます」「こんにちは」などの挨拶の言葉をスムーズに表出する場面などから，重度の認知症であっても唱能する力が保持されており，言語的コミュニケーションの力を感じとることができる．

一方，会話の中で家族や幼なじみ，旧友など限定された人物名が何度も出てくることがある．その人物は重度の認知症の人が今を生きる上で欠かすことができない大切な記憶であるととらえられる．医療・ケア提供者側が理解できないからといって，言語的コミュニケーションができないと決めつけずに，精いっぱい発しているこれらのメッセージを見逃さないように留意し，それに反応する・応答する姿勢をもちながら言語的コミュニケーションを取り続けることが重要である．

b. 注意が続かずに会話に集中できない

認知症の人とのコミュニケーションで特徴的なことは，会話に集中できず，会話が持続しないことである．特に重度認知症の人は会話の継続が困難になりやすい．例えば，会話の途中であっても，周囲の人の動きに視線を向けたり，ベッド上のタオルケットの柄が気になって手を伸ばしたり，テーブルの上の物が気になって触ってみたりするなど，周囲に意識が向き，会話が中断される．会話に集中しているか把握しながらコミュニケーションを進めていき，集中していないときは，再び会話に注意を向けてもらわなければコミュニケーションが継続できない．

c. 非言語的コミュニケーション

認知症が進行し記憶障害が顕著になっても，「感情を伴う記憶は残りやすいこと，また，その出来事そのものは忘れてしまっても，そのときに味わった感情は残る」[1]といわれている．見当識障害が進行し，目の前の人物が誰なのかわからなくてもその人と関わっているその瞬間が嬉しいか，心地よいかを感じとっている．

言語的なコミュニケーション能力は低下していくが，視線を向ける，眉間にしわを寄せる，にらむなどの表情や，身を乗り出す，払いのけるなどの動作から肯定的あるいは否定的な感情を示している．「認知症高齢者が最後までもちうる知覚は快・不快である」

B. 重度の人とのコミュニケーション法

といわれており[2]，身体の力を抜く，目を輝かせるなどで表出する能力が保たれている．言語より非言語的なメッセージの比重が高まっていくため，非言語的に発せられるメッセージをキャッチしていきながら，不快，苦痛や意向を推し量っていく．

3 コミュニケーション能力のアセスメント

a. 老化に起因する感覚機能のアセスメント

認知症に伴う情報処理能力の低下だけでなく，老化に伴う視力や聴力などの感覚機能の低下（不具合）がコミュニケーションに影響を及ぼしている場合がある．したがって，コミュニケーション能力をアセスメントする上で視力および聴力の把握が不可欠であるが，重度認知症の人から詳細な情報を得ることは難しく，日常生活の中から意識的に情報を得ていく．

1) 視力

老化に伴って視覚機能は低下していくが，その代表的なものとして，視力低下，色彩弁別困難，視野狭窄などがある．見えづらくなることで文字言語の理解が難しくなり，会話時の相手の表情や口の動き，身ぶりが見えにくくなり，コミュニケーションに必要な情報の把握を困難にする．特に言語の理解が難しくなる重度認知症の人は，相手からのメッセージの理解を助ける貴重な情報の多くを視覚から得ており，視力低下はコミュニケーションに支障をきたす．

眼疾患の既往の有無，日常生活を送る上でどのような支障があるのか，認知症の人の生活をよく知る家族や介護者らから情報を得ていくことが有効である．直接確認する場合は，視線が合うか，立つ位置を変えたときにその方向へ視線を向けるかなどに加え，カレンダーや時計，絵など周囲にある物を活用して，どの程度見えているのかについて，会話の中で把握していく．また，食事摂取場面でスプーンや食器の位置が見えているかといった，繰り返し行われる日常生活動作（ADL）の中から把握することも可能である．

2) 聴力

聴力低下の代表的なものとして老人性難聴がある．高音域の聴力低下，音の弁別能の低下が主症状である．聴力障害は，コミュニケーションを始める際に送り手からのメッセージを受けとることを困難にする．話しかけられたこと自体に気がつかないとコミュニケーションは成立しない．重度認知症の人が自ら聞こえていないことを訴えてくることは少なく，言葉をかけたときに送り手側に近づいてきたり，口もとを見たり，聞き返したりするという行動から聞きとれていないと推測できる．「私の声は聞こえていますか？」と問いかけることで，聞こえているかどうかを返答できる場合も多いため，まずは，本人に直接確認する．それとともにラジオやテレビの音，周囲の物音の方向に視線を向けているかなどの生活状況から把握していく．老人性難聴でも左右差が認められることが多く，左右の耳元で話しかけた反応をとらえていくことも有効である．耳元で大きな声で伝えても聞こえていない場合は，集音器を用いることで伝えている声が周りの音と識別され，会話がスムーズになることもある．言語のみでなく，日常生活音による

第 6 章 ● 苦痛の緩和の実際

刺激が入らないと周囲に対する関心も弱まるため，周囲の生活音がどの程度聞こえているかも同様に把握していく.

b. 言語・非言語的コミュニケーションのアセスメント

重度認知症の人に言葉をかけた後に返答がないと，言語による会話ができないと思い込み，一方的に説明をして，発語を促さないことはないだろうか. 発語が聞かれなくても，「声は出せますか」「声を聞かせてください」「○○さん（名字），下の名前を教えてください」と発語を促すと，「はい」や「○○（名前）」という言語による返答がスムーズに返ってくることがある. 発語しない時間が長くなるほど，初めは単語が出てこなかったり，言葉に力が入らずに小さい声で聞きとれなかったりする. しかし，繰り返し発語を促していくことで言葉に力が入り，大きな声が出るようになっていく.

重度認知症の人が自ら送信者としてメッセージを伝えてくることは非常に少なく，医療・ケア提供者が意識して発語を促さなければ言語能力に気づくことはできない. 実際にどの程度発語ができるのか直接確認していくことが重要であり，発語を促していくために意識的に関わる. 自分が関わった場面だけでなく，その人に関わる医療・ケア提供者などから，どのようなときに発語が聞かれるか，どの程度の文節であれば聞きとれるのか，またどの程度の単語や文節の発語が可能なのか，情報を共有し，保持している言語的なコミュニケーション能力を把握する.

重度の認知症では，聞く，読む，話す，書くというコミュニケーションの 4 つの機能のうち，書く能力はほとんど失われている. また，ひらがなを読む能力はあっても漢字を読む能力は残っていないことが多い[3]. 自分の名前を書く，ひらがなの単語を読むことができる場合もあるため，コミュニケーションのどの機能が保たれているのかを把握し，どの機能を用いればコミュニケーションが可能なのか，コミュニケーションの可能性を模索する.

言語的な表出が困難な場合でも，表情，しぐさ，身ぶりなどから肯定や否定といった感情を表している[4]（表 6-B-1）. 頬を緩める，うなずくなどの反応は肯定的な感情を示し，一方で，眉間にしわを寄せる，叫ぶ，たたくなどは否定的な感情を表現している. これらの非言語的に訴えられる表情や身ぶりの意味を探ることにより，心地よいのか悪いのか，どのような感情を抱いているのかの把握に努める.

4　具体的なコミュニケーションの方法

a. 認知症の人から見える位置で話しかける

コミュニケーションを始める際は，相手の視界に入り，正面から相手を見つめ，これから話しかけることを事前に伝えていく. その上で声をかけ，ときには触れながら医療・ケア提供者の存在を認識してもらいメッセージを送る. 相手を見ないで声をかけると，言葉の内容はその人に向けたものであったとしても，声をかけられたとは認識してもらえない.

B．重度の人とのコミュニケーション法

表 6-B-1　身ぶり表現の分類

表現項目		身ぶりの例示
肯定的な感情を表す身ぶり	喜び	笑い声を出して笑う，自慢する，頬が緩む
	満足・安心	穏やかな表情，くつろいだ様子，身体を預ける
	興味・楽しむ	注目する，触る，身を乗り出す
	関心	見る，追う，眺める，相槌，近寄る，話す
	了承	うなずき，アイコンタクト，「はい・うん」
	協力	指示に沿う，手助けする，役割をこなす
	意思・伝達	「○○したい・してみようか」，視線を向ける
否定的な感情を表す身ぶり	怒り	にらむ，叫ぶ，どなる，たたく，暴言，こぶしを握る
	不安・心配	うつむく，繰り返し聞く，無気力，沈んだ声
	沈滞	反応が乏しい，ぼんやり，されるまま，無表情
	不快・苦痛	眉間にしわ，口を固く結ぶ，「痛い」
	防衛	自己タッチ，腕を組む，体をそらす，対人距離
	拒否	首を左右に振る，無視，抵抗，「いらない」
	警戒・避ける	探るような目，緊張，視線をそらす，無視

（唐澤千登勢ほか：在宅痴呆高齢者の身振り表現の意味分析に関する一考察．日本老年看護学会第 8 回学術集会抄録集．p.76，2003.）

　認知症の人に，突然，大声で話しかけたり身体に触れたりすると，何をされるのかわからずに不安や恐怖感を増強させるため，驚かせないための声の大きさ，トーン，スピードに留意し，意識して穏やかな表情，にこやかな笑顔で話しかける．視力障害があって見えにくい場合は，意識してやや顔を近づける．また，難聴がある場合には声のトーンを意識して低下させ，聞こえているかどうか，反応を確認しながら進める．

b. 文章は短く伝え，相手の返答を待つ

　長い文章は受けとれないため，3～4 単語程度の文章でメッセージを送る．メッセージを送った後の反応からどの程度の長さの文章なら聞きとれるのかを把握して，3～4 単語の長さが聞きとれない場合は，1～2 単語で伝える．

　さらに，情報処理速度も低下しており通常のスピードでは聞きとれないため，メッセージを送るときは通常の約 2 倍程度の時間をかけてゆっくりと伝える．送ったメッセージを理解するまでに時間を要するため，メッセージを送った後は十分な時間をとり，急がずにゆったりと相手の返答や反応を待つことが大切になる．医療・ケア提供者がいかに認知症の人のスピードに合わせて，コミュニケーションを取り続けられるかがコミュニケーションの成立に影響する．

c. あいさつを行い，感謝の気持ちを示す

　認知症が重度になっても復唱する能力は保たれていることが多く，会話の始めには「こんにちは，○○です」，終了時には「（話してくださって，対応してくださって）ありがとうございました」「（生活のスペースに）おじゃましました」という相手への感謝の気

持ちをもちながら，しっかりとあいさつの言葉を伝える．筆者は，会話の終了時に必ず「どうもありがとうございました」とあいさつし，その上で「また，寄らせていただいてもよろしいですか」と声をかけるようにしている．重度認知症の人であっても，その声かけに対し，「はい」「どうぞ」と一言ではあるが返答が聞かれることが多い．言語的な返答がない場合でも，まばたきやうなずきなどの反応がみられる．

人としての存在意義が揺るがされやすい認知症の人にとって，あいさつは社会的な存在として認められていることを実感できるひとときである．医療・ケア提供者側が，意識してあいさつを活用して，社会とのつながりが感じられるコミュニケーションを促進する．

d. 表出された話を遮らず，大切な言葉として受け止める

会話の途中からまったく別の話題になったり，何度も同じ言葉を繰り返すことがあるが，わからないからと会話を中断したり，無視したりしない．言語的な表出自体が減少していく重度認知症の人にとっては，何度も繰り返し伝える言葉，また，たとえ理解できない内容であっても，表出される言葉を大切にしながらコミュニケーションをとることが大切である．

理解できない内容のときは，表出された同じ内容の言葉を意識して返すことで，その言葉から過去の記憶が刺激され別の言葉が引き出されることがある．伝達された言葉そのものではなく，伝達されたメッセージとして受けとっていく．理解できない内容の言葉でもその人が過去の生活の中で紡いできたこととして想像し，コミュニケーションを取り続けられるかどうかが，医療・ケア提供者には求められている．生活歴や生活習慣，どのような時代を過ごし，何を大切にしてきたのかがコミュニケーションを促進するために不可欠な情報となる．

e. 会話に注意を向けてもらう

会話の始めはスムーズでも，途中から会話以外のものに意識を向けてしまい，会話が続かなくなる．会話を意識してもらうために，「○○さん」と相手の名前を呼んだり，「今，このように言いました」などと声をかけたり，身体の一部に触れたり，また，両方の刺激を活用して注意をこちら側に向けてもらうよう工夫する．工夫をしても会話に注意が向かなくなったときや刺激に反応しなくなった場合は，いったん，会話を中断する判断も必要である．

f. 加齢性変化に配慮したコミュニケーション環境を整える

難聴がある場合は言葉によるやりとりに支障が生じるだけでなく，生活音が聞こえないことで周囲に対する関心も弱まる．補聴器を使用している場合は，装着を確認する．耳元で大きな声を伝えても聞こえない場合は，集音器などを用いてみたり，ひらがなで書いた文字がわかるのかを確認する．両側性の難聴の場合，左右どちらかの耳元で話すより，相手の正面からはっきり口の形を見せながら話すことが効果的な場合がある．聞きとりを妨げるような周囲の音は消してから話しかける．相手が聞こえないととらえる

と無意識に大声で伝えてしまうが，相手は聞こえなければ怒鳴られていると感じ，逆に，聞こえない程度の小さい声は猜疑心を強めることになる．

　視力低下があり眼鏡が必要な場合は眼鏡を使用し，顔の表情や口の形が見やすいように部屋の照明・照度にも配慮する．会話する位置も顔が日光の影にならない場所を選ぶなど配慮が必要となる．

g. 非言語的コミュニケーションを活用する

　相手の表情や雰囲気を読みとる能力は維持されているため，アイコンタクト，表情や身ぶりなどの非言語的コミュニケーションを積極的に活用しながら，メッセージを伝えていく．言葉と一緒に絵や実際の物を見せたり，身体の一部を指し示しながら伝えることで理解しやすくなる．

　伝える一方で，認知症の人の表情，息づかい，身ぶりなど，身体から発せられる非言語的なサインから，思いや要求，苦痛の有無などをくみとっていく．弱った身体から発せられるサインは非常に微弱であり，医療・ケア提供者側が感性を高くしていないと見過ごしてしまう．これらのサインは決して認知症の人に特別なものではなく，自分に置き換えて考えてみると相手の反応も理解できる．微弱であるが，精いっぱいに発している非言語的メッセージをとらえて，反応・応答していくことが信頼関係につながる．

h. 感情を読みとり，働きかける

　認知症が進行しても大脳辺縁系の機能はある程度保たれ，喜怒哀楽の情動が保持されており，快・不快について感じることができる．認知症の人は，他者と関わっているこの時間が心地よいか心地よくないか，そして，自分に関心をもって接してくれているかどうかを敏感に感じとっている．記憶障害のため，伝えられた言葉や会話の内容は時間の経過とともに忘れてしまうが，その瞬間に感じた感情は残る．嬉しい，楽しい，安心などの快の感情が蓄積されるよう，感情に働きかけることが大切である．また，会話以外の日常生活ケアの中で身体に触れる手のぬくもりなどからも，安心感を得ることができる．

　重度認知症の人であっても，自分に関心が向けられているか，丁寧に接してくれているかどうかを感情やこころで感じとっている．相手のことを知りたいという思いを抱きながら声をかけたり，ケアを行っていると，認知症の人の開眼時間が長くなったり，目つきの変化に気づくことがある．これらは，関心が向けられていると感じられたことで，引き出された反応であるととらえられる．大切にされていると感じることで生きていてよかったという思いを抱き，生きる意欲を支える．

5　コミュニケーションをとる上でのケアする側の態度や姿勢

　コミュニケーションを動機づけるのは，自分のことをわかってほしい，お互いにわかり合いたいという基本的な欲求である．しかし，医療・ケア提供者側は，認知症の人は「話した内容をすぐに忘れるから話しても無駄」「何度説明しても同じことを言ってくる」

など，コミュニケーションができないととらえると話しかけなくなる．話しかけた内容に対し，聞きとれない言葉や理解できない内容の返答が返ってきただけで，会話によるコミュニケーションができないと判断してしまう．また，話しかけた後にすぐに返答がないと，認知症の人は返答を考えている途中であるにもかかわらず，一方的に会話を中断し，返答する機会を奪ってしまう．重度認知症の人も医療・ケア提供者の否定的な姿勢や態度を敏感に感じとっており，これらがコミュニケーションを阻害する．認知症の人とのコミュニケーションにおいても，相手を知りたい，相手にわかってもらいたいと感じる基本的姿勢が問われている．

　認知症の人とのコミュニケーションは難しいという言葉を聞くが，コミュニケーションが難しい理由は認知症の人の能力の影響だけだろうか．コミュニケーションは双方向のやりとりであり，医療・ケア提供者も影響を及ぼしている．医療・ケア提供者の認知症への偏見や誤解，コミュニケーション能力や姿勢が認知症の人が声を出すこと，人との関わり合いをもつことへの意欲そのものをなえさせてしまってはいないかを振り返ってほしい．認知症の症状緩和においては，他者とのコミュニケーションを通じて，いかに生きる意欲を支えられるかが重要である．

〔和田 奈美子〕

文献

1) 飯干紀代子：今日からの実践 認知症の人とのコミュニケーション 感情と行動を理解するためのアプローチ. p.15. 中央法規出版. 2011.
2) 山口晴保編：認知症の正しい理解と包括的医療・ケアのポイント 快一徹！ 脳活性化リハビリテーションで進行を防ごう. p.141. 協同医書出版社, 2005.
3) 飯干紀代子：重症度別のコミュニケーション. 日本認知症ケア学会誌. 2015；14（2）：439-443.
4) Giraud AL, Price CJ：The constraints functional neuroimaging places on classical models of auditory word processing. J Cogn Neurosci. 2001；13（6）：754-765.
・北川公子：認知症の人びとの看護. 第3版. 中島紀恵子監・編, p.123-137. 医歯薬出版, 2017.
・平原佐斗司：末期認知症の緩和ケア. 日本認知症ケア学会誌. 2012；11（2）：462-469.

コラム3

タクティール®ケア

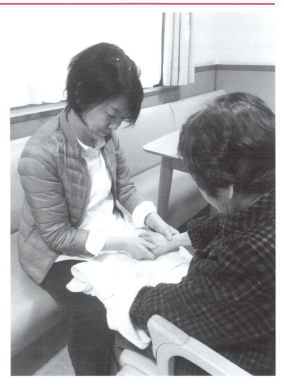

　タクティールケアは，両手で優しく，ゆっくりとした動きで背中や手足に触れるケアで，北欧のスウェーデンで誕生した．タクティールケアは，心身の不快症状や不安，ストレスを和らげるケアとして，また非言語的コミュニケーションの方法の1つとして，特に認知症高齢者を対象に看護・介護の現場で広く活用されている．

　タクティールケアの「タクティール」は，ラテン語の「タクティリス taktilis」に由来する言葉で「触れる」を意味し，実際に看護・介護者の手で「押す」「揉む」のではなく，優しく包み込むよう決められた手順でゆっくりと「触れる」だけのケアである．認知症高齢者は言葉やその場の状況などから情報を得て安心することが難しくなるが，触覚は認知症が進行しても理解することができるため，タクティールケアによる触覚刺激によって安心を得られる．

　心地よい触覚刺激によって，
・穏やかな時間を実感・共有し，信頼関係を築くこと
・触れられた手，足，背中などの身体認識を高めること
・懐かしい思い出や，よい感情を思い出させる手助けをすること
・自らやってみようとする力を生み出すこと
などの変化をみることができる．

　タクティールケアは誰でも行うことができ，看護師や介護職はもちろん，家族も行える．タクティールケアの手技は明確に示されているため，誰が行っても，心地よい穏やかな時間を共有できる．

　いろいろなことを忘れてしまい，できることも少なく，いつも不安な表情で過ごしていたAさん．タクティールケアをさせてもらうと，積極的におしゃべりを始め，ケアが終わると表情は明るく，気づけば，隣の人と楽しくお話をしていた．タクティールケアにはいろいろな可能性が秘められている．まずは，優しく両手で触れることから始めてほしい．

〔木本 明恵〕

コラム4

バリデーション

バリデーションとは認知症高齢者とのコミュニケーション法である．特徴は認知症高齢者の感情に焦点を当て，その表出を支援することにある．表出された感情を支援者ができるだけ正確に，あるがまま受けとろうと「共感する」ことで，認知症高齢者は「受容される」．従来，この「共感」と「受容」は対人支援の専門職の基本的態度であるといわれてきたが，これまで認知症高齢者は「受容される」にはほど遠い存在であり，実際にはかなり困難な作業だった．

例えば「家に帰りたい」と訴え続ける高齢者に，病院や施設の専門職はそれが決してかなわないため，「お茶を飲みましょう！　飲んでから帰ろう」「もう遅いから，今日だけ泊まっていこう」などとうそをついたり，ごまかしたりする方法で訴えをいかに鎮めるかにエネルギーを注いできた．結局，これらの方法は彼らを黙らせ，感情にふたをすることを目的に行われてきたのである．

バリデーションではうそもつかず，認知症高齢者の感情にふたをすることもしない．彼らの感情に少しでも近づき，共感することを目指す．そして，その方法として「カリブレーションを柱とした共感のプロセス」がある．「カリブレーション」とはバリデーションの技法の中で最も重要であるといわれている．認知症高齢者の感情を細かく観察し，彼らの感情がどこに表出されているのかを把握する．例えば，眉間のしわ，まぶた，口元，頬，顎，首，肩，腕など，身体のどこかにしばしば表れ，声のトーンや息づかい，行動にも表れる．それらをカリブレーションでは支援者が自分の身体に落とし込み，反映させることを目指す．カリブレーションがうまくなされた場合，認知症高齢者と支援者はまるで鏡合わせのような状態になることもあるし，それを第三者が見ると，2人が1つのエネルギーの球体に包まれているようにも受けとれる．

そういった状態に置かれた認知症高齢者は「自分はありのまま受け入れられた」ことを身体で実感し，喜びが生まれる．生きる力がよみがえり，幸福感に満たされることもある．同時に支援者は，自分の仕事や役割に価値を見出し，認知症ケアから大きな喜びを得られるようになる．

バリデーションの実践で「真に寄り添う」ケアを提供でき，支援者も認知症ケアに携わることが「あまりにも困難な達成感の少ない仕事」から「達成感と大きな喜びを得られる仕事」となるはずである．バリデーションは図のようなプロセスで実践する．特に重要なのは準備の段階で，「カリブレーションを柱とした共感」をスタートから体現することである．　　　　　〔都村 尚子〕

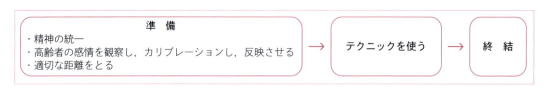

図　バリデーションを実践するプロセス

文献

- ナオミ・ファイル，ビッキー・デクラーク・ルビン：バリデーション・ブレイクスルー　認知症ケアの画期的メソッド．髙橋誠一，篠崎人理監訳，飛松美紀訳，全国コミュニティライフサポートセンター，2014．
- ナオミ・ファイル，ビッキー・デクラーク・ルビン：バリデーション ファイルメソッド　認知症の人への援助法．稲垣ふみ枝監訳，飛松美紀訳，全国コミュニティライフサポートセンター，2016．

C. 排尿障害

C. 排尿障害

1 排尿状況から全身状態をアセスメントする

　血液中の老廃物は腎臓でろ過され，尿となる．生きている限り，尿は絶えず腎臓で生成され，身体恒常性と深く関連する．尿量，回数，色調，においなどから，認知症の人の全身状態をアセスメントする．言葉でうまく症状を伝えることができない認知症の人においては，尿自体に豊富な身体情報が存在するため，その情報やサインは何を意味するのか，ケア提供者は身体内部で生じている微細な変化とメッセージを汲みとって，適切に対応することが必要である．

a. 脱水症による排尿状況の変化

　脳の変性によって口渇中枢の閾値に変化が生じ，感受性低下をきたすと，喉の渇きを自覚しにくくなる．また，認知症の人は加齢や体重減少，痩せなどにより細胞内水分量の減少をきたしやすく，脱水状態にも移行しやすい．認知症の進行により食事・飲水に介助を要するステージになると，季節の変わり目の気温や日差しの変化によって，室温調整を完備している環境下であっても，食が細くなり脱水状態に移行することもある．

　脱水症が生ずると，尿量の減少や，色調の濃い濃縮された尿が観察される．突如発熱し意識が朦朧とする熱中症をきたして，深刻な脱水症があわせて把握されることもある．普段からの尿の状態や in-out の把握，食事摂取量，気温・湿度の変化などへの対応に努めていくことは重要なこととなる．高齢者の熱中症では，汗をかかずに急変する場合もあり，排尿状況のほか，腋窩の乾燥などにも注意を払って前兆をとらえる．

b. 尿路感染症による排尿状況の変化

　尿路感染症は，性別によってそれぞれ特徴がある．男性では，前立腺肥大がもとで残尿が生じるようになり，残尿量の増加によって，尿路感染を起こしやすい．頻尿，排尿困難，尿勢減弱の症状に通じる．女性では，尿道が短いことから，大腸菌やブドウ球菌が逆行性に感染しやすい．女性が尿路感染症を起こすと頻尿，排尿時痛が認められる．男女ともに尿意は切迫し，排尿間隔や回数の増加が認められる．感染をきたした尿は，尿中の白血球数が増加し，尿混濁，膿尿などを呈する．アンモニア臭も強くなる．尿路感染症による発熱は，著しく上昇するパターンだけではなく，微熱が持続する場合もある．バイタルサインの変化のほか，認知症の人の表情やムード（そわそわする，不機嫌など）の変化にも注意する．

c. 尿道留置カテーテル由来の尿路感染

　認知症の人のエンドオブライフにおいて問題化している尿路感染症として，尿道留置

カテーテル由来の感染症があげられる．長期間の留置により，100％細菌感染をきたすため，無症候性細菌尿に移行する．

急性期の治療のために尿道留置カテーテルを適用する場合には，認知症の人のその後の長期療養期間を考慮し，一時的な実施であるよう，速やかに抜去することを留置時点から検討し，実施すべきである．慢性的な保菌状態は，多剤耐性菌の問題や療養環境でのアウトブレイクのリスクをもたらす．

2 排尿行動を支え安寧な日常生活を支援する

排尿とは，一義的には尿を体外に出すことであるが，その前後に生活動作を含む行為でもある．おおむね 3 歳には他者の世話を受けず自立し，それ以降は自らの生活内で 1 日に複数回，排尿のための行動をとるようになる．尿は自らの体内で生成されているが，排出された途端に汚物として認識されるものでもあり，おのずと人目に晒したくないという人間の心理が絡む．また，トイレという排尿の環境は，個人の習慣や生活する社会文化，公衆衛生とも関連する．

排尿に関するケアを実施することは，生命の保持や生理的ニーズの充足の観点はもちろん，心理的側面，社会・文化的側面にも及ぶ，より広がりのあるニーズにも配慮を要する．認知症の人のエンドオブライフケアとして，粛々と，質のよいケアを継続していくことが求められる．

a. 排尿の仕組み

正常な排尿では膀胱において蓄尿相と排尿相とが交互に出現する．蓄尿相では，膀胱は弛緩し尿道は収縮しているため，漏らさずに尿を膀胱にためておくことができる．一方，排尿相では，膀胱は収縮し尿道は弛緩する．特別の努力も要さず，速やかにすべての尿を排出できることは，排尿相における要点である．ケア提供者が排尿場面に関わるには，「正常な」排尿を踏まえ，比較することで異常の早期発見や，安全安楽を確保する介助・見守り方法について検討する（表 6-C-1）[1]．

蓄尿相と排尿相は自律神経の支配を受けており，蓄尿相では交感神経，排尿相では副

表 6-C-1　正常な排尿（成人の場合）

- ・1 回の排尿量は約 200〜400mL
- ・1 日の排尿量は 1,000〜1,500mL
- ・1 日の昼間の排尿回数は 4〜7 回，排尿間隔は約 3〜4 時間に 1 回
- ・夜間の排尿回数は 0〜1 回，多くても 2 回
- ・排尿にかかる時間は 1 回につき 20〜30 秒
- ・ある程度の尿がたまると尿意を感じ，尿意が生じてからも一定程度こらえられる
- ・尿失禁はない
- ・腹圧をかけて力まなくても排尿できる，特別な努力を要しない
- ・排尿の途中で尿を止めることができる
- ・排尿後，残尿量はゼロで，すっきりとして残尿感もない

（吉田正貴：高齢者の排尿障害．高齢者の医療とケア 3．2017 年度高齢者医療・在宅医療総合看護研修テキスト．p.33，国立研究開発法人国立長寿医療研究センター　長寿医療研修センター，2017．より改変）

交感神経が働く．この下部尿路の仕組みを緻密に統制するのは，脳の橋部にある排尿中枢で，膀胱収縮や尿道弛緩といった排尿反射を司っている．だが，橋部の排尿中枢は，さらに高次の大脳前頭葉から抑制性の支配を受けていて，前頭葉からの抑制の解除なしには排尿反射は起こらない仕組みになっている[2]．前頭葉に変性が生じ，排尿を抑制する中枢機能の発揮ができなくなれば，尿が膀胱にたまると，神経因性に排尿反射が誘発され膀胱が収縮し，随意的に排尿を行うことが難しくなり，尿は漏れる．進行した認知症の人においては，尿失禁が認められるようになる．

b. 排尿に関連する一連の行為と必要な身体機能

排尿は，下部尿路機能をはじめ，排尿動作に関連する運動機能，認知機能などが連動して成り立つ（図6-C-1）．概観してみると，まず①膀胱に尿がたまり，②膀胱壁の伸展を刺激として，身体情報が上行し，③中枢において情報が処理され，尿意を自覚する．④尿意とともに起居し，⑤トイレの場所を想起・認識し，⑥移動する．⑦トイレに入る方法を認識してドアを開け入室し，ドアを閉める．⑧トイレ内の便器を認識し，⑨適切な位置，体位をとって衣類を下げ，⑩排尿する．排尿が終了したら，⑪陰部を清潔にし，⑫衣類を上げて着衣する．⑬排泄物を後始末し，便器から離れ，⑭手洗いを行う．そして，⑮元のあるいは次の生活行動を行う．①〜⑮の連続した一連の行為が滞ることなく，24時間のうちに複数回，行われる．認知症の人に排尿ケアを行う際には，その一連の

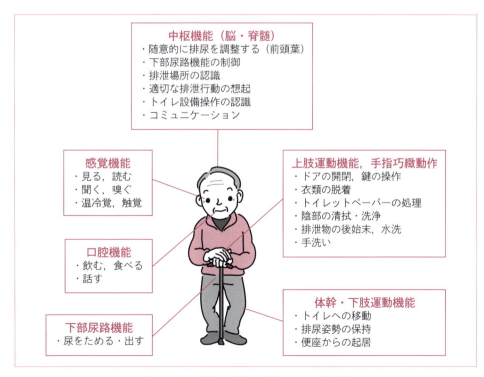

図6-C-1　排尿の遂行に関与する身体機能

（津畑亜紀子：排泄．認知症ケアガイドブック．公益社団法人日本看護協会編，p.144，照林社，2016．より改変）

プロセスのどこに障害やエラーが生じて，排尿の自立が阻害されているのか，快適で安寧な排尿が損なわれているのか，よく把握して支援していくことが必要となる．

c. 下部尿路症状への着目

認知症の人は，加齢による膀胱の形態的変化や平滑筋の変性，男性では前立腺肥大症，女性では骨盤底筋群の脆弱化を認める事例も多数であるため，臨床現場では，尿が近い（頻尿），意図せず尿が漏れる（尿失禁），尿が出ない（排尿困難・尿閉）という症状が現れやすい．だが，認知症の人においてはそれらを主訴として表出できない場合もあり，対応は繊細な観察や配慮を要する．

頻尿，尿失禁，排尿困難・尿閉等の症状は蓄尿相あるいは排尿相の愁訴であり，下部尿路症状 lower urinary tract symptoms（LUTS ラッツ）と総称される．2002年，国際禁制学会 International Continence Society（ICS）は LUTS に関する用語基準を定め，それに基づき，症状を①蓄尿症状（蓄尿相で認める症状で，頻尿や尿失禁など尿をためられない・漏れる症状），②排尿症状（排尿相で認める症状で，尿勢低下，尿線途切れ，排尿開始困難などうまく尿を出せない症状），③排尿後症状（排尿直後に認められる症状で，残尿感，排尿後尿滴下の症状）に分類し，国際標準として示した（図 6-C-2）[3, 4]．

蓄尿症状 尿を膀胱にためられない，蓄尿相で生じる症状

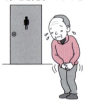

- 排尿回数が多いという愁訴，いわゆる頻尿
- 夜間に何度も排尿のために起きる
- 急に尿意が生じて我慢できない，つらい
- トイレに間に合わず尿が漏れる
- くしゃみや運動など，腹圧がかかると尿が漏れる
- 睡眠中，不随意に尿が出る（夜間遺尿）

排尿症状 尿をうまく出せない，排尿相で生じる症状

- 以前より尿の勢いが弱くなった
- 尿線が分割し，飛び散って出る
- 排尿中に尿が途切れ出にくい，尿が途中で止まる
- 尿を出そうとしても出るまでに時間がかかる
- 尿線の維持・改善のため力んで出す
- 排尿の終わり頃，尿がぼとぼとたれ出て，切れが悪く排尿を終えられない

排尿後症状 残尿感，排尿後尿滴下の症状

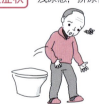

- 排尿後なのにまだ尿が残っている感じ，完全に空になっていない感じがする
- 排尿直後であるのに，尿が不随意に出てくる
  ＊男性では便器から離れた後，女性では立ち上がった後を指す

図 6-C-2 **LUTS の臨床症状・愁訴**

C．排尿障害

　高齢者の排尿障害として LUTS は着目され始めているが，完全に治す治療法はいまだ見当たらない．頻尿，尿失禁，排尿困難・尿閉といった症状がある場合には，生活への支障や苦痛の程度を軽くするように，個人の QOL の維持向上につながるケアや管理方法，環境の整備などの支援を毎日継続していくことが必要不可欠である．以下に，頻尿と尿失禁を取り上げ，認知症の人への対応の要点について述べていく．

3　頻尿に対するケア

a. 頻尿に関与している要因

　脳梗塞後の慢性期に，過活動に膀胱の収縮が起こって我慢できずに頻尿になることもあれば，膀胱炎，前立腺炎などの尿路感染症が存在し膀胱知覚過敏状態が生じることで，正常よりはるかに少量であっても，尿が膀胱にたまると強い尿意を感じて頻尿をきたすこともある．認知症の人の水分の多飲，糖尿病，前立腺肥大症なども頻尿に関与する．

b. 神経因性膀胱による頻尿

　神経因性膀胱は膀胱機能をコントロールする上位の神経（脳〜仙髄）や下位の神経（仙髄〜末梢側）の障害によって生ずる．神経因性膀胱をきたす原因として，脳血管障害（脳梗塞，脳出血など），神経変性疾患（パーキンソン病，アルツハイマー病，多発性硬化症など），糖尿病，脊髄損傷，脊柱管狭窄症，椎間板ヘルニア，直腸手術や子宮手術などがあげられる．
　上位の神経障害では不随意に膀胱が収縮するため，頻尿や切迫性尿失禁などが現れる．下位の神経障害では，膀胱が伸展し収縮も困難となるため，尿意消失，尿閉，溢流性尿失禁が現れる．

c. 夜間頻尿

　夜間頻尿は，わが国における LUTS に関する疫学的調査で多数の男女が日々の生活上で問題となる症状としてあげている[5]．ICS は夜間頻尿とは，たとえ夜間 1 回でも排尿のために起きなければならず，本人にとって困ったことと感じている訴えと定義している．実臨床では夜間 2 回以上の場合を夜間頻尿とすることもある[6]．認知症の人において重視すべきことは，本人が夜間頻尿に困っていると訴えずとも，夜間の尿意や排尿による中途覚醒の頻度，日中の活動状況および眠気の状況などをケア提供者が観察して，普段の様子よりも拒否的，易怒的であるなど，対応に苦慮する状況があれば，夜間頻尿の苦痛を負っているととらえて症状の緩和を検討することである．

d. 排尿日誌の活用

　頻尿の場合，排尿日誌をつけて飲水量と排尿量を把握し，in-out バランス，生活リズムや排尿パターンなどを調節する介入を図っていくと状況の推移も把握・評価でき，有用である．

135

第 6 章 ● 苦痛の緩和の実際

排尿日誌は，最短で 24 時間の情報を確実に記録し，可能であれば 3 日間は継続する[7]．記録の開始は起床前後の早朝排尿時で，翌日の朝までの排尿時刻，排尿量，尿意の有無，尿意切迫感の有無，失禁の有無，摂取水分量，可能であれば残尿測定の情報などを排尿1 回ごとに記載する．

排尿日誌をつけたら，データを正常範囲と比較したり，認知症の人の主観的な情報と日誌に表されている客観的な情報との関連などをみたりして，個別の排尿パターンや生活リズムを理解するように情報を分析し，支援の方向性や要点を見いだす．時折，排尿日誌をつけるだけに終始している場合も見受けられるが，情報を活かして支援を行い，支援前後の評価を行うことが求められる．

排尿日誌を活用し，継続的にモニターを続けていくと，脱水症や尿路感染症の早期発見に通じることがある．また，意図的な介入による状況の改善を示唆する変化や徴候を見いだすことができ，ケア提供者の成功体験にも通じる．

e. 頻尿を呈する認知症の人への対応の注意点

夜間も日中も頻尿を認める場合，しばしば介護者やケア提供者が介護負担感を募らせていることがある．ケア提供者が認知症の人に対して「ついさっきトイレに行ったばかりでしょう」「トイレに行っても今はまだ出ませんよ」など，本人を説得し言い聞かせようとしても，それは通じない．我慢し難い尿意があってトイレに行こうとしている認知症の人の行動を止めようとする説得は，認知症の人の不快感や怒りを招く言葉となって，コミュニケーションのずれが生じ，相互関係も悪化してしまうので，説得は差し控えていくことが望ましい．

頻尿に対しては，多飲があれば適正な水分摂取量を調整する，夕方からのカフェインを含む飲料の制限を行う，夜間の覚醒が少なくなるよう睡眠環境を個人の習慣や好みを反映させて整えることなどを行ってみる．泌尿器科の受診も検討し，薬物療法と非薬物療法との提供で，頻尿の緩和を図る．ただし抗コリン作用のある薬剤は認知症を悪化させるので注意を要する．多尿や夜間多尿の事例では，脳梗塞の再発予防や脱水予防にと，習慣的に水分を多量に摂取していたり，提供していたりする場合がある．岡村は[8]，脱水は脳梗塞や心筋梗塞の増悪因子であるが，多飲によってそれらの予防効果があるというエビデンスはないことを明らかにし，水分をとりすぎる結果，尿が近くなるだけであると報告している．適正な飲水量の算出には，24 時間の尿量のほか，体重も目安になるので測定を行い，24 時間尿量が，およそ 20〜25ml/kg となる水分摂取量の調節がふさわしいとされる[6]．

認知症の人に頻尿を認める場合には，転倒予防策も重要となる．中川らは，夜間の排尿回数の増加は，転倒による骨折発生や死亡率の増加と関連すると報告している[9]．頻尿の症状緩和は転倒の機会の低減と死亡リスクの回避という意味も有してくる．

C. 排尿障害

4　尿失禁へのケア

a. 尿失禁のタイプ

尿失禁とは，自らの意思に反して無意識のうちに尿が漏れてしまうことである．

尿失禁は，主に4つのタイプに大別される（表6-C-2）．4つのうち認知症の人で留意すべきタイプは，機能性尿失禁である．トイレの場所が認識できない・説明しても忘れる，トイレ以外の場所で排尿する，歩行困難でトイレに行けない・歩くことができても動作緩慢である，排尿自体を認識できない，他者に尿意やトイレに行くことを伝えられない，トイレに行ってもどのように行動するかわからないなどの状態が生じていて尿失禁していることがある．つまり，認知機能障害自体が排尿の行為を阻害し個人の生活に影響を及ぼしていることが，しばしばある．

溢流性尿失禁は，尿失禁を認めたら，それを除外するよう観察する必要がある[10]．尿が排泄されているために，見逃していると，大量の尿による逆流，炎症・感染の上行によって，水腎症，腎盂腎炎をきたす．腎盂腎炎は高熱，腰背部痛，膀胱炎症状（頻尿，残尿，排尿時痛など）を伴い，細菌が腎臓から血中に移行すると敗血症も招く．少量の排尿が頻回にある，排尿後に残尿がある，おむつを使用している認知症の人で急に下腹部の緊満を伴う場合には尿が排出されていても，尿の逆流を疑い，注意を払っていく必要がある．

b. 認知症の人に対する尿失禁への対応の具体例

1）誤りを責めない

尿失禁は，幼少期に獲得した排泄行動の自立を喪失することでもあり，認知症の人も認知症が早期の段階では心理的なショックや，羞恥心が生じる．そして容易に他者には

表6-C-2　**尿失禁のタイプ**

切迫性尿失禁	強い尿意が急に起こり，我慢できずに尿が漏れる． 過活動膀胱による失禁．
腹圧性尿失禁	咳やくしゃみなどの急激な腹圧の上昇に伴い尿が漏れる． 尿道機能の低下による失禁． 女性に多く，加齢などによる骨盤底筋群の緩みが要因．
溢流性尿失禁	尿を出せずに，膀胱に尿がたまりすぎてあふれ出て漏れる． 知らないうちに漏れている． このタイプは決して放置してはいけない．水腎症，腎盂腎炎で生命の危機に陥る病態である． 前立腺肥大症・糖尿病・脊髄疾患・骨盤内悪性腫瘍術後などで，体動によって尿が漏れる場合，残尿測定を実施することが望ましい．
機能性尿失禁	下部尿路の障害とは別の，見当識障害（トイレの場所がわからない）や，トイレへの移動困難などの身体状況（大腿骨頸部骨折後，身体拘束など）によって，生じる失禁． 認知症高齢者が入院や入所するとしばしば生じる． 薬物療法はなく，適切な対応を行うしか方法はない．

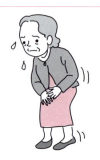
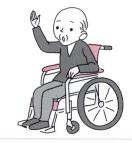

・下腹部に手を当てケア提供者を見つめる
・急に立ち上がりこわばった表情をしている
・何かを探し求めるような表情で移動し始める

・軽く手を上げて他者を招くしぐさがある
・「おーい」など呼び声がある
・机やベッド柵などをたたいて他者を呼ぶしぐさがある

図 6-C-3　認知症の人の排尿サインの例

打ち明けられず，何とか自己の体裁を保つように振る舞うこともある．尿汚染した衣類・下着をタンスの一角にしまってあったことなどが，介護者からエピソードとして語られることがある．不快感から自然と脱ぎ，人目につかない場所に隠しているのであり，行動の間違いを叱責・非難しても，決して状況の改善にはつながらない．認知症の人の残存機能に着目して，自立して排泄できるように環境を調整したり，認知症の人の自尊心に配慮した声かけで誘導したりすることが望ましい．自宅で家族介護者だけで身の回りの世話をしている場合は，公的な介護サービスの導入を検討し，家族が抱え込みすぎないよう調整を図ることもある．

2）わかりやすくトイレの場所を表示する

認知症の人は自宅など住み慣れた場では尿失禁がなかったとしても，入院・入所し，新しい場所で過ごすことになった際には混乱し環境への適応が困難になり，尿失禁が生じやすい．病院や施設は，いくつも同じような色・形のドアが並んでいて無機質でもあり，トイレの場所がわからないことが尿失禁の背景に存在することがある．わかりやすくトイレの場所やドアを示すことが望ましい．トイレに向かう道筋にも目印をつけ，夜間は薄明かりを灯しておくなどの対応を図る．

3）尿意のサインをキャッチし，見逃さない

排尿自体を忘れている認知症の人であっても，動作を見ていると，尿意のサインとなる動き・しぐさを示していることがある（図 6-C-3）．言語に限らず，動作にこめられたメッセージを受けとるように努め，適時にトイレへの誘導や声かけを図ってみるとタイミングが合うこともある．尿意の訴えがなくても，飲食の時間から数時間後，入浴前，就寝前などに，トイレ誘導の声かけを行い，トイレに入ってみると間に合うこともある．

4）衣類や尿とりパッドを選択する

認知症の人の残存する認知機能や運動機能，巧緻動作に合わせた，適切な方法や用具を適用していくことは支援の方針であり，排泄場面で上げ下げしやすい衣類を選ぶようにする．

C. 排尿障害

　認知症の人の尿失禁の症状を消失させるのがかなり難しいことは事実であり，パンツ式おむつや尿とりパッドの活用を検討し導入することは，尿汚染の不快を少なくし，日常動作や活動を妨げないことと関連するため大切な選択となる．近年では，さまざまな性能・特徴を有する製品があるため，情報を得て，個々に合わせた製品を適用することが望ましい．尿とりパッドやおむつを選択した場合にケア提供者は，尿失禁してもいいと，安易な思考や判断を行うことは避けるべきであり，言動にも倫理的な配慮を高めることが肝要である．尿失禁の症状があるとしても，適切な支援が受けられる物的環境や人的環境が重要である．認知症の人にとっての不快が低減すれば，表情に笑顔が見られるようになったり，食事摂取が改善したりして，リハビリテーションや散歩，レクリエーションなどの活動に参加できるようになっていくこととなる．生活全体の活性化，意欲の改善などが尿失禁に対するアプローチにはおのずと含まれている．心理学者のMaslow のニード論においても自己実現のニーズは生理的ニーズを整えることから始まり，上層に向かっていくことを示唆している[11]．排尿のケアは，1 日に複数回必要で，種々のニーズをかなえるための土台であり，質の高いケアの具体化は排尿ケアから始まるといっても過言ではないと考える．

〔髙道 香織〕

文献

1) 吉田正貴：高齢者の排尿障害．高齢者の医療とケア 3．2017 年度高齢者医療・在宅医療総合看護研修テキスト（非売品），p.28-59．国立研究開発法人国立長寿医療研究センター 長寿医療研修センター，2017.

2) 吉田正貴，高橋渡，稲留彰人：なぜ高齢になると尿失禁が増えるのか？　プライマリケアのための高齢者尿失禁のマネジメント．福井準之助編，p.12-17．医薬ジャーナル社，2003.

3) Abrams P, Cardozo L, Fall M, et al：The standardisation of terminology of lower urinary tract function：report from the Standardisation Sub-committee of the International Continence Society. Neurourol Urodyn. 2002; 21（2）：167-178.

4) 本間之夫，西沢理，山口脩：下部尿路機能に関する用語基準：国際禁制学会標準化部会報告．日本排尿機能学会誌．2003；14（2）：278-289.

5) 本間之夫，柿崎秀宏，後藤百万ほか：排尿に関する疫学的研究．日本排尿機能学会誌．2003；14（2）：266-277.

6) 青木芳隆，横山修：高齢者夜間頻尿の病態と対処．日本老年医学会雑誌．2013；50（4）：434-439.

7) 谷口珠実：排尿日誌のつけ方と指導法．排泄ケアガイドブック．一般社団法人日本創傷・オストミー・失禁管理学会編，p.36-39．照林社，2017.

8) 岡村菊夫，鷲見幸彦，遠藤英俊ほか：「水分を多く摂取することで，脳梗塞や心筋梗塞を予防できるか？」システマティックレビュー．日本老年医学会雑誌．2005；42（5）：557-563.

9) Nakagawa H, Niu K, Hozawa A, et al：Impact of nocturia on bone fracture and mortality in older individuals：a Japanese longitudinal cohort study. J Urol. 2010; 184（4）：1413-1418.

10) 国立長寿医療センター泌尿器科：一般内科医のための高齢者排尿障害診療マニュアル（改訂版）．2007. http://www.ncgg.go.jp/hospital/iryokankei/documents/urination_manualv2.pdf（2019 年 3 月 21 日閲覧）

11) Ｋ Ｋ キューブラ，Ｐ Ｈ ベリー，Ｄ Ｅ ハイドリッヒ編：エンドオブライフ・ケア 終末期の臨床指針．鳥羽研二監訳，医学書院，2004.

第 6 章 ● 苦痛の緩和の実際

D. 排便障害（便秘，下痢）

1 認知症の人に排便障害が生じるのはなぜか

　排便は生きていく上で必要不可欠な生活行動であり，「気持ちよくすっきりと排便すること」は「口からおいしく食べること」と同様に，日常生活の QOL を維持するための重要な要素である．

　排便は，まず便意を知覚するところから始まり，排泄場所を想起し，トイレまで移動し，ズボンと下着を下げ，便器の位置を正しく認識して座り，排便姿勢を保ちながら排便し，後始末をするという一連の複雑な動作によって成立する．ところが，記憶障害や実行機能障害といった認知症の中核症状は，これら一連の動作を困難にする．

　排便障害の原因は多岐にわたり，認知症の中核症状だけでなく，加齢に伴う生理的な変化（食事摂取量の低下，口腔機能の低下，消化管機能の低下，全身的な筋力低下など），身体的要因，治療に関連した要因，精神的要因や環境要因などが複合的に関与している．認知機能の低下によって生活は不便になり，暮らしにくくなる．生活の変化は排便に多大な影響を及ぼす．

2 どのような排便障害が生じやすいのか

a. 便秘

　認知症の症状は，日常生活全般に影響を与えることから，食事・水分摂取量の低下や活動性の低下につながり，便秘に至ることが多い．便秘は認知症の人の QOL を阻害して，易怒性を出現させたり，食欲低下を起こしたりし，さらに，せん妄へと至る場合もある[1]．

　便秘の種類と分類を図 6-D-1 に示した．高齢者にみられる最も一般的な便秘は弛緩性便秘であるが，認知症の症状がある場合，弛緩性便秘と直腸性便秘の両方を伴っていることが多い．通常，便塊が直腸に入ると，仙髄にある排便中枢から大脳に刺激が伝わることにより便意を感じる．しかし認知症の人の場合は感覚統合の障害により，便意の感覚を適切にとらえ，伝えることが苦手になる[2]．その結果，便意が抑制されることにより，直腸性便秘が生じやすくなる．

b. 下痢

　下痢は急性と慢性に分けられ，病態生理から浸透圧性下痢，分泌性下痢，吸収不良性下痢，運動亢進性下痢の 4 つに分類される．原因として，経腸栄養剤などの食事内容や，下剤の不適切な使用，感染などが考えられる．下痢は排泄の頻度が高く，認知症により

140

D. 排便障害（便秘，下痢）

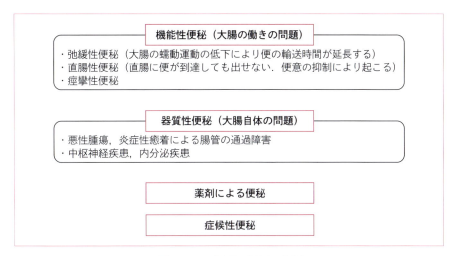

図 6-D-1　便秘の種類・分類
（ELNEC-J 高齢者カリキュラム 2018．モジュール 2．症状マネジメント．より改変）

日常生活動作（ADL）の自立が困難な高齢者では便失禁につながりやすい．習慣的に下剤や浣腸を使用し続けることで慢性的に下痢になっている例も多い．

c. 便失禁

認知症の場合，加齢による内外肛門括約筋の機能低下に加えて，直腸，肛門の感覚異常，下剤使用による便性状の軟化などによって便失禁が起こりやすくなる．一連の排便動作が困難になったときや，他者の手を借りなければいけない場合，トイレに間に合わず機能性便失禁を生じやすい．

d. 嵌入便

直腸の糞便塞栓による溢流性便失禁（嵌入便）は長期臥床の高齢者に多くみられ，直腸内に溜まった便が直腸，肛門を押し広げ，硬い嵌入便の隙間から液状の便が漏れる状態である．まとまった排便が長期間なく，軟らかい便が少量漏れている状態が続く場合，嵌入便を疑う．

3　排便障害が認知症の人に与える苦痛

便秘や下痢といった排便障害は，ただそれだけで不快感や苦痛を伴うものである．BPSD やせん妄の引き金となったり，食欲不振や抑うつ，意欲低下，ADL 低下等の老年症候群につながり，自立した生活を妨げる．

ところが，便秘の苦痛を訴えられない人に対して「排便が 3 日なければ浣腸・摘便」と画一的な対応をするなど，すぐに下剤に頼る傾向はないだろうか．また，認知症の症状がある人に放便や弄便などがみられたとき，「不潔行為」とレッテルを貼ってしまうことはないだろうか．排便障害は，介助する人の負担の大きさに着目しがちであるが，

141

第 6 章 ● 苦痛の緩和の実際

介助される人自身が多大な苦痛を感じていることと，その苦痛を行動で表現していることを見逃してはならない．

a. 「ケアの拒否」として表れた苦痛

便失禁は，身体・精神的な要因から高齢者の社会的活動を阻害し，そのストレスからさらに排便障害が悪化するという悪循環に陥ることがしばしばある．入院中のある認知症の高齢女性は，便失禁に対し「便を漏らすなんて情けない．みっともないし，恥ずかしくて死んでしまいたい」と語り，入浴を拒否するようになってしまった．

このように，便失禁の苦痛がケアの拒否として行動で表れることもある．便失禁の経験は自尊心を低下させ，「また失敗するのではないか」という不安な気持ちから，さらに便意を我慢したり，食事を控えたり，外出する意欲が低下したりするなど，ときにBPSDとして表れ排便障害を悪化させる．

b. 便失禁によるスキントラブル

便失禁にはおむつやパッドの着用による不快感，痛み，瘙痒，失禁関連皮膚障害incontinence-associated dermatitis（IAD）を伴うこともある．おむつの着用で起こった皮膚の浸軟がバリア機能を低下させるとともに，便失禁で消化酵素を含んだアルカリ性の便が接触する化学的刺激によって，弱酸性である皮膚が炎症を起こす．付着した便を拭きとることも刺激となり，強い苦痛が生じる．

c. 他者の手を借りなくてはいけない苦痛

日々の生活の中で，排便に人の手を借りなくてはいけない状況を想像してほしい．本来プライベートな空間で，自分の意思で行う排便を他者に委ねることは，排泄物や陰部，排便動作を他者に見られる苦痛や羞恥心，気兼ねを伴う．介助されることで機能低下や老化を自覚し，情けなさやみじめさを感じることもある．

認知症の症状のある人に対して，私たちケア提供者が苦痛を感じさせている可能性はないだろうか．失禁があるからといってトイレに誘導しなかったり，「ちょっと待って」と便意を我慢させてしまったり，下剤や浣腸を適切に使用していなかったり，摘便や排便介助の技術が未熟であったり，不安や恐怖，自尊心の低下を招くような態度であったりするなど，これらの「不適切なケア」が排便障害を悪化させているかもしれない．排便障害は，生活の中で苦痛が生じやすく，人の尊厳に関わる問題である．

4 認知症の症状による排便障害の要因

a. アルツハイマー型認知症

記憶障害や感覚統合の障害により便意の知覚が低下し，言語障害や失語により便意を訴えることができなくなることから，直腸性便秘や便失禁が生じやすい．実行機能障害により，一連の排便動作の手順がわからず混乱する．トイレ以外の場所で排便する放便

は，場所の失認や見当識障害によりトイレの場所がわからないことや，失読による「トイレ」の文字の理解困難に起因する．失行によりトイレの使い方や服の脱ぎ方がわからず，迷惑をかけないように自分で対処した結果，弄便がみられることもある．

b. レビー小体型認知症

自律神経障害によって腸管蠕動運動が低下するため，病初期から便秘が生じる．また，中核症状である幻視が排便行動に影響を及ぼすこともある．入院中のある男性がトイレ誘導を拒否する理由を探ると，「あそこには蛇がいる．行きたくない」と言い，幻視が原因だったことがわかった．

初期に目立ちやすい視空間認知障害では，自分とトイレの便座との位置関係がうまくつかめず，便座ではないところに腰を下ろして転落しやすい．パーキンソン症状による歩行障害や，自律神経障害による起立性低血圧，めまいがあり，トイレに行こうとして転倒することも多いため注意が必要である．

c. 血管性認知症

運動麻痺を伴うことが多く，トイレへの移動がスムーズにできずに，機能性便失禁が生じやすい．自発性の低下（アパシー）や抑うつが起こりやすく，食事・水分摂取量の低下から便秘を生じることも多い．活動性の低下による弛緩性便秘や，排便姿勢がとれないことによる直腸性便秘がみられる．トイレで排泄する意欲の低下がみられることもある．

5　排便障害のアセスメント

排泄物は，言葉で苦痛を伝えられない人にとって，身体変調のサインである[3]．排便に関する本人の苦痛をとらえて，介入の必要性を見極めるためには，まず排便状況を把握することが不可欠である．排便は閉ざされた空間で行う行為であり，排便動作がある程度自立している人の場合，問題と認識されずに必要なケアが提供されない可能性がある．ケア提供者の「便は出ましたか」という問いに「出た」と返答があっても，記憶障害によって排便がないことを記憶できず，実際は大腸内に多量の便が残っていることもある．

認知症の人の尊厳を保持するための排便ケアにつなげるためには，排便日誌が有用である．アセスメントの視点（表6-D-1）の内容について，最低でも1週間は観察する．その上で，活動や行動の制限による排便障害なのか，それとも腸の働きの問題なのか，原因を大きく2つに分けて考えるとよい．

排泄介助時は，便だけでなく，一連の排便動作を観察してできること・できないことを把握し，多職種で共有する．実行機能障害により排泄動作の手順が踏めないだけで，部分的にはできることがあるかもしれない．本人が困っている部分をどう補えばよいか，チームで検討し見極める．排便動作を遂行するための認知機能だけでなく，これまでの長年の生活の中での排便習慣や，排便に関する価値観なども考慮する．

第 6 章 ● 苦痛の緩和の実際

表 6-D-1　排便障害のアセスメントの視点

・排便状態（排便頻度，量・色・血液や粘液付着の有無，便意，便性状 [ブリストルスケール]，排ガスの有無）
・排便動作
・排便環境（トイレの設備，表示，照明，温度，臭気など）
・腹部の視診，聴診，打診，触診
・食事・水分摂取状況（摂取量，食欲，食事形態，咀嚼嚥下の状態，嗜好）
・活動内容，活動への意欲，活動範囲
・服薬・治療状況
・随伴症状
・苦痛の有無，本人の訴え，排便困難のサイン
・バイタルサイン
・睡眠状態，精神状態，認知機能
・直腸の触診，肛門部の視診
・排便ケア内容（浣腸・摘便などの処置，下剤投与など）
・日常生活への影響

（ELNEC-J 高齢者カリキュラム 2018. モジュール 2. 症状マネジメントのスライドをもとに作成）

6　排便障害による苦痛を緩和するためのケア

a. 排便障害のケアにおける基本姿勢

　認知症の人の排便障害のケアを考えるとき，どのようなことが，誰にとっての問題なのかを考える必要がある．ケアを提供する側に「便を出さなければ」，または「出てさえいればよい」といった固定観念がないだろうか．毎日排便があったとしても，排便困難で苦痛があれば対策が必要であるし，必ずしも定期的に排便がなくても，本人がすっきりと排便できて困っていなければ，介入の優先順位は低くなる．ブリストルスケール（図 6-D-2）[4] 3〜5 の便で排便に伴う不快な症状がなければ，毎日排便がなくてもよいと判断する．単に便を出すという観点ではなく，本人の苦痛や不快感を中心に生活の変化をとらえ，多職種で情報を共有しながらケアを考える．

　また，認知症の人の排便に関する思いや気兼ね，苦痛を想像する姿勢が求められる．たとえ他者の手を借りなければならない状況であっても，本人の苦痛や不快感の緩和を最優先に考え，できる限り苦痛なく排便できるような人的・物理的環境を整える．高齢者のできる力に着目し，その力に見合った援助を提供することは，生活の中でのリハビリテーションにもつながる．

b. 便秘のケア：便性状を整え自然排便を促す

1）食事

　便は食物残渣からできているため，食事習慣の見直しは必須である．便のかさを増し蠕動運動を促す食物繊維や，腸内環境を整える乳酸菌飲料やヨーグルト，オリゴ糖を摂取できるようにする．水分を吸収し便を軟らかくするためには，海藻類や果物が有効である．ただし，本人の嗜好や食習慣を大切にし，食事を楽しむ気持ちを維持できるようにすることが重要である．そのためには口腔ケアなど，土台となる毎日の丁寧なケアの積み重ねが欠かせない．

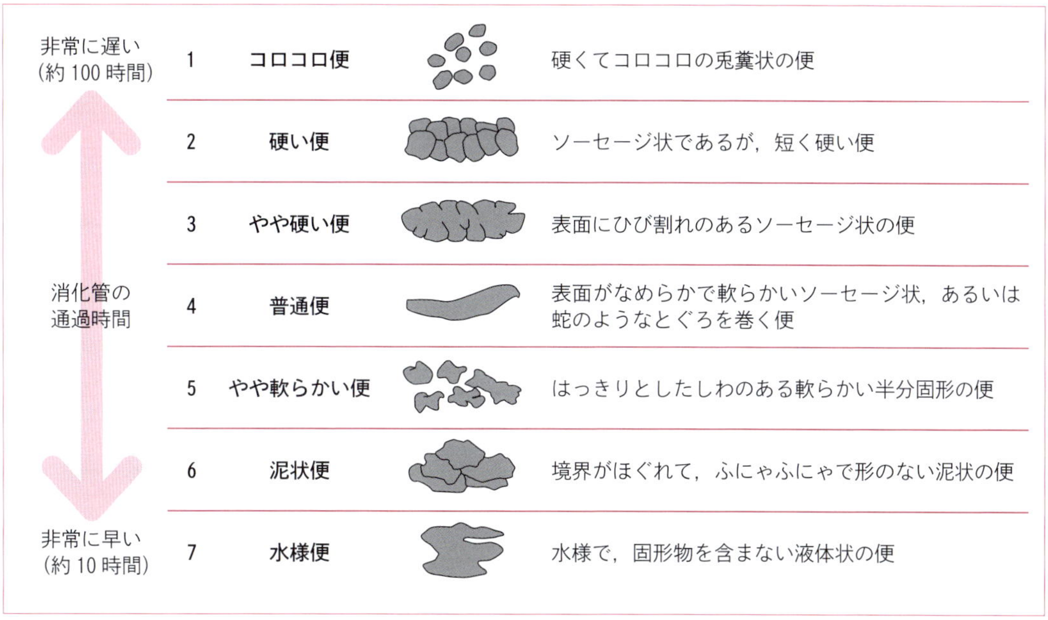

D．排便障害（便秘，下痢）

非常に遅い（約100時間）	1	コロコロ便	硬くてコロコロの兎糞状の便
	2	硬い便	ソーセージ状であるが，短く硬い便
	3	やや硬い便	表面にひび割れのあるソーセージ状の便
消化管の通過時間	4	普通便	表面がなめらかで軟らかいソーセージ状，あるいは蛇のようなとぐろを巻く便
	5	やや軟らかい便	はっきりとしたしわのある軟らかい半分固形の便
	6	泥状便	境界がほぐれて，ふにゃふにゃで形のない泥状の便
非常に早い（約10時間）	7	水様便	水様で，固形物を含まない液体状の便

図 6-D-2　ブリストルスケール

　食事摂取量が低下すると，同時に水分摂取量も低下することが多い．水分摂取が不足すると硬便の原因となり，腸管運動の低下からさらに食欲が低下する．毎食時コップ1杯の水を付加したり，嚥下障害などにより水分摂取が困難な場合は氷，シャーベット，ゼリー状の水分で摂取するなど工夫する．

2）活動，マッサージ

　適度な運動は排便に必要な筋力を保つのに役立つため，休息とのバランスを考えながら苦痛にならない範囲で取り入れる．運動が難しくても，立位や座位をとることにより，腸蠕動の促進のほか，排便に必要な筋力の維持・改善につながる．日中の活動範囲の拡大をはかり，入浴など，日常生活の支援を行うことが排便ケアにも通ずる．

　腹部マッサージは腸管を物理的に刺激して腸管運動を亢進させる効果があり，便秘に対して有効な手段の1つである．腹部のみならず腰仙骨部の温罨法と併用すると，交感神経の緊張をとることでより有効な蠕動促進効果が得られる．

3）下剤

　前提として，まずは生活習慣などを十分に検討し，下剤を第1選択にはしない．これまでの排便習慣や，排便障害に伴う苦痛・不快感という主観を大切にしたケアを行う．

　下剤は便中に水分を保持することで便を軟化させる浸透圧性下剤と，腸管蠕動を刺激することで排便を促す刺激性下剤に大別される．浸透圧性下剤は弛緩性便秘に有用であるが，高マグネシウム血症を発症することがあるため，高齢者には慎重投与となっている．また直腸に硬便が存在する場合，浸透圧性下剤は無効なことが多く，坐剤の使用や浣腸・摘便を考慮する．

　刺激性下剤は下痢や腹痛を起こしやすく，長期連用により耐性が生じる．便失禁につながる可能性も高いため，使用するタイミングや量を医師・薬剤師と十分検討すること

が必要である.

c. 排便動作を補うケア

　できること，できないことを見極め，できない部分はさりげなくサポートし，認知症であってもできる限り自分で排便できるためのケアを多職種で検討する.

1) 便意に気づく

　言葉で便意を表現できない場合，落ち着きがなくなる，立ったり座ったりする，歩き回る，眉間にしわが寄る，貧乏ゆすりなどが便意のサインである可能性がある. その人なりの便意のサインをキャッチし，排便のタイミングを逃さないようにする.

　トイレの場所がわからずトイレ以外の場所で排便してしまう場合，トイレまでの通路や扉に「便所」「厠」のように昔使っていた呼び名を貼ってみる. 病院などの施設ではトイレの表示が高い位置にあることも少なくないが，加齢により視野が狭くなっている高齢者には見えにくい.

2) トイレに移動する

　「失禁がある」「便意がない」からといって，すぐにトイレ誘導を中止しない. 寝たままでは腹圧がかけられず便を出しにくい. 弄便は不快感に対する反応であり，トイレ誘導を行うことで改善する例も多い. 失禁があっても便座に座りいきむことで排便が誘発される場合もある. タイミングとして，腸が動き出す朝食後にトイレに座ることを習慣にすると，自然排便につながりやすい. ただし，「トイレの時間です」と押しつけるのではなく，「おなかの調子はいかがですか？」「歯磨きのついでに，トイレに寄っていきませんか？」など，本人が選択できるように声をかけるとよい.

3) 排便動作の流れをサポートする

　実行機能障害により排便動作の手順がわからない場合，「次にズボンをおろしましょう」「右手で手すりをつかみましょう」など，焦らせないよう注意しながら，さりげなく次の動作について声をかける. リハビリパンツを履きやすい向きで手渡すだけで，自分で履けることもある.

4) 排便しやすい姿勢を保つ

　排便時の姿勢も排便しやすさに影響する. 大腿骨と背骨のなす角度が35度の前傾姿勢で，両肘は膝の上，かかとを上げる姿勢が理想とされている. 洋式便器の座面が高すぎる場合には，足元に踏み台などを置くと排便しやすい. 本人にとっていきみやすく，安楽な排便姿勢がとれるよう介助する. 円背や片麻痺などにより排便姿勢が安定せず，どうしても支えや見守りが必要な場合，視界に入らない位置に立つなど配慮する.

d. 便失禁へのケア

　下痢がみられる場合は原因をアセスメントし，ブリストルスケール3〜5になるよう便性状を調整する. 下剤の影響が考えられる場合は一度中止し，3日以上空けてアセスメントを行う. 直腸診で嵌入便が認められる場合は，苦痛に配慮しながら摘便を行い，便を出し切れるようにする.

　おむつ着用時には撥水効果のあるクリームや皮膚被膜剤等を活用し，スキンケアに努

E. 合併症

める．洗浄する場合は弱酸性の洗浄剤を十分泡立て，機械的刺激による苦痛が生じないようにする．

〔半田 美保〕

文献

1) 「認知症疾患診療ガイドライン」作成委員会編：便秘の対応はどのように行うか．認知症疾患診療ガイドライン 2017．日本神経学会監修，p.114，医学書院，2017．
2) 小川朝生：あなたの患者さん，認知症かもしれません 急性期・一般病院におけるアセスメントから BPSD・せん妄の予防，意思決定・退院支援まで．p.46，医学書院，2017．
3) 桑田美代子，湯浅美千代編：死を見据えたケア管理技術．p.104，中央法規出版，2016．
4) 西村かおる：アセスメントに基づく排便ケア．p.25，中央法規出版，2008．
・ELNEC-J 高齢者カリキュラム 2018．モジュール 2，症状マネジメント．
・桑田美代子，西山みどり：老年症候群への緩和ケアの実際．在宅医療の技とこころ チャレンジ！非がん疾患の緩和ケア．平原佐斗司編著，南山堂，2011．
・塩塚優子：排泄障害．高齢者看護すぐに実践トータルナビ．岡本充子，西山みどり編著，メディカ出版，2013．
・西山みどり：排便障害の看護．認知症の人の生活行動を支える看護 エビデンスに基づいた看護プロトコル．高山真成子編，医歯薬出版，2014．
・伴真由美，原等子，吉原悦子ほか：快便を目指すケア．高齢者の生活機能再獲得のためのケアプロトコール－連携と協働のために．中島紀惠子，石垣和子監，日本看護協会出版会，2010．
・日本消化器病学会関連研究会，慢性便秘の診断・治療研究会編：慢性便秘症診療ガイドライン 2017．南江堂，2017．
・日本大腸肛門病学会編：便失禁診療ガイドライン 2017 年版．南江堂，2017．

E. 合併症

1 転倒・骨折

　認知症の人はその疾患の軌跡の中で，平衡機能や歩行機能の低下によって転倒を繰り返す時期がある．中等度では，筋力低下などの影響でふらつきなどがあり，同時に失禁，認知機能の低下，ADL 低下などを引き起こして重度認知症，さらには寝たきりに移行しやすい．また認知症の人は苦痛や不快な症状を言語で説明できないために，自分のニーズを満たそうと危険な行動をとって転倒することがある．さらに骨折や ADL 低下が要因となり，再度転倒を引き起こしやすい．

　転倒した場合，認知症の人は大腿骨頸部骨折，さらには頭部や顔面の損傷など，重度の外傷を受けやすく，生命予後にも影響することから予測・予防する必要がある．認知症高齢者の転倒は歩行・バランス障害によって生じることも多いため，認知症が引き起こす転倒につながる危険な行動の特徴を理解し，本人の潜在的なニーズや生理的ニーズを満たす基本的なケアを着実に実施することが転倒予防[1]につながる．転倒・骨折の頻度の軽減のみを転倒・骨折予防のケア目標とすると安全管理の意識が強くなり，看護師は身体拘束を選択しがちになるが，QOL の維持向上に着目することで落ち着いて生活できることで，転倒を引き起こす危険な行動を低減することを目標とする必要がある．

表 6-E-1　東京消防庁による転倒の定義

転倒	同一面上でバランスを失い倒れて受傷したもの（押され，突き飛ばされ，スリップ，つまずき等）
転落	高低差のある場所から地表面または静止位置までのスロープなどに接触しながら転がり落ち受傷したもの
墜落	高所から地表または静止状態まで落下し受傷したもの（転落に起因し墜落したもの，および墜落に起因し転落したものを含む）

（東京消防庁より作成）

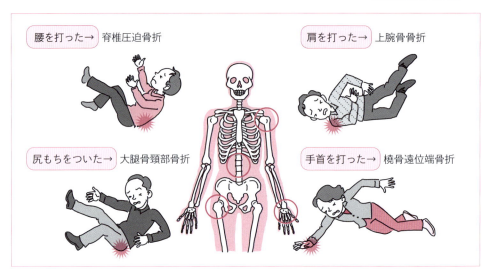

図 6-E-1　転倒の種類と骨折

　実際にはパーソン・センタード・ケアを基本に認知症の人が自分で訴えられないニーズを分析しながら転倒・骨折予防の方法を検討し，ケアプランを立案する．認知症の人にとっては，転倒・骨折を完全に予防すること以上に，転倒による外傷や苦痛を軽減する緩和ケアの役割は重要である．

a. 転倒の定義

　海外では転倒 fall は，自分の意思ではなく，地面，床またはより低い面に身体が接することと定義されている[2]．わが国では，東京消防庁による転倒の定義があり，転倒，転落，墜落を表 6-E-1 のようにさらに細かく分類している[3]．一般的には臨床で転倒・転落を区別することは困難であるが，転落の場合はベッドなどの生活環境整備などを行うために後で区別して対策を検討するとよい．

b. 転倒による骨折

　転倒による骨折は，転倒の際に腰を打った場合には脊椎圧迫骨折，肩を床に打った場合は上腕骨骨折，尻もちをついた場合は大腿骨頸部骨折，手首を打った場合は橈骨遠位端骨折を起こしやすい（図 6-E-1）．特に高齢女性においては，手関節，上腕骨，肘，大腿骨頸部の骨折は，9 割が転倒[4]によるものである．

E. 合併症

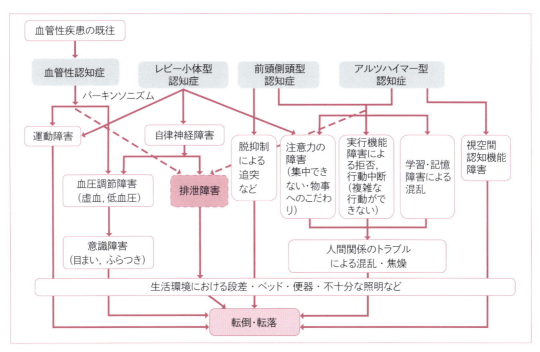

図 6-E-2　認知症の種類とその転倒・転落リスク

　認知症の人はそうでない人と比べて転倒の際に防御姿勢をとりにくいために，大腿骨頸部骨折や顔面の外傷，頭部打撲など重度の外傷を起こしやすい．認知症の人の場合には痛みの閾値が高くなることもあり，大腿骨頸部骨折を起こしても痛みを訴えずに動いたりするために骨折をすぐに発見できない場合もある．認知症の人の表情や行動の変化から骨折が疑われる痛みの可能性があれば，専門医の受診を検討する必要がある．

c. 認知症の種類と転倒

　認知症の種類別の転倒の危険性は，認知症を伴うパーキンソン病，レビー小体型認知症，次に血管性認知症，アルツハイマー型認知症の順番で高くなる[5]．パーキンソニズムが1年以上先行した認知症の場合，認知症を伴うパーキンソン病と診断される．歩行障害，自律機能の低下などのパーキンソニズムが歩行機能やバランス機能を低下させ，転倒を引き起こしている．レビー小体型認知症では，パーキンソン様歩行や自律神経障害による起立性低血圧，排泄障害などが歩行時のふらつきや頻尿など排泄に関連した転倒を招きやすく，転倒のリスクが高い．血管性認知症では脳卒中後遺症などによる運動障害や注意力の障害などが転倒リスクとなる．アルツハイマー型認知症では認知機能障害による記憶の障害，実行機能障害などによる認知機能障害が人間関係のトラブルや生活障害などを引き起こしたり，視空間認知機能障害によって物の位置の認識ができず，転倒につながる．認知症の人の転倒は，本人のリスクだけではなく，人間関係や生活環境からも影響を受けている（図 6-E-2）．前頭側頭型認知症では前頭葉の萎縮のために社会的な生活行動がとりにくくなり，脱抑制と呼ばれる突発的な行動をとりやすく，追

第 6 章 ● 苦痛の緩和の実際

突などによる転倒を起こしやすい.

d. 認知症の人の転倒アセスメントのポイント

認知症の人は転倒しやすく，そうでない人に比べると，自分で身の安全を守ったり，転倒の危険性を判断したりすることができにくくなる．以下のAさんの事例から認知症の人が転倒する原因を分析してみよう.

> Aさん，75歳，女性，要介護4，認知症自立度Ⅳ，高齢者ケア施設に入居中.
> ふらつきはあるが，1人で歩行できる．日中から落ち着きがなく，夜間も歩き回る行動（徘徊）がある．いずれもトイレを探しているようで，夜は1時前後にうろうろしていることが多かった．スタッフBはAさんが廊下でうろうろしているのを見つけると，排泄介助をして居室に誘導した．その後は朝まで熟睡していたので，歩き回るのはトイレを探しているのかと考えていた.
> ある日，夕食時にAさんがほかの入居者の椅子に間違えて座ってしまい，本来そこに座る入居者が怒って声を上げたために，カッとなってにらみ合うシーンがみられた．対応したスタッフCは，入居者同士のトラブルはときどき起こるので，夜勤帯のスタッフDには，申し送りをしなかった．その夜，スタッフDはおむつを外してしまう人にケアを行っていた．その後，フロアでうつ伏せになっているAさんを発見した．Aさんは左頭部，鼻，口から出血していた.

Aさんは夜間に歩き回る行動があり，この原因にはトイレを探している可能性があった．転倒した当日の夕方，入居者とのトラブルがあり，夜眠れずトイレに起きた可能性が高く，夜間に転倒してしまった．この出来事には，「そのとき，なぜ，動いたのか？」という，「本人の思い」が関わっている．また，Aさんは，歩き回ることやふらつきなど転倒のリスクがあるが，転倒リスクが最も高まるのは，歩行や移動を伴うトイレに行こうとするときである．スタッフBとCも，Aさんの情報をもっていたが，歩き回る行動が排泄と関連していることやその日の夕方のほかの入居者とのやりとりをほかのスタッフと共有することができなかった．その結果，スタッフDがその場で見守りができなかったことが，「情報共有／管理体制上のリスク」としてあげられる.

認知症の人の繰り返される転倒の原因を分析し，認知症の人がもつリスクだけでなく，思いや行動を理解し，転倒のリスクが高まる時間帯に見守りを行う必要がある．対策を講じるにはケアスタッフ個人ではできない部分もあるために，転倒予防チームを結成し，多職種で転倒の原因を分析することが求められる．さらに，業務体制やスタッフ教育も含めた管理体制上の転倒リスクに対応するためには，施設の体制も含めた転倒予防の分析や対策の検討が必要である.

認知症の人の転倒アセスメントのポイントを下記にまとめた.

そのとき，なぜ，動いたのか？（本人の思い）：1人でトイレに行きたい，自分で自由に動きたい，自分で行動して何かしたい，親しい人と一緒にいたい，居場所

E. 合併症

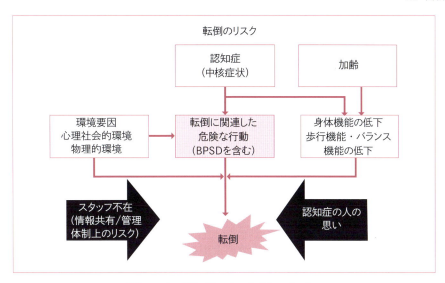

図6-E-3　認知症の人の転倒のプロセス

がない，痛みや苦痛がある
転倒リスクは？（転倒を引き起こす危険性）：認知機能障害，認知症のBPSD
スタッフはいたか？（情報共有／管理体制上のリスク）：転倒リスクに関する情報やリスクが高まる時間帯の情報

e. 認知症の人の転倒のプロセス

　認知症の人の転倒アセスメントのポイントを押さえた上で，認知症の人の転倒のプロセス（図6-E-3）を考えてみよう．高齢者は加齢や認知症に伴う脳神経障害の影響による歩行・バランス能力の低下とADLの障害によって転倒しやすい状態にある．さらに中核症状による記憶障害，失行・失認，注意力の障害も安全な行動をとれない原因になっている．例えば，記憶障害によって介助が必要といわれていてもそれを忘れて行動したり，失行・失認のために動作がとれなかったり，注意力の障害のために段差や障害物などの危険に対する注意力が低下したりして転倒しやすい．また，いわゆるBPSDと呼ばれる行動も転倒を促進している．心理社会的環境としては，スタッフが認知症の人が言語で適切に訴えられないニーズに適切に対応できない場合には危険な行動を助長するなど，環境要因，危険な行動，身体機能の低下が加わることで，転倒を引き起こしている．これらの状況に加えて，生活上の段差や障害物など，高齢者ケア施設の管理体制において，スタッフの見守りがないなど環境要因も転倒をさらに促進している．

f. 転倒を引き起こす認知症の人の思い（ニーズ）

　認知症の人は認知機能の障害のために自分で転倒を予防することが困難な上に，さまざまな生活障害を抱えている．食事，排泄，入浴，生活リズムなどに対するセルフケアが困難となり，転倒の危険があっても周囲の環境の安全性について理解できないために自分でニーズを満たそうと行動してしまう．

第 6 章 ● 苦痛の緩和の実際

排泄のニーズにおいて，認知症の人にとって便意・尿意を感じながらトイレまで歩行したり，車いすから移乗したりすることや，排泄するために衣服を着脱したり，便座に座ったり，便座から立ち上がったりする動作はバランスを失いやすく，転倒につながりやすい．

車いすを常時使用している認知症の人が立ち上がろうとして転倒する場合もある．移動介助用の車いすに常時座っていることは臀部の痛みを伴い苦痛であることから，立ち上がる能力のある高齢者が立ち上がって動きたいと思うのは当然のことである．車いすに座らせたままの状況は車いすからのずり落ちや転落を引き起こす．座りきりにより苦痛を感じ，車いすから立ち上がってしまうなどして，転倒してしまう．車いすから立ち上がる原因に自分で動きたいという思いがあれば，短時間でも介護者が歩行介助して自分で動くことで，車いすから立ち上がるという行動は治まる可能性も大きい．認知症の人の転倒を引き起こす危険な行動の背景にある本人の思いを分析してアプローチすることが転倒予防につながる．

g. 転倒・骨折予防のケア

1) 本人の思いを大切にしたケア

認知症の人は言語で訴えることが不得手になっていくが，それに対応したケアがなされていないとストレスがたまり，急に立ち上がって動こうとするなど突発的な行動をとって転倒することがある．突発的で危険な行動の背景には，体の痛みや苦痛がある可能性もある．椅子から立ち上がる場合，スタッフが行動を抑制しがちであるが，この場合，一時的な危険は回避できても，再度立ち上がってしまうために根本的な転倒予防につながらない．認知症の人の動きたいというニーズに対しては，行動を抑制するよりは積極的な歩行訓練などによってそのニーズを満たすことで，椅子から立ち上がるという行動の軽減につながる．

人間関係のトラブルは精神的なストレスや不安につながり，いわゆる BPSD と呼ばれる行動を引き起こしやすい．本人のストレスを緩和するように工夫し，落ち着いて生活できるようにレクリエーションやアクティビティケアなどをスケジュールに盛り込むことで生活リズムが整い，転倒予防につながる．

2) 事故の原因を分析して予防につなげる

ヒヤリハットや事故報告書の分析は重要である．ケアチームにより転倒の現場で，周囲の環境や動作を再現し，転倒を引き起こした原因に関して徹底的に分析する．危険な行動の理由を本人の訴えを分析することで確認したり，本人が訴えられない場合は個別の背景やそのときの表情，行動のほか周囲の人々との関係などから原因を分析したりする．転倒事故報告書などには，スタッフの観察不注意などが原因と書かれている場合もあるが，転倒の原因を認知症の人の思い，生活環境や行動，スタッフの勤務体制や支援方法から徹底的に分析する．

3) 本人の気持ちを大切にした排泄ケア

排泄の介助などはプライバシーや尊厳に関わるケアであり，信頼関係のあるスタッフでないと安心して受け入れられないものである．認知症の人は自分の能力を過信した

E．合併症

り，現在の身体機能を十分認識していなかったり，自尊心による「1人でもできる」という思いがあったりするなど，さまざまな理由で，介助の必要性を説明しても介助を求めず，1人でトイレに行ってしまうことがある．介助を求めないのは忘れたのではなく，本人が介助してもらいたくないなどの可能性もある．遠慮なく介助が受けられるような人間関係をつくることが，転倒予防の基本である．

4）認知機能障害に対するケア

転倒の危険性が高いことや介助を呼ぶ必要性，手段を記憶障害のために記憶できない認知症の人には，記憶を助けるための工夫をすることが転倒予防につながる．例えば排泄に関連した移動の際に，転倒を引き起こすことが多い．トイレの場所は記憶できないが，文字がわかる認知症の人には，トイレの入口に「便所」と書いた紙を掲示すると混乱せずにトイレに行けるようになるので，転倒のリスクを回避することにつながる．

5）1日をトータルに考えたケア

生活リズム障害が，夜間に眠れないで歩き回るなど危険な行動につながる場合も多い．転倒リスクの高い状況や危険な行動だけに注目するのではなく，1日1日の生活を全体的にとらえた転倒予防（図6-E-4）として，認知症高齢者がしたいこと（ニーズ）に対応するケアを1日でどう満たしていくのかを考える．食べる，寝る，排泄する，楽しみなどのケアを充実させて日常生活の質を高めることは重要である．

h. 事例の検討

Eさん，80歳，要介護4，中等度認知症．高齢者ケア施設に入居中．

車いすを使用しているが，本人のペースで自由に生活していた．ベッド周りの移動やその近くにあるポータブルトイレを使用する際は，車いすのブレーキをかけ忘れ，ほとんど歩いてしまうことがある．足の筋力低下もあり，よく転倒するが，幸い，大きな事故になっていない．いくら説明しても，認知症もあり理解が難しい．

簡単なコミュニケーションはできるが，難聴もあるためフロアで話をすると通じていない様子である．歩き回る行動（徘徊）もあり，不穏になると手をつけられないくらい介護に抵抗する．

ある日，入浴に対して抵抗し，浴室から飛び出して，小走りでかけまわり，「家に帰る」と言って出て行こうとするため，押さえるスタッフともみ合いになり，バランスを崩して転倒した．

スタッフFは，介助していた際に「家に帰りたい」というEさんの言葉を聞いていた．スタッフGはEさんの友人のHさんが他の施設に移動したために，最近，いつも1人でいることが気になっていた．

自宅では，5歳年上の夫が1人暮らしをしていた．夫は同じ施設のデイサービスに週2回通所していた．

認知症の人の転倒のポイントから考えたEさんの転倒予防ケア

〈本人の思い〉

・車いすを使用しているが，本人は自分で歩いており，歩きたいと思っているよう

第 6 章 ● 苦痛の緩和の実際

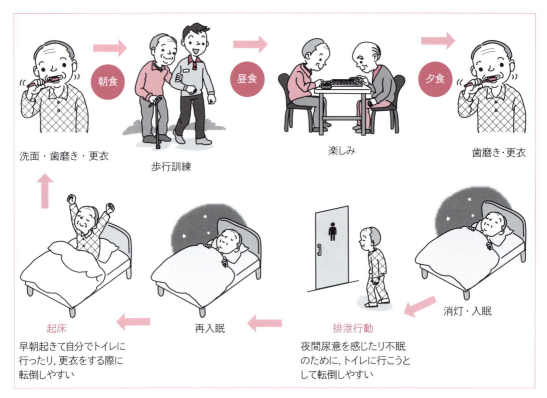

図 6-E-4 1日の生活をトータルに考えた転倒予防
赤字は転倒しやすい場面を示す．

だ．歩行補助具による自力移動の可能性を検討する．可能な際は歩行補助具による移動の練習の検討をする．
・「家に帰りたい」という言葉が聞かれるため，施設が本人にとって居心地のよくない場所になっている可能性がある．人間関係を調整し，仲のよい人と関わりをもてるように椅子の位置の配慮をする．家に帰りたいという思いは，孤独感を抱えている可能性があり，デイサービスに来ている夫と話ができる時間をつくる．

〈転倒を引き起こす危険性に対するアセスメントとケア〉
・車いすにブレーキをかける習慣を身につけるために，一緒に行動して，立ち上がり場面でブレーキを促すことを粘り強く声かけしていくことや，ブレーキが目立ちやすいようにブレーキレバーに工夫をする．
・歩く機会を確保することでベッド柵を持って伝い歩きがある程度できるように下肢の筋力強化を図り，ポータブルトイレへの移動時に使える手すりを設置する．
・立ち上がる場所は比較的限られているので，その周囲に本人がいる時間帯に重点的に見守りのできる体制を整える．
・ベッド周りやトイレ近くで立ち上がる（歩く）ことは，ごく自然なことなので，立ち上がりやすいよう，歩きやすいような環境（例えばつかまる物，滑りにくい床など）をつくり，あわせて，ダメージコントロールとして床材をクッション性

E．合併症

のあるものに変更したりマットを敷いたりするなどして転倒しても骨折を予防できるように生活環境を整える．

・Eさんが孤独感を感じていると考えられることから，他の高齢者と話をする機会をつくる．

〈情報共有／管理体制上のリスクへの対応〉

・スタッフF，スタッフGも含めてチームで情報を共有し，ケアプランを検討する．

・デイサービスに週2回通所している夫と話をする機会をつくる．

　認知症の人にはさまざまな転倒のリスクがあり，転倒・骨折を完全に予防するよりは，QOLを向上することにより，親しい人と信頼関係のもてる居場所を見つけて穏やかな生活を送ることが重要である．できるだけ苦痛がなく過ごせるよう，心理社会面を支援する緩和ケアの役割が重要である．

〔鈴木 みずえ〕

文献

1) 鈴木みずえ，丸岡直子，加藤真由美ほか：臨床判断プロセスを基盤とした認知症高齢者の転倒予防看護質指標の有用性　急性期病院と介護保険施設の比較による検討．老年看護学．2014；19（1）：43-52.

2) Ory MG, Schechtman KB, Miller JP, et al：Frailty and injuries in later life：the FICSIT trials. J Am Geriatr Soc. 1993；41（3）：283-296.

3) 武藤芳照ほか：中高年者の転倒と身体特性との関連．武藤芳照，黒柳律雄，上野勝則編．転倒予防教室—転倒予防への医学的対応．第2版．日本医事新報社，p.2-10，1999.

4) 萩野浩：高齢者の転倒の現状と問題点．ねむりと医療．2009；2（1）：1-4.

5) Allan LM, Ballard CG, Rowan EN, et al：Incidence and prediction of falls in dementia：a prospective study in older people.PLoS One. 2009; 4（5）：e5521.

2 肺 炎

a. 認知症と肺炎

　近年，高齢化に伴い肺炎による死亡は増加し，日本人の死因別死亡率の第5位となっている．肺炎は重度以降の認知症に頻発する急性疾患であり，認知症患者の主たる死亡原因であるとともに，認知症末期の主たる苦痛である呼吸困難や咳嗽・喀痰等の原因でもある．

　肺炎の死亡者数は，人口10万人あたり，75〜79歳で217.5，80〜84歳で527.2，85〜89歳で1,143.9，90〜94歳2,175.9，95〜99歳3,796.1，100歳以上5,766.7とほぼ倍加的に増加するが[1]，認知症も同様に5歳ごとに倍加的に増加する．そのため，肺炎患者の多くが認知症を併発している．在宅の後方支援病棟である梶原診療所に，2015年4月からの2年間に肺炎治療で入院した73例（57名）の患者（平均年齢：84.3±9.0歳平均±標準偏差）の基礎疾患を分析すると，認知症の合併は59.2％に認められた．

　また，肺炎は重度以降の認知症の主たる合併症でもある．アルツハイマー型認知症で

第 6 章 ● 苦痛の緩和の実際

は最期の半年から 2 年は寝たきり状態となることが多いが，認知症患者が自立歩行が困難になると下気道感染の危険は 6.6 倍になる[2]とされている．例えば，斎藤らは入院時 85％が認知症と診断される長期入院施設において，死亡 141 例について併発した疾患を調査したところ，肺炎等の呼吸器疾患は死亡前 6 ヵ月から増加することを報告[4]している．

認知症の死亡原因としては感染症が最多で 71％を占めると報告[5]されているが，前述（第 5 章 A）のように認知症の死因では肺炎が最も多い．

b. 肺炎診療ガイドライン

日本呼吸器学会は，2005 年に成人市中肺炎診療ガイドライン（改訂版）を，2008 年には成人院内肺炎診療ガイドライン（改訂版）を作成したが，当時は在宅患者や介護施設などで生活している日常的にケアの必要な高齢者に発生する肺炎に関するガイドラインは存在しなかった．

2005 年に米国胸部疾患学会と米国感染症学会の合同の院内肺炎 hospital-acquired pneumonia（HAP）診療ガイドラインの中で，市中肺炎と院内肺炎の間に位置する肺炎群として，「医療ケア関連肺炎 healthcare-associated pneumonia（HCAP）」という新しい概念が提唱されたのをきっかけに，わが国でもケアの必要な人が生活する施設や在宅で遭遇する肺炎に関するガイドラインの必要性が高まり，2011 年に日本呼吸器病学会によって，「医療・介護関連肺炎（NHCAP）診療ガイドライン」[6]が作成された．

今や NHCAP は現在のわが国の全肺炎の 6 割前後を占め，施設によっては 9 割近くを占める可能性も示唆されている[4]．高齢化が進行するわが国においては，この NHCAP が一般的にも最も多い肺炎であり，認知症高齢者を多く含む在宅や施設高齢者の肺炎のほとんどは，誤嚥性肺炎を背景とした医療・介護関連肺炎である．

2017 年には，これら 3 つの肺炎を統合した「成人肺炎診療ガイドライン 2017」[7]が発表された．ここでは耐性化リスクよりも，誤嚥リスクなどの背景因子が予後を規定することから，最初に誤嚥性肺炎のリスクや基礎疾患の全体像（終末期にあるかどうか）を評価することを優先すべきであると記されている．また，終末期や高度な嚥下障害など構造的な問題がある肺炎患者に対しては，個人の意思や QOL を考慮した治療・ケアを行うという選択が明記されている（図 6-E-5）．

このように，肺炎ガイドラインでは，肺炎そのものの治療の前に，その背景因子をしっかり考えることの重要性が強調されているが，実際どのようにこれらの背景因子をアセスメントし，治療やケアの方針に活かすかについては記載されてはいない．

c. 認知症における背景因子のアセスメント

アルツハイマー型認知症やレビー小体型認知症，あるいは血管性認知症では，大脳基底核のドパミン代謝の低下により嚥下反射の低下を引き起こす．また，高齢者では一般的に細胞性免疫，細菌や真菌に対する抵抗力が低下し，重度認知症となるとさらに易感染性が増す．これらに気道のクリアランスなど局所の感染防御能の低下，全身状態，栄養状態の悪化が加わり，一度に多くの病原体が吸引された場合に肺炎を発症する．

156

E. 合併症

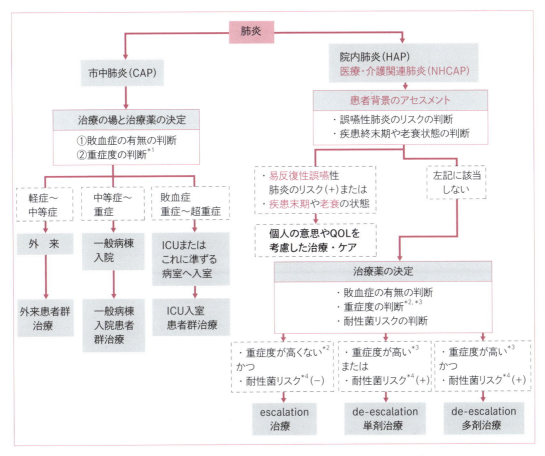

図 6-E-5 『成人肺炎診療ガイドライン 2017』フローチャート

*1 市中肺炎の重症度判定：市中肺炎では A-DROP により重症度を判定する
*2 敗血症の状態ではなく，医療・介護関連肺炎では A-DROP で中等症以下，院内肺炎では I-ROAD で軽症
*3 敗血症の状態，または，院内肺炎では I-ROAD で中等症以上，医療・介護関連肺炎では A-DROP で重症以上
*4 耐性菌リスクあり：①過去 90 日以内の経静脈的抗菌薬の使用歴，②過去 90 日以内に 2 日以上の入院歴，③免疫抑制状態，④活動性の低下のうち 2 項目を満たす

（日本呼吸器学会成人肺炎診療ガイドライン 2017 作成委員会：成人肺炎診療ガイドライン 2017．一般社団法人日本呼吸器学会，2017．より改変）

　進行した認知症患者の肺炎は，その病原体に問題があるのではなく，宿主である個体の全身疾患として発症するという点で，一般の市中肺炎とは明らかに異なる．宿主の個体が回復不可能な状態になったとき，肺炎はもはや治癒を期待できる疾患ではなくなる．在宅高齢者の肺炎のすべてを治せないことは事実であり，どこまで治るのかを見極め，緩和ケアを行う決断をすることは熟練した在宅医にとっても容易なことではない．

　ガイドラインでは肺炎患者の背景因子の評価の必要性は述べられているが，認知症患者の肺炎の背景因子に関して，どのようにアセスメントをすべきかについては記されていない．

　治せない肺炎かどうかについては，嚥下障害による構造化の問題，耐性菌の問題，全身状態や治療の反応性などを総合的に評価して判断している．これらのうち，嚥下機能

第 6 章 ● 苦痛の緩和の実際

に関しては客観的に評価が可能である．ベッドサイドで行う信頼性の高い嚥下機能評価法としては，簡易嚥下誘発試験 simple swallowing provocation test（S-SPT）[8] がある．これは，口腔内清拭後，臥位にて施行する．細径のエキステンションチューブを中央で切って 5 mL シリンジと接続し，内部に水道水を充填する．チューブ先端を中咽頭に挿入し，0.4 mL，1 mL，2 mL の順に水を注入する．注入から嚥下反射誘発までの時間（潜時）を測定する．健常者では 0.4 mL の少量の水の注入で嚥下反射が誘発される．S-SPT は患者負担が少なく，繰り返し施行でき，意思疎通が困難な認知症末期の患者にも実施が可能であること，水飲みテスト water swallow test（WST）に比べ，感度，特異度とも高く，信頼性が高い（感度 S-SPT 76〜100％⇔ WST 70〜71％，特異度 S-SPT 84〜100％⇔ WST 70〜72％）という特徴がある．チューブがなければ，代わりに冷水 3 mL を口腔底に注ぎ，嚥下させる改訂水飲みテスト modified WST（MWST）を行い，同時に輪状軟骨直下気管外側上皮膚面で嚥下音とその後の呼気音を聴取する頸部聴診法 cervical auscultation を併用するとよい．

d. 認知症患者の肺炎時の急性期治療―ACE プログラム―

急性期に良質な医療とよいケア，リハビリを受けられる医療環境に置かれた高齢者はよい状態まで回復することが多いが，そうでない医療環境に置かれた場合，重い障害を残すか，または死に至る場合さえあるというのは老年医学の鉄則である．

入院環境は，認知症高齢者に多大なストレスを与える．障害された見当識をさらに混乱させ，手続き記憶によって保たれていた生活行為の遂行を不可能にし，サーカディアンリズムを狂わせる．その結果，せん妄や不穏，転倒などの事故，あるいは廃用による機能低下を引き起こしやすい．したがって，認知症高齢者が肺炎などの急性疾患を起こした場合でも，極力その人の生活の場で早期に，迅速に解決することが望ましい．しかし，どうしても入院治療が必要な場合は，できるだけ短期間の入院にとどめること，入院による弊害を最小限にすることが配慮された入院環境を提供することが必要となる．

acute care of the elderly（ACE）プログラム[9] は，1995 年より米国，豪州などで始まった高齢者の急性期支援（退院）プログラムである．梶原診療所病棟ではわが国で初めてこの高齢者の急性期ケアプログラムを導入した．

ACE では，老年医学モデルに基づき，疾病治療だけでなく，身体・心理機能，社会・環境的な背景を含む，全人的アセスメントをベースにしており，多職種チームが患者の全人的な状況と身体的な病態を管理する．つまり，ACE では安全に配慮された環境と予防的介入により，入院による弊害を最小化しつつ，心身の機能（認知，ADL，嚥下，栄養等）を保持・改善させ，地域への復帰をゴールとして，適切な時期に多職種チームでの介入を行う．

ACE の基本的考え方の 1 つには，入院環境は高齢者にとって害を与えるものであるという前提がある．したがって，最初から安全に配慮された環境を整え，予防的介入を行うことにより，入院による弊害を最小化することに力を入れている．具体的には，せん妄，転倒，誤嚥，薬剤の弊害，褥瘡等について，看護師が入院時にリスク評価を行い，状態に応じて予防的対策を講じている．

E．合併症

ACE の基本的考え方の 2 つ目として，疾患の治療と同じ重さで，心身の機能の保持・改善を目指すことがあげられる．身体，嚥下，認知機能のリハビリテーションと栄養的介入は，看護師，PT，OT，ST，栄養士，ケアワーカーなどの多職種チームが協力して行う．

3 つ目のポイントは，入院時から地域への復帰をゴールとすることである．主治医から適正な時期にインフォームドコンセントを繰り返し行い，方針が確定したらケアマネジャーら在宅チームと退院調整会議を行うなど，適切な時期に多職種チームでの介入を行う．通常の在宅環境調整は看護師を中心に行い，退院困難例ではソーシャルワーカーが調整を行う．

ACE の効果については，患者・家族の入院経過を改善，在院日数，アクセスブロック，再入院率，ナーシングホームの入居待機日数の減少，患者・スタッフの満足度の向上など多くエビデンスがある．

認知症を含めた多くの複雑な基礎疾患と障害をもつ高齢者の肺炎の急性期管理では，肺炎という疾患の治療だけでなく，機能の維持・回復，在宅調整などを包括的に担える後方支援病床の役割が今後ますます重要となろう（第 9 章 D 参照）．

e. 肺炎発症時の急性期管理とケア

認知症高齢者の肺炎の多くに嚥下機能障害を認める．特に，在宅医療でしばしば問題となるアルツハイマー型認知症などの末期認知症では疾患自体による嚥下反射の低下のみならず，繰り返す肺炎の侵襲と長期の絶食による嚥下筋の高度のサルコペニアにより，嚥下障害が進行する．そのため，常に肺炎の治療と並行して，嚥下機能を評価し，嚥下リハビリを検討する必要がある．

肺炎の急性期には，抗菌薬等の治療だけではなく，口腔ケアを行い，肺理学療法などによって排痰を促し，栄養的介入と嚥下評価と嚥下リハビリを行うなど，急性期にケア資源を集中させることも重要である．

また，肺炎になると高齢者はしばしば脱水を併発する．脱水により気道上皮被覆液の水分量が減少し，それによって気道上皮の繊毛輸送系の働きが悪化する．つまり，脱水は感染を助長し，改善を遅らせるため，適切な補液が必要である．しかし，心不全の急性増悪を起こす例がしばしばみられるため，輸液を行うにあたっては過剰投与にならないように注意が必要である．

肺炎の急性期では，頻発する誤嚥を予防し，廃用と低栄養による嚥下筋のサルコペニアを防止し，肺炎に伴う全身の合併症を防止することが何よりも重要である．誤嚥性肺炎発症時に，しばしば当たり前のように絶食指示が出されるが，安易な長期の絶食は嚥下筋の廃用を促進し，嚥下障害をさらに悪化させることになる．治療としての絶食は極めて短期間にとどめ，発症翌日には簡易嚥下誘発試験などを行い，ベッドサイドで嚥下機能を評価し，嚥下リハビリの開始を検討する．

最低限の嚥下反射が残存していることが確認できれば，廃用と低栄養を防ぐために，最初は蛋白成分を含まない嚥下用ゼリー（嚥下リード®など）で直接嚥下訓練を始め，状態を確認しながら徐々に高カロリーで栄養効率がよい嚥下用の食品を選んで直接嚥下

第 6 章 ● 苦痛の緩和の実際

訓練を継続する.

　肺炎患者に対しては，適切なポジショニングや体位変換，座位訓練が重要である．就寝時に頭位を挙上することで，就寝時にも重力によって自然に梨状窩に唾液がたまって嚥下が促されるため，続発する夜間の不顕性誤嚥を予防できる．また，胃食道逆流 gastro esophageal reflux disease（GERD）の合併時は，胃酸が逆流することにより，気管の収縮と誤嚥性肺炎を引き起こすことがあるが，頭位挙上によって防止することができる.

　肺炎急性期の排痰管理は重要であり，ADL が不良あるいは意思疎通困難な例に対しては，吸入，体位ドレナージの後，肺理学療法を行うとよい．また，早期から座位をとることは，胸郭を広げ，排痰を促し，呼吸機能の回復につながる．循環が安定したら，少しずつ座位訓練を始めることも肺炎後の重要な呼吸リハビリとなる.

　夜間の不顕性誤嚥を防止する上で最も重要なのは口腔ケアである．特に就寝前の口腔ケアを徹底することが重要で，日常の口腔ケアと歯科医による専門的治療とケアを組み合わせて行う.

　嚥下反射が消失あるいは極度に低下している場合，経口摂取は困難である．経管栄養など人工的水分栄養補給法 artificial hydration and nutrition（AHN）の適応に関して，関係者と納得する話し合いを重ねる必要がある．ただし，嚥下障害が著明な肺炎患者に，胃瘻を行っても肺炎の発症は減少しないので，胃瘻造設は肺炎予防が目的ではないことを説明する.

f. 肺炎急性期の苦痛のアセスメントと緩和ケア

1）緩和ケアとしての抗菌薬治療

　認知症末期の感染症に対する抗菌薬の使用についてはさまざまな意見がある．古典的な報告では，軽度の認知症高齢者に対して積極的な抗菌薬治療を行うと感染症による死亡を防ぐことができるのに対して，重度の認知症高齢者に対して抗菌薬治療を含む積極的治療を行っても生存日数は有意に延長せず，発熱による不快感を早く取り除いたという証拠もなかった[10]．また，重度認知症では 30％の患者で発熱の原因は究明できないため，すべての発熱患者で抗菌薬を自動的に投与しないことも推奨されている.

　一方，オランダ人のナーシングホームでのコホート研究では，抗菌薬で治療した末期認知症患者が，未治療例より長く生存する[11]と報告されている．また，いくつかの研究は抗菌薬を投与しないことが不快感のレベルを上昇させることを示唆している[12]．肺炎を併発した末期認知症患者において，喀痰と吸引による苦痛や呼吸困難を減らすために，緩和ケアの視点での抗菌薬投与を行うことは否定されるものではない（認知症と肺炎の項参照）.

2）急性期の肺炎の呼吸困難の緩和

　認知症患者の終末期には，摂食嚥下障害が最大の問題であること，疼痛以上に肺炎に伴うと考えられる呼吸困難や長期臥床に伴う褥瘡などの頻度が高いことがわかる.

　認知症高齢者の肺炎時の呼吸困難については，呼吸困難の観察スケール Respiratory Distress Observation Scale（RDOS）などの客観的評価法で呼吸困難の苦痛に気づくこ

160

E．合併症

とが重要である（第 5 章 C 参照）．また，呼吸困難を緩和し，睡眠を確保し体力を温存するために，モルヒネの持続皮下注 continuous subcutaneous infusion（CSI）を実施することもある．

　肺炎急性期の強い呼吸困難に対しては，肺理学療法や体位ドレナージを行いながら，処置に対する苦痛を最小限とするために，吸引時に事前に patient controlled analgesia（PCA）やレスキューを使用したり，効率のよい吸引を行ったりすることなどを心がけるようにする．

　なお，末期認知症患者が肺炎を発症すると，肺炎による呼吸困難や喀痰の出現，さらに喀痰の頻回の吸引によって苦痛が大きくなる．末期認知症患者が，経口摂取ができなくなってからも，日々丁寧な口腔ケアを続けるなど，予防的な緩和ケアが重要である．

〔平原 佐斗司〕

文献

1) 三木誠，渡辺彰：疫学 肺炎の疫学が示す真実は？ 死亡率からみえてくる呼吸器科医の現状と未来．日本呼吸器学会誌．2013；2（6）：663-671.

2) Magaziner J, Tenney JH, DeForge B, et al：Prevalence and characteristics of nursing home-acquired infections in the aged. J Am Geriatr Soc. 1991；39（11）：1071-1078.

3) Mitchell SL, Teno JM, Kiely DK, et al：The clinical course of advanced dementia. N Engl J Med. 2009；361（16）：1529-1538.

4) 斎藤正彦：認知症終末期の医療に関する研究．精神医学の方位 松下正明先生古稀記念論文集．坂口正道，岡崎祐士，池田和彦，天野直二，五味渕隆志，斎藤正彦編，中山書店，2007.

5) Burns A, Jacoby R, Luthert P, et al：Cause of death in Alzheimer's disease. Age Ageing. 1990；19（5）：341-344.

6) 日本呼吸器学会 医療・介護関連肺炎（NHCAP）診療ガイドライン作成委員会：医療・介護関連肺炎（NHCAP）診療ガイドライン．社団法人日本呼吸器学会，2011.

7) 日本呼吸器学会成人肺炎診療ガイドライン 2017 作成委員会：成人肺炎診療ガイドライン 2017．一般社団法人日本呼吸器学会，2017.

8) Teramoto S, Matsuse T, Fukuchi Y, et al：Simple two-step swallowing provocation test for elderly patients with aspiration pneumonia. Lancet. 1999；353（9160）：1243.

9) Acute Care of the Elderly（ACE）Model of Care
https://www.aci.health.nsw.gov.au/ie/projects/ace-model-of-care（2019 年 1 月 24 日閲覧）

10) Fabiszewski KJ, Volicer B, Volicer L：Effect of antibiotic treatment on outcome of fevers in institutionalized Alzheimer patients. JAMA. 1990；263（23）：3168-3172.

11) van der Steen JT, Ooms ME, Adèr HJ, et al：Withholding antibiotic treatment in pneumonia patients with dementia：a quantitative observational study. Arch Intern Med. 2002；162（15）：1753-1760.

12) van der Steen JT, Pasman HR, Ribbe MW, et al：Discomfort in dementia patients dying from pneumonia and its relief by antibiotics. Scand J Infect Dis. 2009；41（2）：143-151.

3　心不全

a. 心不全と認知症

　心疾患による死亡は日本人の死因の第 2 位であるが，内訳としては心不全が最も多い．心不全で死亡した人の 86.5％が後期高齢者であり，心不全による死亡のピークは 85〜89 歳にある[1]．心不全の有病率は，55〜64 歳で 0.9％，65〜74 歳で 4％，75〜84 歳で 9.7％，85 歳以上で 17.4％と 10 歳ごとに倍加的に増加する[2]．現在国内の心不全患者は 100 万人であり，2025 年には 120 万人に達すると推定されているが，その多く

第 6 章 ● 苦痛の緩和の実際

表 6-E-2　心不全の認知機能低下への寄与因子

・高血圧
・心房細動
・脳卒中
・慢性的かつ間欠的な脳の低潅流（左室駆出率の低下，心拍出量低下，拡張充満不全，収縮期血圧の低下）
・合併症（動脈硬化，糖尿病，鉄欠乏性貧血）
・身体活動の減少
・低栄養
・うつ病
・薬剤
・代謝ホルモン異常（ホモシステインの増加，BNP の上昇，低ナトリウム血症，低アルブミン，低テストステロン［男性］）

が 85 歳以上の超高齢者である．

　一方，認知症の有病率は，高齢期では 5 歳ごとに倍加的に増加し，85 歳以上では 4 人に 1 人，90 歳以上では 2 人に 1 人となる．同様に肺炎の死亡者数も，前項で述べたように 5 歳ごとにほぼ倍加的に増加する[3]．

　心不全患者の認知症の有病率は 25～75％[4] であり，認知症患者に心不全が合併する頻度は統計的にも高いと推定される．つまり，高齢者医療の現場では，潜在的に心不全のある高齢者が，肺炎の発症をきっかけに心不全の急性増悪を併発するケースは少なくない．

　また，単に両疾患が併存しているだけでなく，心不全患者には認知機能障害が有意に多く，かつ重症心不全になればなるほど認知機能が低下していることも明らかになっており，心不全と認知症の関連性も示唆されている．これは共有した危険因子や病態（心不全患者に起こる低潅流など）によるものと推定されている[5]（表 6-E-2）．このような心不全と認知機能の関係は，近年，「心・脳連関 heart & brain relationship」として注目されている．また，認知症による記憶障害や注意障害は，薬剤のアドヒアランスの悪化などセルフケアに影響を及ぼし，心不全の増悪の原因となっている可能性がある．

　Larson らによる米国のアルツハイマー病（AD）521 例の追跡調査では，AD 診断後の生存期間は男性 4.2 年，女性 5.7 年であり，AD の予後に影響を与える因子としては，年齢，性別，精神機能（診断時の重症度など），身体機能（転倒の既往，歩行障害，身体機能レベルの重症化，錐体外路徴候など）に加えて，心不全や虚血性心疾患，糖尿病などの合併症の存在を指摘している．とりわけ 85 歳以上で，徘徊や歩行障害，糖尿病，うっ血性心不全の病歴のある認知症高齢者は，最も予後が悪かった[6]．このように緩和ケアが必要な重度の認知症患者にも心不全は高頻度に合併し，予後の規定因子となっている．

　もともと，認知症に心不全，腎不全などの内部障害や嚥下障害などの老年症候群をあわせもつ超高齢者は少なくなく，このような患者が肺炎などの急性疾患を起こした場合，せん妄の発症，心不全の急性増悪，脱水，心房細動，腎不全の悪化，低ナトリウム血症や下痢の出現といったさまざまな病と障害・不全の連鎖が出現することが少なくない．末期認知症患者の苦痛に，心不全の急性増悪に伴う苦痛が併存することもめずらしくは

162

E．合併症

ないであろう．

b. 高齢者心不全の特徴

日本心不全学会は，2016 年に「高齢心不全患者の治療に関するステートメント」[7] を発表した．このステートメントには，心不全は後期高齢者のコモンディジーズであり，今後その絶対数が急増すること，後期高齢者の心不全は根治が望めない進行性，致死性の悪性疾患であること，そしてその大半が心疾患以外の併存症を有するという高齢者の心不全の特徴が記載されている．

高齢の心不全患者は従来の心不全のモデルであった若年者の心不全とは異なる特徴をもっていることも明らかになっている．若年者では通常，「収縮不全型心不全 heart failure with reduced ejection fraction（HFrEF）」が多いが，超高齢者では「左室駆出率が保持された心不全 heart failure with preserved ejection fraction（HFpEF）」が多い．従来，心不全は収縮力が保たれている HFpEF から HFrEF に移行すると考えられていたが，近年この 2 つの心不全は異なる病態であると考えられるようになってきている[8]．

若年者に多い HFrEF では，ARB や一部の β 遮断薬のような生命予後の改善効果が認められた薬剤が存在するのに対して，高齢者に多い HFpEF では生命予後の改善効果が認められた薬剤はない．また，高齢者に多い HFpEF の全死亡率，再入院率は若年者に多い HFrEF と同様に不良であり，とりわけ 85 歳以上の HFpEF は予後不良である．HFpEF の死亡原因としては，HFrEF のような不整脈等による突然死は少なく，非血管死や合併症死が多いとされている．

したがって，HFpEF では心不全そのものの治療，心房細動，虚血性心疾患等の循環器疾患の管理に加え，栄養管理や糖尿病，脳血管障害，腎臓病，慢性肺疾患，睡眠時無呼吸症候群（SAS），貧血等の併存症の管理や全身管理が適切に行われること，肺炎などの増悪因子を予防するなど総合的な管理が必要となる．そのため，超高齢者の多い在宅心不全患者のマネジメントでは，全身管理を行う在宅医と循環器専門医との連携が非常に重要となると考えられている．

c. 末期心不全患者の苦痛

末期心不全患者には多様な症状が出現する．非がん疾患の緩和ケアを推進する大きな契機になった Regional Study of Care for the Dying（RSCD）と The Study to Understand Prognoses and Preference for Outcomes and Risks of Treatment（SUPPORT）研究という 2 つの研究は，心不全患者の苦痛を報告した最初の研究でもあった．

1990 年代に英国で行われた大規模な遺族調査である RSCD の非がん例 1,471 名中 683 名が心不全死であった．心不全とがんとの症状の比較では，疼痛はがん 88％に対し心疾患 77％，うつはがん 69％に対し心疾患 59％と頻度はがんに比べてやや少なかったが，6 ヵ月以上持続する疼痛では，がんが 58％に対し心疾患は 75％，うつはがんが 54％に対し心疾患は 82％と心疾患のほうが長期間にわたって持続しており，十分コントロールされていなかったことが明らかになっている[9]．

1990 年代に米国で実施された SUPPORT 研究では，263 名の心不全の急性増悪を解

第 6 章 ● 苦痛の緩和の実際

表 6-E-3　末期心不全の症状の出現率

症状	出現率
呼吸困難	60〜88％
全身倦怠感	69〜82％
疼痛	41〜77％
不安	49％
うつ	9〜36％
不眠	36〜48％
食欲不振	21〜41％
便秘	38〜42％
不穏，せん妄	18〜32％
嘔気	17〜48％
下痢	12％

（Solano JP, Gomes B, Higginson IJ, et al：A Comparison of Symptom Prevalence in Far Advanced Cancer, AIDS, Heart Disease, Chronic Obstructive Pulmonary Disease and Renal Disease . J Pain Symptom Manage. 2006；31（1）：61. より改変）

析し，末期心不全患者は最期の 3 日間に呼吸困難を 65％，強い痛みを 42％が感じていたことを報告している．また，最期の 3 日間に侵襲的な治療を受けた人は 40％に及び，そのほとんどで医師に終末期という認識がなかったことが報告されている[10]．

　その後の研究で，心不全の多様な症状の中で，呼吸困難と全身倦怠感は心不全の 2 大症状であることが明らかになっている[11〜14]．また，後ろ向き研究においては，末期心不全患者の苦痛として，四肢の浮腫，痛み，嘔気，不眠，動悸，食欲不振など 21 の症状が記録され，平均 7 つの症状をもっていたと報告[13]されている．さらに，末期心不全の苦痛に関しての前向きの研究では，心不全患者は平均 15.1 の症状を経験していることも報告されている[15]．このように末期心不全患者の苦痛は，呼吸困難と全身倦怠感を中心とした多様な苦痛が長期間続くことが特徴である．末期心不全の各症状の出現率は表 6-E-3 のとおりである．

d. 認知症高齢者と心不全の症状について

　認知機能障害は心不全患者に高率に合併するが，約半数は見過ごされている[16]．また，高齢心不全患者は，非高齢者に比べ活動範囲が狭く動作が少ないため，呼吸困難などの典型的な症状をきたしにくい傾向がある．さらに，認知症を伴った心不全患者になると典型的な訴えはより少なくなる．

　梶原診療所の在宅心不全患者のうち，労作性呼吸困難など典型的な心不全症状を伴っていたのは 59 例中 27 例（45.7％）であり，食欲不振や意識障害などの非典型的な症状を伴っていたのは 21 例（35.6％）であった．典型的な心不全症状を伴っていた患者

E．合併症

表 6-E-4　CONUT score

パラメーター	正常	軽度	中度	重度
アルブミン（g/dL）	≧3.5（0）	3.0〜3.49（2）	2.5〜2.99（4）	<2.5（6）
リンパ球数（total/mL）	≧1600（0）	1200〜1599（1）	800〜1199（2）	<800（3）
総コレステロール（mg/dL）	≧180（0）	140〜179（1）	100〜139（2）	<100（3）
栄養不良レベル（評点）	正常（0〜1）	軽度（2〜4）	中等度（5〜8）	重度（>8）

（Ignacio Ulíbarri J, González-Madroño A, de Villar NG, et al：CONUT：a tool for controlling nutritional status. First validation in a hospital population. Nutr HOSP. 2005；20（1）：38-45.）

のうち，認知症は 37％，非典型的症状を伴っていた患者のうち認知症は 63.6％，無症状であった患者のうち認知症は 71.4％であった．つまり，認知症高齢者では，心不全の典型的な症状を呈しにくく，非典型的症状を呈する，または症状が出現しない場合が少なくない[17]．

e. 高齢心不全患者の管理

　高齢の末期心不全患者の管理においては，最初に心不全のリスクについてアセスメントをしておくことが重要である．高齢者に多い HFpEF は身体診察だけでは検出できないことも多いので，85 歳以上で高血圧などの既往がある場合には，導入時に BNP 等をチェックしておくことが望ましい．

　高齢者の末期心不全の管理としては，循環器の管理，全身や合併症の管理，緩和ケアの 3 つをバランスよく提供することが重要である．

　循環器の管理では，心不全そのものの治療と管理，特に血圧の管理，虚血性心疾患の管理（薬剤管理），心房細動の予防や治療（心拍数のコントロール）が重要である．

　全身管理として重要なのはとりわけ栄養管理である．心不全の場合，Controlling Nutritional Status（CONUT）score などを用いて栄養評価を行うことが多い．これは，アルブミン，リンパ球数，総コレステロールの 3 つの血液項目で栄養評価する方法で，浮腫のため栄養評価に体重を用いることができないときも使用できる（表 6-E-4）．

　さらに，末期心不全には，糖尿病，肥満，脳卒中，腎臓病，慢性肺疾患，睡眠時無呼吸症候群，貧血，腎不全などさまざまな疾患が合併することがわかっており，これらの合併症の管理を適切に行う必要がある．

　また，在宅高齢者では，肺炎などの急性疾患によって，心不全の増悪がみられることが多い．重度心不全患者にとって，肺炎など心不全の増悪因子となる合併症を予防することも重要である．もともと，心不全，腎不全，嚥下障害，認知症などの老年症候群をあわせもつ超高齢者が肺炎を起こした場合，せん妄の発症，心不全の急性増悪，脱水，心房細動，腎不全の悪化，低ナトリウム血症や下痢の出現など，さまざまな病と障害・不全の連鎖が出現することが少なくない．高齢心不全患者の急性期には，これらの合併症についての総合的な治療とケアが重要である．

　心不全の緩和ケアでは，以上のような標準的な治療や全身的，総合的な管理の上に，適切な緩和ケアを加えるという考え方が重要になる．

f. 末期心不全の苦痛の緩和の実際

1) 呼吸困難

末期心不全の呼吸困難に対しては適切に利尿薬を用いる。利尿薬としては，一般的に用いられるループ利尿薬，抗アルドステロン薬（ソルダクトン®）に加え，トルバプタン（サムスカ®）の内服も有用である。ただし，トルバプタンの導入には，電解質管理のための入院を要する。

呼吸困難に対しては，少量のオピオイドが有効[18]である。オピオイドのうち心不全の呼吸困難にはモルヒネがファーストチョイスである。通常1回2～3 mgの屯用使用で投与を開始し，漸増，徐放剤に切り替えていく。経口摂取ができなくなれば持続皮下注入（CSI）に切り替える。オプソ®とすべてのモルヒネ徐放剤は，保険適用外になるので注意を要する。なお，心腎症候群（腎不全）の患者にはオキシコドンが用いられる。

酸素投与とマイナートランキライザーの効果については，エビデンスは不十分であるが，酸素投与については害が少ないので実施することが多い。非侵襲的陽圧換気 non-invasive positive pressure ventilation（NPPV）の適用は個別に慎重に検討する。

2) 全身倦怠感

全身倦怠感は呼吸困難とともに末期心不全の2大苦痛とされる。心不全に伴う全身倦怠感の原因は多様である。その基本的な病態は低心拍出であるが，加えて抑うつ，甲状腺機能低下症，貧血，電解質異常，睡眠時無呼吸症候群，潜在性感染症等の合併や利尿薬の過量投与が原因となりうる。

また，末期心不全に伴う全身倦怠感は，薬物療法が奏効しないことが多い。がんの悪液質のときには有効であるステロイドは，無効であるばかりか有害のこともある。

心不全の全身倦怠感には，有酸素運動や生活の中でエネルギー消費を分配するエネルギー温存療法等の非薬物療法が有効なときがある。

3) 疼痛

心不全が重症であるほど，疼痛の出現頻度は高い[19]。心不全に伴う疼痛は，心不全そのものや心不全の併存症によるものに加え，精神的ストレスなどが原因となる。症状は多様で，疼痛の原因の同定は困難なことが多い。

疼痛に対して中心的に使用される薬剤は，アセトアミノフェンとオピオイド（弱～強オピオイドがファーストチョイス）である。末期心不全患者ではNSAIDsは腎機能障害の悪化や体液貯留の増悪のリスクがあり，できるだけ使用を控える。

4) 精神症状

心不全患者には，認知症以外にもさまざまな精神症状が出現する。具体的には，うつが9～36％に，不安が49％に，不穏，せん妄が18～32％に，不眠が36～48％に出現する（表6-E-3）[14]。

とりわけ，心不全にうつが合併すると，死亡率や入院，救急受診率が増加することが知られている[20]。うつに対しては，三環系抗うつ薬は心血管系リスクが高く使用すべきではない。心不全に伴ううつに対してはSSRIがファーストチョイスである[18]。

〔平原 佐斗司〕

F. 褥瘡・スキン–テア

文献 ┄┄┄

1) 厚生労働省：平成 29 年（2017）人口動態統計月報年計（概数）の概況.
   https://www.mhlw.go.jp/toukei/saikin/hw/jinkou/geppo/nengai17/index.html（2019 年 5 月 6 日閲覧）

2) Bleumink GS, Knetsch AM, Sturkenboom MC, et al：Quantifying the heart failure epidemic：prevalence, incidence rate, lifetime risk and prognosis of heart failure The Rotterdam Study. Eur Heart J. 2004；25（18）：1614-1619.

3) 三木誠, 渡辺彰：疫学　肺炎の疫学が示す真実は？　死亡率からみえてくる呼吸器科医の現状と未来. 日本呼吸器学会誌. 2013；2（6）：663-671.

4) Ampadu J, Morley JE：Heart failure and cognitive dysfunction. Int J Cardiol. 2015；178：12-23.

5) Heckman GA, Patterson CJ, Demers C, et al：Heart failure and cognitive impairment：challenges and opportunities. Clin Interv Aging. 2007；2（2）：209-218.

6) Larson EB, Shadlen MF, Wang L, et al：Survival after initial diagnosis of Alzheimer disease. Ann Intern Med. 2004；140（7）：501-509.

7) 日本心不全学会ガイドライン委員会：高齢心不全患者の治療に関するステートメント. 2016.
   http://www.asas.or.jp/jhfs/pdf/Statement_HeartFailurel.pdf

8) Steinberg BA, Zhao X, Heidenreich PA, et al：Trends in patients hospitalized with heart failure and preserved left ventricular ejection fraction：prevalence, therapies, and outcomes. Circulation. 2012；126（1）：65-75.

9) McCarthy M, Lay M, Addington-Hall J：Dying from heart disease. J R Coll Physicians Lond. 1996；30（4）：325-328.

10) Levenson JW, McCarthy EP, Lynn J, et al：The last six months of life for patients with congestive heart failure. J Am Geriatr Soc. 2000；48（5 Suppl）：S101-109.

11) Walke LM, Byers AL, McCorkle R, et al：Symptom assessment in community- dwelling older adults with advanced chronic disease. J Pain Symptom Manage. 2006；31（1）：31-37.

12) Barnes S, Gott M, Payne S, et al：Prevalence of symptoms in a community-based sample of heart failure patients. J Pain Symptom Manage. 2006；32（3）：208-216.

13) Nordgren L, Sörensen S：Symptoms experienced in the last six months of life in patients with end-stage heart failure. Eur J Cardiovasc Nurs. 2003；2（3）：213-217.

14) Solano JP, Gomes B, Higginson IJ, et al：A comparison of symptom prevalence in far advanced cancer, AIDS, heart disease, chronic obstructive pulmonary disease and renal disease. J Pain Symptom Manage. 2006；31（1）：58-69.

15) Zambroski CH, Moser DK, Bhat G, et al：Impact of symptom prevalence and symptom burden on quality of life in patients with heart failure. Eur J Cardiovasc Nurs. 2005；4（3）：198-206.

16) Dodson JA, Truong TT, Towle VR, et al：Cognitive impairment in older adults with heart failure：prevalence, documentation, and impact on outcomes ,Am J Med. 2013；126（2）：120-126.

17) 齋木啓子, 平原佐斗司：在宅医療の場における心不全・閉塞性動脈硬化症の診かた. JIM. 2011；21（4）：292-295.

18) Adler ED, Goldfinger JZ, Kalman J, et al：Palliative care in the treatment of advanced heart failure. Circulation. 2009；120（25）：2597-2606.

19) Evangelista LS, Sackett E, Dracup K：Pain and heart failure：unrecognized and untreated. Eur J Cardiovasc Nurs. 2009；8（3）：169-173.

20) Rutledge T, Reis VA, Linke SE, et al：Depression in heart failure a meta- analytic review of prevalence, intervention effects, and associations with clinical outcomes. J Am Coll Cardiol. 2006；48（8）：1527-1537.

F. 褥瘡・スキン–テア

　認知機能が低下すると，ADL が低下し食事など生活への意欲も失われる．そのため皮膚の耐久性の低下を生じたり，ときに不穏行動によって身体を物にぶつけることがある．ここでは，認知症進行期に生じやすいスキントラブルである褥瘡とスキン–テアのケアについて紹介する．

第 6 章 ● 苦痛の緩和の実際

1 褥瘡

　虚弱高齢者に関連する老年症候群に廃用症候群があり、褥瘡はその 1 つに含まれる[1]。褥瘡予防・管理ガイドラインの定義では、「身体に加わった外力は骨と皮膚表層の間の軟部組織の血流を低下、あるいは停止させる。この状況が一定時間持続されると組織は不可逆的な阻血性障害に陥り褥瘡となる」[2] とされている。つまり、皮膚表面から外力が加わることにより、軟部組織に存在する血管が閉塞し、血流が低下したり、停止する。血流が低下した状態が一定時間以上続くと細胞障害が生じることで褥瘡が生じる[3]。ここでいう外力とは、圧力だけでなく摩擦やずれなども含んでいる。

　褥瘡発生のリスク因子は、「知覚や認知の障害」「湿潤の増加」「活動性の低下」「可動性の低下」「栄養状態の低下」「摩擦とずれ」の 6 項目があげられている[4]。特に認知機能障害が進むと活動性が低下し、寝たきりになり、食欲低下や嚥下障害などにより栄養不良となることで、褥瘡発生のリスクが高まる。重度の認知症の人では、認知機能が正常な者に比べて、栄養状態不良による骨突出が著明であったり、皮膚の組織耐久性が低下していたり、活動性や可動性低下に伴う関節拘縮を生じているなど、褥瘡発生のリスクが高いという報告もある[5]。褥瘡が発生すると、疼痛が生じるため、患者の精神面に多大なストレスがかかる。さらに感染症を発症すると、重点的な創部管理・ケアが必要になるため、患者・家族にかかる負担は大きい。特に認知症の人において、疼痛や拘束は不穏行動など BPSD の誘発にもつながる可能性があり、褥瘡予防は重要な課題である。

　褥瘡の予防においてはリスクアセスメントとして、上記 6 項目で構成されるブレーデンスケール[6] が、最もよく使用されている。各項目は 1～4 点（摩擦とずれのみ 1～3 点）で採点し、点数が低いほど褥瘡発生の危険が高いとされている。褥瘡予防ケアについては、ブレーデンスケールの点数の低い項目を優先的に考えていくとよい。ブレーデンスケールは、すでに日本語にも翻訳されている。そのほか認知症の人にも使用可能なリスクアセスメントスケールには、厚生労働省危険因子評価[7]、K 式スケール[8]、OH スケール[9] などがある。まずは自分の施設で使用しやすいスケールを導入し、リスクアセスメントを行うことを勧める。加えて、身体にかかる圧力（体圧）を測定することで、褥瘡の原因となる圧力が身体にどのくらいかかっているかを視覚的に知ることが可能である。圧力測定装置（図 6-F-1）を用いた場合には、体圧が約 40mmHg 以下になることを目標にして、体圧分散ケアを行うとよい。

　ここでは褥瘡予防・管理ガイドライン（第 4 版）[10] に基づき、認知症の人への褥瘡予防ケアについて述べる。褥瘡発生リスクがあると判定された場合は、予防ケア・全身管理を実施することとなる。まず認知症の人が入院あるいは入所してきた際には、リスクアセスメントスケールに基づき、リスクアセスメントを実施する。褥瘡発生リスクありと評価された場合は、入浴やシャワー浴の際に皮膚の観察を行い、褥瘡の有無と有の場合は、褥瘡の状態の評価を行う。また褥瘡部や骨突出部の体圧を測定する。褥瘡がない場合は、褥瘡予防・管理ガイドライン[10] の予防ケアのアルゴリズム、発生予防全身管理のアルゴリズムを使用して、予防計画を立案する。予防ケアの原則は、外力を低減し、

F．褥瘡・スキンテア

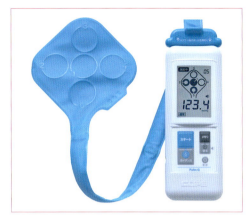

図 6-F-1　圧力測定装置
（PalmQ®）

リハビリテーションやスキンケアを適切に行い，栄養管理によって皮膚の耐久性を維持することである[11]．

a. 圧迫・ずれの低減

褥瘡発生の原因である圧力をコントロールすることが最も重要である．寝たきりの場合は，体位を変えることで圧迫の加わる部分を変化させ，阻血障害を予防する．基本的に体位変換は2時間以内の間隔で行うように勧められる．関節拘縮がある場合は，ピローやクッションを使用して，適切なポジショニングを行うとよい．さらに褥瘡発生率を低下させるために，体圧分散用具の使用が勧められる．特に寝たきりで骨突出や拘縮のある褥瘡発生リスクの高い高齢者には，体圧分散効果が高い圧切替型エアマットレスを使用するとよい．エアマットレスを使用する際には，エアセルの内圧調整が適切にコントロールされているか，体圧測定を行って確かめたり，マットレスの下に手を入れて骨突出部が触れないことを確認する必要がある．長時間座位をとる場合は，ウレタンフォームやゲル，エアセルを用いた体圧分散クッションを使用する．

皮膚のずれを低減させることも重要である．身体と寝具との間で生じる摩擦を減らすために，骨突出部にすべり機能つきドレッシング材やポリウレタンフォームやソフトシリコンドレッシング材を貼付することで褥瘡発生率が低減されることが明らかとなっている．しかし，予防的に使用する場合には保険適用がないことを考慮しなければならない．皮膚保護オイルを使用して摩擦抵抗を減らすことも1つの方法である．車いす乗車時には，股関節，膝関節，足関節を90度に保つことで姿勢が保持され，ずれも少なく，座位時の圧が分散される．

b. スキンケア

尿・便失禁がある場合には，弱酸性の石けんで臀部を洗浄後，肛門，外陰部から周囲皮膚へ皮膚保護のためのクリーム等を塗布することが勧められる．洗浄によって排泄物の汚れを取り除き，クリーム等の撥水効果により再び排泄物が皮膚に触れないようにす

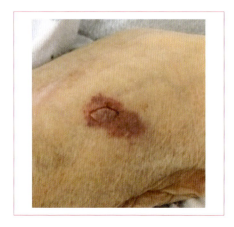

図 6-F-2　スキン-テア

ることで，皮膚のバリア機能を維持することが重要である．

c. 栄養管理

　重度の認知症の人は食事摂取が困難になるため，経口から必要な栄養素を摂取することができず，低栄養になりやすい．褥瘡を有する場合は，必要量に見合った蛋白質を補給することが勧められる．

d. リハビリテーション

　寝たきりや関節拘縮などによって褥瘡の発生率は上昇するため，それらをリハビリテーションによって予防することが大切である．寝たきりを防ぐため，早期のリハビリテーションを導入する．

　重度の認知症の人では，自ら予防することや予防の必要性の理解が困難となる場合が多い．そのため，家族や介護に関わる医療スタッフが連携して予防ケアに取り組めるよう，チームの調整を行うことも求められる．

2　スキン-テア

　日本創傷・オストミー・失禁管理学会によると，「摩擦・ずれによって，皮膚が裂けて生じる真皮深層までの損傷（部分層損傷）をスキン-テア（皮膚裂傷）とする」と定義されており[12]，皮膚が脆弱になることで生じやすい（図 6-F-2）．褥瘡や医療関連機器圧迫創傷，失禁関連皮膚障害など持続する圧迫やずれで生じた創傷や失禁によって起こる創傷は除外する．

　日本におけるスキン-テアの粗有病率は 65 歳未満が 0.15％であるのに対して，65 歳以上 74 歳未満では 0.55％，75 歳以上は 1.65％であると報告されている[12]．また，スキン-テアの保有者の平均年齢（標準偏差）は 79.6（12.5）歳であった．特に年齢の上昇とともに，皮膚のコラーゲンやエラスチン，脂肪組織が少なくなり，弾力性や収縮力が低下する．さらに汗腺や脂腺の活性化の減少により，皮膚が乾燥する．それによって

皮膚は脆弱になる[13]. つまり, 高齢になればなるほどスキン-テアの発生リスクは高まると考えられる. 発生部位としては, 上肢・下肢に多く, テープ剥離時や転倒, ベッドやテーブルなどにぶつけたり, 更衣時の衣服との摩擦やずれによって生じやすいといわれている[12].

スキン-テアのリスクとして, 「全身状態」9項目, 「皮膚状態」5項目があげられている[12]. 「全身状態」として, 加齢(75歳以上), 治療(長期ステロイド薬使用, 抗凝固薬使用), 低活動性, 過度な日光曝露歴(屋外作業・レジャー歴), 抗がん薬・分子標的薬治療歴, 放射線治療歴, 透析治療歴, 低栄養状態(脱水含む), 認知機能低下である. 「皮膚状態」としては, 乾燥・鱗屑, 紫斑, 浮腫, 水疱, ティッシュペーパー様である. これらの項目のうち1つでも「あり」の場合は, 外力発生要因のリスクアセスメントを行う. 外力発生要因には「患者行動」と「管理状況」が含まれる. 「患者行動」の項目は, 痙攣・不随意運動, 不穏行動, 物にぶつかる(ベッド柵, 車いすなど)である. 「管理状況」は, 体位変換・移動介助(車いす, ストレッチャーなど), 入浴・清拭等の清潔ケアの介助, 更衣の介助, 医療用テープの貼付, 器具(抑制具, 医療用リストバンドなど)の使用, リハビリテーションの実施である. 「患者行動」あるいは「管理状況」のうち1項目以上が該当する場合は, スキン-テアハイリスク患者として, 予防ケアの選択を行う必要がある.

スキン-テアの発生予防のポイントは, 栄養管理・外力からの保護・スキンケアである.

a. スキン-テアの発生予防のポイント

1) 栄養管理

栄養状態の評価として, 体重減少率, 喫食率, 血清アルブミン値を定期的に測定するとともに, 低栄養の判断には妥当性のあるツール(subjective global assessment [SGA], Mini Nutritional Assessment-short form [MNA®-SF] など)を用いる. 管理栄養士や栄養サポートチームに相談し, 介入する. 低栄養状態で経口摂取が不可能な場合は, 静脈栄養による栄養補給を行う. 脱水にならないように, 水分を補給する.

2) 外力からの保護

無意識に四肢を動かすことで, ベッド柵に接触することがある. ベッド柵への接触時の外力緩衝のため, ベッド柵にはカバーを装着する. ベッド周囲や車いす, 患者が移動する環境下では, 万が一接触することも考えて, 医療機器や家具などの角やフレームにカバーを装着するとよい. また高齢者本人の四肢にもアーム／レッグカバーを装着すると損傷が予防できる. カバーはやわらかくきつすぎないものがよい.

医療用リストバンドによる摩擦・ずれもスキン-テアのリスクになるため, 装着は浮腫のない部位とし, 包帯やシリコン系のドレッシング材で皮膚を保護するとよい.

外力として, 介護者による接触も含まれる. 皮膚が脆弱な高齢者のケアはスライディングシートなどの体位変換補助具を使用し, 2人以上で実施する. また身体を引きずったり, 四肢をつかんだりせず, 体幹を支えながら保持する. 更衣の際にも寝衣やおむつ等を引っ張らないように気をつける. 拘縮がある場合は, 着せやすい素材やタイプの寝衣を選択する.

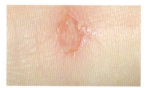
カテゴリー 1a
創縁を（過度に伸展させることなく）正常な解剖学的位置に戻すことができ，皮膚または皮弁の色が蒼白でない，薄黒くない，または黒ずんでいないスキン-テア．

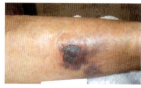
カテゴリー 1b
創縁を（過度に伸展させることなく）正常な解剖学的位置に戻すことができ，皮膚または皮弁の色が蒼白，薄黒い，または黒ずんでいるスキン-テア．

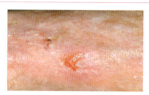
カテゴリー 2a
創縁を正常な解剖学的位置に戻すことができず，皮膚または皮弁の色が蒼白でない，薄黒くない，または黒ずんでいないスキン-テア．

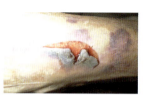
カテゴリー 2b
創縁を正常な解剖学的位置に戻すことができず，皮膚または皮弁の色が蒼白，薄黒い，または黒ずんでいるスキン-テア．

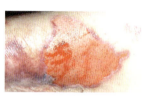
カテゴリー 3
皮弁が完全に欠損しているスキン-テア．

図 6-F-3　STAR 分類システム

（一般社団法人日本創傷・オストミー・失禁管理学会：ベストプラクティススキン-テア（皮膚裂傷）の予防と管理．p.7，一般社団法人日本創傷・オストミー・失禁管理学会，2015．）

　抑制具は極力使用しない．どうしても必要な場合には，手袋や抑制帯を締めつけすぎないように装着し，医療用リストバンドのときと同様に，抑制具を固定する部位を包帯やシリコン系のドレッシング材で保護する．

　医療用テープを使用する際には，低剥離刺激性の粘着剤（シリコン系）を選択する．また皮膚被膜剤を使用してからテープを貼付すると，角層剥離刺激が少ない．剥離時は剥離剤でテープの接着部位を浮かせながら剥離をする．

3）スキンケア

　皮膚を洗浄する際には，弱酸性の保湿剤配合洗浄剤をよく泡立てて，手のひらで優しく洗うようにする．皮膚が脆弱であるため，水圧にも注意をする．

　また低刺激性で伸びのよいローションタイプの保湿剤を 1 日 2 回以上塗布し，皮膚の保湿を図る．塗布の際には皮膚をこすらず，軽く皮膚を押さえるようにして塗布する．

b. スキン-テアのアセスメントとケア

　スキン-テアが発生してしまった場合は，まず Skin Tear Audit Research（STAR）分類システム（図 6-F-3）を用いて分類し，ケア方法を検討する．STAR 分類システムのうち，カテゴリー 1a，1b，2a，2b の皮弁を元に戻す際や洗浄をする際には，創部に痛みを生じる可能性があるため，特に注意する．

スキン-テアがほかの創傷と異なるのは，皮弁があることである．皮弁がある場合には，湿らせた綿棒，手袋をした指，または無鉤鑷子を使って，皮弁をゆっくりと元の位置に戻す．この処置は痛みを伴うため事前に十分な説明を行ってから実施する．皮弁を元の位置に戻すことが難しいときには，生理食塩水で湿らせたガーゼを5～10分貼付して，皮弁をやわらかくした後に再度試みる．皮弁を戻すことによって皮弁が生着すれば，上皮化する面積が小さくなるため，早期治癒が期待できる．皮弁を元に戻した後は，皮弁の位置がずれないように皮膚接合用テープのほか，シリコンゲルメッシュドレッシング，多孔性シリコンゲルシート，ポリウレタンフォーム／ソフトシリコンドレッシングで創部を固定する．皮弁がない場合は，褥瘡と同様に創傷被覆材にて湿潤環境を保持する．新たなスキン-テアを発生させないために，皮弁や創周囲部には，非固着性のシリコン系のドレッシング材を使用する．

スキン-テアは，ともすれば虐待と間違われやすい．一生懸命にケアをしているにもかかわらず，虐待と疑われることは大変つらいことである．現在スキン-テアに関しては，日本創傷・オストミー・失禁管理学会等が啓蒙活動を行っているが，まだ十分知れ渡っているとはいいがたい．そのため，まずは医療者・介護スタッフ・家族を含め，スキン-テアについて教育をすることが重要である．その上で，患者に必要なケアを共有し，実施することで予防が可能となる．また認知症の人の場合は，注意障害や知覚と運動障害を生じることから，特に環境の整備が重要であり，外力からの保護に関して，介護者側が十分な配慮を行う必要がある．

3　認知症進行期に生じやすい褥瘡とスキン-テアのケアで特に注意すること

認知症が進行すると，患者は自分の意思や痛みをうまく訴えることが困難となる．つまり，創部が痛くても介護者に訴えられない状況が生じていることを介護者は理解してケアにあたる必要がある．特に創が浅い場合（真皮層までの損傷の場合）は，創面に露出した自由神経終末が刺激されることで痛みを伴う．痛みを最小限にできるよう，創部が湿潤環境を保てるよう配慮する．例えば，周囲皮膚を洗浄する際には，弱酸性の泡タイプの洗浄料を用いて愛護的に行ったり，非固着性のシリコン系粘着剤を使用したドレッシング材で保護するなどである．また，壊死組織をデブリードメントする際にも痛みを伴うことがあるため，事前に鎮痛薬を内服したり，疼痛の少ない超音波装置を用いたデブリードメントを実施するなど，十分な対応を行う．

重度の認知症の人ではケアの内容や必要性を理解し，記憶しておくことは難しい．そのためドレッシング材などを貼付しても違和感により，自身で外してしまうこともある．その際の剥離刺激を最小限にするためにも，非固着性のシリコン系ドレッシング材を使用することが勧められる．患者にとって苦痛が最小限となるケアを検討しながら，創傷ケア・予防ケアを行うことが重要である．

〔玉井 奈緒，真田 弘美〕

第 6 章 ● 苦痛の緩和の実際

文献

1) 鳥羽研二：老年症候群とは．老年医学系統講義テキスト．初版．日本老年医学会編，p.92-95，西村書店，2013．

2) 日本褥瘡学会編：褥瘡予防・管理ガイドライン．p.18，照林社，2015．

3) 真田弘美，宮地良樹編著：NEW 褥瘡のすべてがわかる．第 1 版．p.14，永井書店，2012．

4) Braden B, Bergstrom N：A conceptual schema for the study of the etiology of pressure sores. Rehabil Nurs. 1987；12（1）：8-12．

5) 中條俊夫：認知障害のある高齢者の褥瘡について．日本褥瘡学会誌．2014；16（2）：144-149．

6) Braden BJ, Bergstrom N：Clinical utility of the Braden scale for Predicting Pressure Sore Risk. Decubitus.1989；2（3）：44-46, 50-51．

7) 日本褥瘡学会編：褥瘡対策の指針．p.17，照林社，2002．

8) 大桑麻由美，真田弘美，須釜淳子ほか：K 式スケール（金沢大学式褥瘡発生予測スケール）の信頼性と妥当性の検討―高齢者を対象にして―．日本褥瘡学会誌．2001；3（1）：7-13．

9) 大浦武彦，堀田由浩，石井義輝ほか：全患者版褥瘡危険要因スケール（大浦・堀田スケール）のエビデンスとその臨床応用．日本褥瘡学会誌．2005；7（4）：761-772．

10) 日本褥瘡学会 教育委員会 ガイドライン改訂委員会：褥瘡予防・管理ガイドライン．第 4 版．日本褥瘡学会誌．2015；17（4）：487-557．

11) 真田弘美，正木治恵：老年看護学技術 最後までその人らしく生きることを支援する．改訂第 2 版．p.211-225．南江堂，2016．

12) 一般社団法人 日本創傷・オストミー・失禁管理学会編：ベストプラクティス スキン−テア（皮膚裂傷）の予防と管理．照林社，2015．

13) Serra R, Lelapi N, Barbetta A, et al：Skin tears and risk factors assessment：a systematic review on evidence-based medicine. Int Wound J. 2018；15（1）：38-42．

コラム 5

終末期の褥瘡

避けることが難しい終末期の褥瘡

　人生の終末期を迎えた患者は，血流不全が生じ，低循環，低酸素血症，多臓器不全によって，皮膚に必要な酸素や栄養素が奪われ，最終的に虚血，組織のダメージを引き起こしやすくなる[1]．そのため，褥瘡予防として適切な体圧分散用具を用い，ポジショニングを実施しても，褥瘡を生じてしまうことがある．このような終末期の褥瘡は，Kennedy terminal ulcer（KTU）と呼ばれており，ケアを行っていても避けることが難しいといわれている．

　KTU が最初に論文化されたのは，Karen Lou Kennedy によってである．Kennedy らは長年にわたる長期療養施設における褥瘡調査から，患者の死亡と褥瘡の関係について検討した．その結果，褥瘡発生から 6 ヵ月以内に亡くなる患者が 55.7％も存在することを明らかにした．現在では KTU は，「洋梨形や蝶形，馬蹄形で，多くは尾骨部や仙骨部など骨突出部やその周囲の圧がかかる部位に生じ，赤・黄・紫・青・黒色で，境界が不明瞭，死が差し迫った状態で突然発生し，急速に進行する褥瘡である」と定義され，発見から死亡まで，数時間から 6 週間以内であるとされている[1〜3]．

KTU の予防とケア

　KTU の予防は難しいが，発生を最小限にするためにも日本褥瘡学会「褥瘡予防・管理ガイドライン（第 4 版）」を参考にケアをすることを勧める．また，虐待やケアの放置によって生じた創傷ではないことを家族に理解してもらえるよう，家族への KTU の教育も重要である．

　ケアとしては，本来の褥瘡予防と同様に，皮膚を毎日アセスメントし，清潔に保つために弱酸性の洗浄剤で優しく洗浄し，その後保湿剤で皮膚を適切な状態に維持する必要がある．また失禁している場合は，臀部をバリアクリームで保護する．骨突出部位は低摩擦のフィルムやフォーム材で保護する．圧切換型エアマットレスの使用はもちろん，クッションを使用する際にも，低摩擦のリネンを敷くなどして摩擦軽減に努める．禁忌ならびに患者の苦痛がなければ，頻回に体位変換を行うことも重要であるが，終末期の患者の場合は，特に患者の希望を第一に優先したケアを提供する．必要な予防ケアを実施し，防ぎきれなくても悪化を最小限にすることで，患者の安楽が維持できるため，患者の苦痛とのバランスを見極めながらケアを遂行する．

palliative wound care

　このような終末期の患者における well-being を重要視したケアは palliative wound care と呼ばれている．palliative wound care とは，積極的な創傷治癒や創サイズの縮小を目指したケアを提供するのではなく，創傷に関連するさまざまな問題や症状（創サイズの拡大，感染，痛みやにおい，滲出液の管理など）をコントロールし，最小限にすることで，終末期にある患者のケア満足度や QOL の向上を目指すものである[4〜6]．特に，終末期患者において創部の痛みやにおいは身体的のみならず精神的な苦痛も大きく，社会生活にも影響を及ぼす可能性が高い．そのため痛みやにおいのコントロールは苦痛軽減のため非常に重要視されている項目である．創処置の前には鎮痛薬を使用するなどの対応をしたり，においをコントロールするためには，メトロニダゾール

やカデキソマーヨウ素を含有する軟膏の使用が勧められる．また創出血を最小限にすること，周囲皮膚を保護し浸軟を予防すること，創傷ケアを可能な限り短時間で済ませることも，患者のQOL向上に必要な視点である．palliative wound care におけるケアのゴールは，患者や家族とともに話し合って決め，そのゴールに向けて症状管理や精神面のケアに多職種でアプローチすることが重要である．

〔玉井 奈緒，真田 弘美〕

文献

1) Yastrub DJ：Pressure or pathology：distinguishing pressure ulcers from the Kennedy terminal ulcer．J Wound Ostomy Continence Nurs. 2010; 37（3）：249-250.

2) Kennedy KL：The prevalence of pressure ulcers in an intermediate care facility．Decubitus. 1989；2（2）：44-45.

3) Vera R：Literature Review of Kennedy Terminal Ulcers：Identification, Diagnosis, Nursing Goals, and Interventions. Digital Commons at Salem State University. 2014.
https://digitalcommons.salemstate.edu/cgi/viewcontent.cgi?article＝1031&context＝honors_theses（2019 年 5 月 6 日閲覧）

4) Woo KY, Krasner DL, Kennedy B, et al：Palliative wound care management strategies for palliative patients and their circles of care. Adv Skin Wound Care. 2015；28（3）：130-140.

5) Emmons KR, Lachman VD：Palliative Wound Care- A Concept Analysis. J Wound Ostomy Continence Nurs. 2010；37（6）：639-644.

6) Dale B, Emmons KR：Palliative wound care：principles of care. Home Healthc Nurse. 2014；32（1）：48-53.

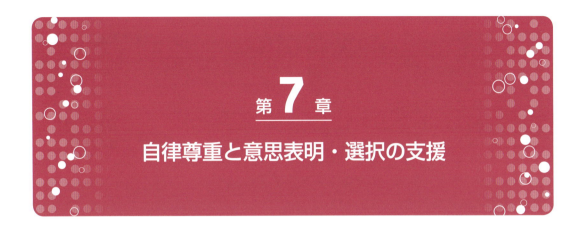

A. 認知症の人の自律尊重と意思表明・選択の支援とは

1 生活の中における意思

　認知症の人の意思決定支援は，難しいと考えられている現状がある．意思決定支援をどのように行えばよいのかや，本人の意思が言葉ではわからなかったりするため，家族の意思で治療方針や退院先などが決定してしまうことにジレンマを感じるスタッフも少なくない．しかし，意思決定を支援することは，医療行為の実施の有無や退院先を決めることだけではない．日常生活の中で，認知症の人が意思を表明している場面がある．そのサインに気づかず，意思をキャッチできていないのはケアする側である．ケアする側にとってはささいなことにみえても，当事者にとってはとても大切なこともある．そのサインが，認知症の人の意思を表すささいな表現であったとしても，注目して認知症の人の意向を汲みとる一助になると考えるか否かで，その後のケアは大きく変化する．そして，日常生活の中における認知症の人の意思をキャッチできてこそ，意思決定支援につながると考えるからである．

2 認知症の人の意思をどうキャッチするか

　認知症はステージやその原因により，特徴や症状も異なる．自分の意思を，言葉にして伝えられる状態ならば，認知症の人にわかる言葉で丁寧に本人に確認することが，最も必要とされる．
　認知症の人は初期の段階から自らが体験する記憶障害や実行機能障害，幻視などから「何かおかしい」という不安な思いを抱いていることが多いといわれている[1]．ケアする側は，認知症の人に不安があることを理解し，安心できる対応が求められる．しかし，「認知症＝意思の疎通が困難な人」というイメージが先行し，認知症の人の不安や思い

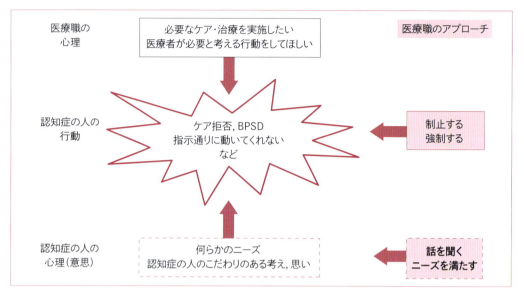

図7-A-1 医療職が認知症の人の行動や意思に目が向かない

(湯浅美千代:認知症看護におけるリーダーシップ・メンバーシップ.循環器ナーシング.2016;6(12):17.より改変)

には焦点が当てられていない．医療職の傾向として，無意識に医療職のペースで物事を進めたいと考えている[2]．つまり，医療職が必要と考える行動をしてほしいという思いがある（図7-A-1）．しかし，認知症の人は指示通りには動いてはくれない．反対にケアを拒否したり大きな声を発したりする．だが，その原因は，医療職に何を言われているのかが理解できないからかもしれない．しかし医療職は，自分の説明が悪いなどとは考えず，制止や強制するような態度をとっている現状はないだろうか．そこには，本当は認知症の人の意向が存在している．だから，拒否という行動をとり，自分の意思を発信している．医療職の思いだけに注目するのではなく，認知症の人の思いや意思に注目できていなかった自分に気づくだけでも，意思をキャッチする一助につながるのである．

3 誰にでも起こる状況や感覚を忘れない

認知症の人の苦痛を緩和するため，認知症疾患に関する知識を身につけることは大切なことである．しかしその一方，認知症でなくても，「老化」により日常生活に何らかの影響を与えていることもある．認知症や老化に関係なく，誰にでも起こりうる状況，感覚や思いなどもある．入院・入所などによる環境（人的・物理的）の変化により，人として誰にでも生じる不安な思いもある．個々人のこれまでの生活背景から生じる思いもある．認知症の人の意思や心持ちをわかろうとするとき，認知症や老化の視点からだけで理解するのではなく，「誰にでも起こりうる状況，感覚や思い」という視点を大切にするべきである．

例えば，「帰りたい」と訴える場合，認知機能低下などにより，入院している状況の判断が行えない．だから，帰りたいと訴えると医療職は考えるであろう．しかし，自宅

表 7-A-1　認知症の人の自律尊重と意思表明を支援するために必要な 5 つの C

要素	内容
思いやり compassion	他者の経験に関与し応えることであり，他者の痛みや障害を感じとること
能力 competence	職業者としての責任を適切に果たすために必要とされる知識,判断能力,技能,エネルギー，経験および動機づけを有していること
信頼 confidence	依存することなく互いに信じ合うこと 相互に尊重し合う関係を築くこと
良心 conscience	道徳的意識をもつ状態のこと 道徳的にふさわしい行動へと人を導くような羅針盤となること
コミットメント commitment	専心，課題や人や選択，職業に向けて自分自身を投じさせること

（M・シモーヌ・ローチ：アクト・オブ・ケアリング：ケアする存在としての人間．初版．鈴木智之ほか訳，p.98-111．ゆみる出版，1996．を参考に作成）

にどうしても帰らねばならない，ほかの理由があるかもしれない．そして，入院していれば，帰りたいと思うのが当然であり，帰りたいと言葉にすることは決しておかしいことではない．もしかすると，同室の患者や看護師側に原因があり，帰りたいとお願いしているのかもしれない．ケアする側は，認知症という視点からだけでなく，誰にでも起こる状況や感覚を忘れない感性をもちつづけることを大切にしてほしい．

4　自律尊重と意思表明を支えるために

　私たちが認知症の人本人の立場から考えることも必要ではあるが，まずは本人に尋ねるという認知症の人を中心にした考えが基本である．単語しか発せられない人でも，スタッフ側が「当事者である認知症の人に確認する」ことを忘れないことが大切だ．なぜならば，ケアの主体は認知症の人であり，ケアを提供する側の私たちではない．自律を尊重するためには，いつも笑顔でいられるように，日常生活の中で認知症の人の思いをキャッチし，意向に応える工夫をチームで考える必要がある．

　幸せの範囲を広げられる視点があれば，認知症の人も周りも安心できると考える．認知症スケールの点数で相手を評価するのではなく，笑顔で過ごせているかを評価するほうが生活の支えになるかもしれない．認知症の人の自律尊重と意思表明を支援するためには，パーソン・センタード・ケアやケアリング（表7-A-1）を基盤とした援助の実践が重要となる[3]．

〔桑田 美代子〕

文献

1) 斎藤正彦：家族の認知症に気づいて支える本．小学館，2013.
2) 湯浅美千代：認知症看護におけるリーダーシップ，メンバーシップ．循環器ナーシング．2016；6（12）：17.
3) M・シモーヌ・ローチ：アクト・オブ・ケアリング：ケアする存在としての人間．初版．鈴木智之ほか訳，p.98-111．ゆみる出版，1996.

第 7 章 ● 自律尊重と意思表明・選択の支援

B. 認知症の人のアドバンスケアプランニング

　人が病気になったとき，どのような医療を望んでいるのか，また望まないのか，どこでどのように過ごしたいのか，そして最期をどのように迎えたいと考えているのかを，理解することが大切である．しかし，認知症の人は病気の進行により本人の意思が明確にわからないことやそれらを確認するのが難しい場合がある．そこで重要となるのがアドバンスケアプランニング advance care planning（ACP）である．

　本稿では，ACP の基本的な考え方，認知症の人にとっての ACP の重要性・ポイントについて触れ，実践例を紹介したい．

1 アドバンスケアプランニング

　ACP の定義はさまざまあるが，ここでは次のように定義する．将来の意思決定能力の低下に備えて，今後の治療・療養について患者・家族とあらかじめ話し合う主体的なプロセスである．話し合いの内容は，患者の現在の気がかりや不安，患者の価値観や目標，現在の病状や今後の見通し，治療や療養に関する選択肢について考えることである[1]．ACP のプロセスを図 7-B-1 に示す．

　ACP が日本で注目されるようになるまではアドバンスディレクティブ advance directive（AD）の考え方が主流であった．AD とは，事前指示と訳され，将来自らの判断能力が失われた事態を想定して，自分に行われる医療行為への意向について医師へ事前に意思表示をすること[2]であり，リビングウィル living will と代理人指定に大別される．前者は，意思決定能力がなくなった，もしくは低下したときに，医療行為や療養・最期の場所の選択等について，自分の意思を書面に書き残したり，定められた方法で口頭指示したりすることであり，後者は代理意思決定者を指定し，書面に書き残したり，定められた方法で口頭指示したりすることである[3]．AD のように書面だけでは，患者と家族の高い満足は得られない[4]という報告もあり，ACP が導入されたのである．

　ACP はコミュニケーションプロセスであり，そのような対話のプロセスを重視する実践を行うと，エンドオブライフ期の患者の希望が尊重され，遺族の不安や抑うつが軽減できる[5]，といわれている．ただし，これは書面の記載を否定するものではなく，対話のプロセスの結果として作成された書面は重要である．AD と ACP の相違を表7-B-1 に示す．

2 認知症の人の ACP

　認知症疾患の多くは進行性に認知機能障害が出現するため病気の進行とともに自分の意思で自分のことを決定するのが難しくなり，その結果本人の意向が尊重されない可能

B．認知症の人のアドバンスケアプランニング

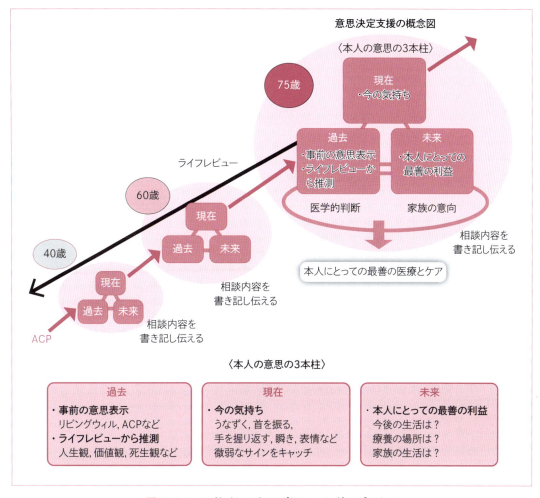

図 7-B-1　アドバンスケアプランニングのプロセス

（平成 27 年度人生の最終段階における医療にかかる相談員の研修会資料．国立長寿医療研究センター在宅連携医療部ホームページ．http://www.ncgg.go.jp/hospital/overview/organization/zaitaku/eol/kensyu/soudan27/slider_8.html ［2019 年 2 月 20 日閲覧］）

表 7-B-1　アドバンスディレクティブとアドバンスケアプランニングの相違

	アドバンスディレクティブ	アドバンスケアプランニング
定　義	法的に定められた書類の作成 定められた口頭指示	意思決定のプロセスと，定められた方法での記録
作成・参加者	本人	本人と医療従事者，本人が希望すれば家族や友人も参加
回　数	1回	複数回にわたり継続して実施
文　書	法的に定められた書類	診療録に定められた方法で記録
内　容	治療の意向 本人による代理人指名	本人の理解 体験・価値観 治療の意向 本人による代理人指名

（小川朝生：アドバンス・ケア・プランニングとはなにか．Modern Physician. 2016；36（8）：818. より改変）

性が高まる．それゆえ，認知症の人にとって，ACP は重要であり，重要点は次の 3 点[6] である．

①認知機能の重大な低下をきたす前に，臨死期の対応（リビングウィル）と医療委任状 durable power of attorney for health care からなる「事前指示書（AD）」を作成し文書に残す．

②病状の進行に伴い認知機能が損なわれるだけでなく，摂食嚥下や感染症への抵抗力などの身体機能も低下し最終的に死に至ることを本人や家族に伝える．

③摂食嚥下障害（摂食拒否，口腔内の食物の停滞，誤嚥）や感染症が生じる前に，本人が希望する治療や介護を確認する．少なくとも，それらが生じた際の対処方法を事前に認識してもらう．末期認知症では，前述した事前指示書で規定されていない事態が生じ，治療選択に困難を伴うことを伝える．

　しかしながら，認知症初期の段階で診断を受け，上記のような準備を行っている本人や家族，医療者はどれだけいるだろうか．筆者が所属する病院にも多くの認知症を有する人が通院・入院しているが，初期から ACP を始めている人は多くない．認知症の人は終末期には「食べられなくなる」という生命の問題に直面する．現状では，本人が「食べられなくなったら，こうしてほしい」という意思表示をしていないことが多く，実際に食べられなくなってから意思決定していくことがほとんどである．さらに悪性腫瘍や心不全，腎不全，糖尿病といった疾患を併存している認知症の人が，将来の認知機能低下を見越して，それらの併存疾患の治療の継続や中止などに関する意向をあらかじめ表出していることも非常に少ない．

　さらに，認知機能が低下する前に「将来自分のことが決められなくなったら，延命治療はせずに，痛みだけをとってほしい」と意思表明をしていた人が，認知機能が低下し，同じような状況になったとき，「元気になりたいから治療をしてほしい」と表明することもある．すなわち本人の過去の意向と現在の意向が一致するとは限らない．

　これらの課題から，認知症の人の ACP は重要であるが，有効かどうかは不明である[7] と限界も言及されている．

　このように認知症の人の ACP には課題がありながらも，臨床現場では「人生の最終段階における医療・ケアの決定プロセスに関するガイドライン」[8] や「意思決定支援の概念図」（図 7-B-1）を活用しながら，認知症の人の意思決定支援を行っている．

3　認知症の人の ACP におけるポイント

　認知症の人の ACP において，疾患の特性から意思決定能力について話題にあがることがある．ACP における意思決定能力について，Gregory ら[9] は mini-mental state examination（MMSE）の 18 点が閾値であろうと述べており，Hirschman ら[10] は，MMSE が 20 点未満である場合には介護者が意思決定に関与する頻度が高まると報告している．

　しかしながら，認知機能検査という一側面だけで ACP における意思決定能力が判断できるとは限らない．ACP は話し合うプロセスであり，そこには多様な因子が関連す

る．例えば，「本人がどのように生きてきたか」「自分自身の病気をどのようにとらえているか」「生活の様子」などが考えられ，特に認知症の人の場合，意思決定する際に本人の認知機能に即した説明を医療者が行っているかが重要である．

認知症の人のACPでは，①本人がACPを始めたいと思っているかを確認する，②病気について説明する，③認知機能を丁寧にアセスメントし，認知機能に即した説明を行う，④本人の意向や思いを聴く，⑤聴く際には時間や環境を調整する，⑥家族を巻きこむ，⑦多職種チームで関わる，⑧繰り返し，話し合う機会をもつ，⑨本人の意向を記録し，共有する，ことが求められる．

以上のことを踏まえ，認知症の人にACPを実践した事例を紹介する．

Ａさん，80歳，男性，慢性腎不全，アルツハイマー型認知症．妻と2人暮らし．2人の子どもはそれぞれ家族をもち，別居しているが，Ａさんの状況は把握している．

Ａさんは2年前からもの忘れが目立つようになり，認知症疾患医療センターにてアルツハイマー型認知症初期と診断され，抗認知症薬を内服している．最近，慢性腎不全の病状が進行し，近い将来透析が必要になってくるだろうと主治医より説明を受けていた．

Ａさんと妻から将来のことの相談にのってほしいと依頼があり，面談を行った．Ａさんは主治医からの説明をほぼ記憶しており，年齢や認知症のことから「透析はしたくない」と意向を話した．妻はＡさんの意向を尊重したいと考えていた．このようなＡさんと妻の意向を尊重してもらうために必要なことを教えてほしいと話した．さらに，Ａさんと妻に病状進行に伴う苦痛症状への対応について確認すると症状緩和は最大限に行ってほしいと希望した．この面談以降，Ａさんと妻は自分たちの意向を子どもたちに伝え，そして主治医と共有していくことになった．主治医も「Ａさん夫婦の意向を尊重していきたい．できるだけ病状が進行しないよう疾患管理をしていきたい」と話した．さらにＡさんの意向を書式として保管していくことになった．

初回の面談から約半年後，Ａさんは呼吸困難で救急車で搬送された．妻は搬送された病院の救急担当医師にＡさんの意向を記載した書式を見せ，主治医も了解していることを伝えた．Ａさんは症状緩和目的で入院し，その後呼吸困難が緩和され退院の目途が立った際，Ａさんと妻と今回の症状悪化を踏まえ今後のことを話し合う機会をもった．Ａさんの意向，妻の意向は変わらなかった．

ACPは病気・人生の最終段階に話題となることが多いが，認知症の人の場合，最終段階ではなく初期の段階より導入することが望ましく，コミュニケーションを重ねることで，本人の意思が尊重される．しかしながら，現状では初期の段階からACPを導入していることは多くなく，前述した課題もある．課題を踏まえながら，認知症の人のACPを確立していくことが必要であると考える．

〔高梨 早苗〕

第 7 章 ● 自律尊重と意思表明・選択の支援

文献

1) 長江弘子：アドバンスケアプランニングにおける看護師の役割．看護実践にいかすエンド・オブ・ライフケア．1 版．長江弘子編．p.45-49．日本看護協会出版会．2014．

2) 酒井明夫，中里巧，藤尾均ほか編：生命倫理事典．p.6-7．太陽出版，2010．

3) 西川満則：特養の看護職が知っておくべきアドバンス・ケア・プランニング．コミュニティケア．2014；16（4）：14-19．

4) Molloy DW, Guyatt GH, Russo R, et al：Systematic implementation of an advance directive program in nursing homes；a randomized controlled trial. JAMA. 2000；283（11）：1437-1444.

5) Detering KM, Hancock AD, Reade MC, et al：The impact of advance care planning on end of life care in elderly patients；randomised controlled trial. BMJ. 2010；340：c1345.

6) 舟槻晋吾：認知症の ACP．治療．2017；99（6）：771-778．

7) Dening KH, Jones L, Sampson EL：Advance care planning for people with dementia；a review. Int Psychogeriatr. 2011；23（10）：1535-1551.

8) 厚生労働省：人生の最終段階における医療・ケアの決定プロセスに関するガイドライン
https://www.mhlw.go.jp/file/06-Seisakujouhou-10800000-Iseikyoku/0000197721.pdf〔2019 年 1 月 23 日閲覧〕

9) Gregory R, Roked F, Jones L, et al ：Is the degree of cognitive impairment in patients with Alzheimer's disease related to their capacity to appoint an enduring power of attorney？ Age Ageing. 2007；36（5）：527-531.

10) Hirschman KB, Xie SX, Feudtner C, et al：How does an Alzheimer's disease patient's role in medical decision making change over time?, J Geriatr Psychiatry Neurol. 2004；17（2）：55-60.

C. 認知症の人の医療同意と支援体制

　有効なインフォームドコンセントを得るためには，医療行為に関する十分な説明と患者側の理解，そして自発的な同意が必要となる．法律的には，医療行為は人体に対して侵襲的な行為であって本来違法な行為とされ，違法性を阻却するために本人の同意が必要とされている．また，この同意という行為は本人に帰属し，第三者が本人に代わって同意することはできないとされている．このため，成年後見制度の設計にあたっても，後見人に医療同意権を付与するかどうかについては極めて慎重に検討され，制度発足当初は時期尚早として見送られた．その後，日本弁護士連合会[1] や成年後見センター・リーガルサポート[2] が制度改革案を発表したものの，制度施行から 19 年経った現在も後見人に医療同意権は与えられていない．このため，認知症により医療同意能力が低下している人への治療をどう進めるかは事実上医療現場の判断に委ねられている．

　治療に関する説明の理解が不十分で本人の同意だけで進めてよいか判断が難しいケースや，医療者側が必要と考えている治療を拒否されたケースなど，認知症の人の医療同意をめぐってはさまざまな課題が浮かび上がっている．本稿では，本人同意が有効かどうかを判断するために，まず必要となる医療同意能力評価とその後の意思決定のための支援体制について解説する．

1 医療同意能力評価

　医療同意能力は，さまざまな要素により影響を受ける．認知症の重症度はもちろんのこと，身体状態が悪い場合にはせん妄を伴っていることも多くある．せん妄やうつのような可逆性の病態については，できる限り治療して改善させた上で評価する必要がある．患者側の要因に加えて，医療行為の複雑さ，リスク，予後に与える影響によっても必要とされる医療同意能力は異なる．すなわち，インフルエンザの予防接種のようにメリットが明らかでリスクも低いものについては低い能力でも有効な同意とすることが可能で，がんの手術などリスクが高く予後にも大きな影響がある治療には本人の高い医療同意能力が必要と考えられる（図7-C-1）．

　理論的には，理解 understanding，認識 appreciation，論理的思考 reasoning，選択の表明 expressing a choice の4つの要素からなるとする4要素モデルが一般的に用いられている（図7-C-2）[3]．理解とは，疾患名やその特徴，治療のメリット，デメリットなどを理解する能力のことで，説明内容を一時的に記憶しておくワーキングメモリーや，用語を理解するヘルスリテラシーが関連する．医療従事者や過去に同じ治療を経験したことがある患者は認知症の程度が重くても理解については保たれる傾向にある．認識とは，医療行為に関する説明を自分のこととしてとらえることができているかということである．例えばアルツハイマー型認知症では，アルツハイマー型認知症の特徴や抗認知症薬の薬効については理解できるが，自らがアルツハイマー型認知症とは思っていないというような状況が生じることがある．この場合は，理解は保たれているが認識が低下していると評価する．認識には，セルフモニタリングや実行機能が関連する．論理的思考は，医療行為の結果を推測して自分の生活にどのような影響が出るかを考えたり，選択肢同士を比較したりする能力のことで，抽象概念能力やプランニングの機能と関連する．選択の表明は，自分の決定を周囲に伝える能力で，障害に応じて文章やうなずきな

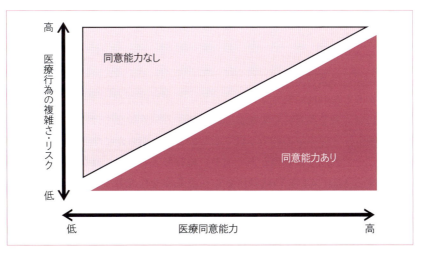

図7-C-1　医療行為の複雑さ・リスクと必要とされる能力の関係

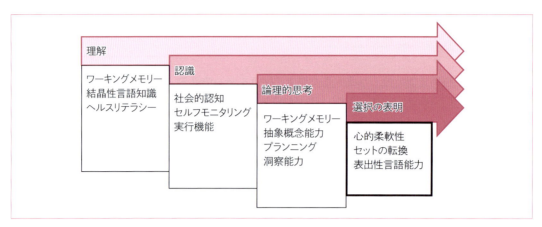

図 7-C-2　医療同意能力の4要素と対応する認知機能

（Palmer BW, Savla GN, Harmell AL：Healthcare decision-making capacity. Civil capacities in clinical neuropsychology：Research findings and practical applications. Demakis GJ ed, p.69-94, Oxford University Press, 2012. より作成）

どの手段を用いてもよい．これには，表出性の言語能力が最も関連する．

　実務的には，すべての医療行為について医療同意能力を詳しく評価することは現実的ではなく，ある程度，医療行為の侵襲性や予後に与える影響等を考慮して対応を整理しておく必要がある．手術や化学療法など，侵襲性が高く予後に大きな影響のある治療については，まず主治医や担当看護師などの治療チームで本人同意が有効か，あるいはより詳しい検討が必要かをスクリーニングし，必要であれば次に述べる半構造化面接法を用いた詳しい評価を行う．スクリーニングにあたっては，4要素のうち同意能力を代表する理解について確認することが有用である．具体的には，疾患名やその特徴，今回行われようとしている医療行為について本人にどう理解しているかを話してもらう．アルツハイマー型認知症では取り繕いの傾向や被暗示性の亢進があり，「はい」「いいえ」で答えられる質問では不十分な理解のまま返答する可能性があるので注意が必要である．

　半構造化面接法にはいくつかの方法がある．代表的なものとしては，MacArthur Competence Assessment Tool-Treatment（MacCAT-T）があげられる[4]．個別の医療行為の内容，治療の選択肢などについて，先述の理解，認識，論理的思考，選択の表明の4つの要素に分けて評価するようにデザインされている．所要時間は20～30分で，下位項目の質問それぞれについて点数化するようになっているが，何点以上なら同意能力ありと自動的に判定するようなカットオフ得点が設けられているわけではなく，最終的には点数を参考にして総合的に評価する．点数をつけることによって評価の客観性が高まり，どの領域の能力が低下しているかも明らかにすることができる．説明内容は治療ごとに作成する必要があり簡単に施行できるわけではないが，筆者らは抗認知症薬に関するMacCAT-Tの記録用紙や採点基準を作成して公開しており，下記URLからダウンロードが可能である．

MacCAT-T（抗認知症薬）記録用紙
http://researchmap.jp/muysmhs6g-56600/#_56600

C．認知症の人の医療同意と支援体制

> MacCAT-T（抗認知症薬）採点基準
> http://researchmap.jp/munvo5fda-56600/#_56600

　医療同意能力評価と意思決定支援は連続した過程であり，能力評価により低下している領域が明らかになれば，そこを補うための方策を講じてみて再度能力評価を行うことになる．筆者らは，主治医が同意能力なしと判定していた知的障害に特発性正常圧水頭症を合併した患者に対して MacCAT-T を用いて能力評価を行い，知的能力に合わせた説明方法を工夫することで同意能力ありと判定することができた 1 例を経験している[5]．主治医の判断は，診断名やこれまでの経過などに左右され，必ずしも詳しい評価の結果と一致するわけではないため，侵襲性が高い治療や倫理的なジレンマが生じている事例では慎重な評価が必要である．

　臨床現場でしばしば問題となる治療拒否については，治療内容や予後について十分理解した上での拒否なのか，理解が不十分であったり，うつや妄想などに影響されたりした拒否なのかを見極めることが重要である．もし理解が不十分なことによる拒否であることが明らかになった場合は，不十分な理解を補うための工夫を行ったり，信頼関係を構築して必要性について粘り強く説明したり，拒否している心理的な背景を探ったりすることで，本人の生活の質（QOL）維持に必要と思われる治療につなげていくことを試みることも重要である．

2　意思決定支援の体制づくり

　どのようにすれば本人の思いに近い治療方針を選択することができるのか，その体制づくりについて述べたい．日本老年医学会の「"高齢者の終末期の医療およびケア"に関する日本老年医学会の"立場表明"2012」[6]には，チームによる医療とケアが必須であり，本人の QOL の維持・向上を図り，家族のケアも行うことがうたわれている．

　筆者らは，2012 年から 3 年間にわたり，科学技術振興機構の社会技術研究開発センター（JST/RISTEX）に設定された「コミュニティで創る新しい高齢社会のデザイン」研究開発領域からの助成を得て，認知症の専門医と法律家や介護関係者，家族など多くの立場の人々が参加して，法的な観点からの課題や現場での実務上の課題と解決策について検討した[7]．その結果，このようなチームによるケアを医療現場に導入していくには，家族を含む多職種で意思決定を行うプロセスを医療従事者や介護福祉関係者が共有することが必要であると考える．現状としては，成年後見人や介護支援専門員から，自分たちが関与していないところで決められてしまうことがあるという指摘もあり，多職種連携が十分に達成されているとはいえない．成年後見人は，認知症の人本人が元気なときから関わり，もともとの意向に関する情報をもっている場合もある．また，治療費やその後の生活費を管理する役割を果たしており，医療同意権はもたないものの治療内容と予後について情報共有しておくことが重要である．また，地域で関わっている介護支援専門員や高齢者ケア施設の職員も，本人の生活やもともとの意向に関して情報をもっていて，決定プロセスに参加してもらうことで，より本人の意向に沿った選択に近

づける可能性がある.

　家族へのアプローチに関しては，医療従事者は，キーパーソンがいるとどうしてもその人に決定を委ねてしまう傾向にあり，結果，家族は決断に悩み，決断した後もこれでよかったのかと後悔することも多い．インフォームドコンセントの概念が普及するとともに，医療現場では自己決定の重要性が強調されすぎて，治療の選択肢をただ提示するだけになってしまっていないか，振り返る必要があるだろう．専門職としてどのような選択肢を推奨するのかなど，家族の判断の参考になる情報をもう少し踏み込んで提供し，家族の意思決定支援を行うことが重要である.

　このような多職種連携を推進するために，われわれは，医療従事者向け，在宅支援チーム向け，認知症の人と家族（地域住民）向けの3種類のガイドを作成した．これらガイドは，下記からダウンロードが可能で，印刷して自由に利用することができるので活用いただきたい.

認知症の人と家族のための医療の受け方ガイド
https://researchmap.jp/muq58yyc6-56600/#_56600
在宅支援チームのための認知症の人の医療選択支援ガイド
https://researchmap.jp/mu0qwltwc-56600/#_56600
医療従事者向け意思決定支援ガイド
https://researchmap.jp/muzoxtil3-56600/#_56600

　病院に勤務する医療従事者向けガイドには，忙しい業務の中で医療従事者が少しでも本人の意向に気を配り，他の職種とタイミングよく連携して治療方針を立てていけるようになるためのヒントを掲載した．病状の変化に伴って認知症の人の意向はその都度変化し，家族も迷うことが多い．十分な情報を提供しつつ，そのようなダイナミックな過程をうまくリードし，結論に導いていくスキルが医療従事者に求められている.

　在宅支援チーム向けのガイドは，病状が安定しているときから病院での意思決定に備えたり，支援したりできるようになることを目指して参考になる情報を掲載している．普段の関わりの中でさりげなく意向を聞いたり，その情報を医療機関に伝えたりすることができれば質の高い意思決定支援が可能となる．認知症の人と家族向けのガイドには，病院での意思決定に備えることの重要性や医師とのコミュニケーション方法などを盛り込んだ．一般の人からみると，急速な医療技術の進歩により，病院でどのような治療が行われ，どのような選択を求められるのかがわかりづらくなっている．医療機関に受診して一から説明を聞くのと，あらかじめ予備知識をもっているのとでは，意思決定の難しさは大きく違ってくる．医療従事者側からの地域に向けた積極的な情報発信が必要である.

　本稿では医療同意能力評価と意思決定支援のための体制づくりについて述べた．医療同意能力評価は，これまであまりなじみのない技能であるが，急性期病院での高齢者の増加を考えると今後必須となるだろう．また，支援体制づくりには，医療と介護，急性

期病院とかかりつけ医，地域住民と医療機関の情報共有や連携が基盤となる．本稿が，認知症の人の意思に少しでも近づくための取り組みのきっかけになれば幸いである．

〔成本　迅，加藤　佑佳〕

文献

1) 日本弁護士連合会：医療同意能力がない者の医療同意代行に関する法律大綱．2011.
http://www.nichibenren.or.jp/library/ja/opinion/report/data/111215_6.pdf（2019 年 3 月 29 日閲覧）

2) 成年後見センター・リーガルサポート医療行為の同意検討委員会：医療行為における本人の意思決定支援と代行決定に関する報告及び法整備の提言．2014.
https://www.legal-support.or.jp/akamon_regal_support/static/page/main/pdf/act/index_pdf10_02.pdf（2019 年 3 月 29 日閲覧）

3) Palmer BW, Savla GN, Harmell AL：Healthcare decision- making capacity．Civil capacities in clinical neuropsychology：Research findings and practical applications. Demakis GJ ed, p.69-94, Oxford University Press, 2012.

4) トマス・グリッソ，ポール・S. アッペルボーム：北村總子，北村俊則訳，治療に同意する能力を測定する医療・看護・介護・福祉のためのガイドライン．日本評論社，2000.

5) 加藤佑佳，松岡照之，小川真由ほか：認知機能障害により医療行為における同意能力が問題となった 2 例 MacCAT-T を用いた医療同意能力の評価について．老年精神医学雑誌．2013；24（9）：928-936.

6) 日本老年医学会：「高齢者の終末期の医療およびケア」に関する日本老年医学会の「立場表明」2012. 2012.
http://www.jpn-geriat-soc.or.jp/proposal/pdf/jgs-tachiba2012.pdf（2019 年 3 月 29 日閲覧）

7) 成本　迅，「認知症高齢者の医療選択をサポートするシステムの開発」プロジェクト：認知症の人の医療選択と意思決定支援　本人の希望をかなえる「医療同意」を考える．クリエイツかもがわ，2016.

D. 治療の選択にフレイルの知見を活かす―臨床倫理の視点から―

1　治療の選択と臨床倫理

医療とケアの現場では選択は日常的な課題である．1 人 1 人の患者／利用者の治療，またケアや療養場所はどのように選択されるべきか．本人の意思を尊重し適切な選択に至るために，何をどのように考えるべきか．これは臨床倫理の問いである．臨床倫理は臨床現場における選択と，どのようにその選択に至るか，つまり意思決定プロセスと合意形成の在り方を問う．

臨床倫理の問いに応答する場合に基本となるのは，関連する事柄について適切な医学的情報を得て判断すること，およびその医学的情報と判断を医療・ケアチームと患者・家族間で共有することである．その情報共有を踏まえ，本人の価値や人生観・死生観を尊重する意思決定に至るため，医療・ケアチームは本人・家族らとコミュニケーションを重ねることが大切である．

各事例について医学的判断にグレーゾーンが存在する場合は少なくない．そうした場合は，何がどのように不明なのかをできるだけ明らかにし，グレーゾーンが大きければ大きいほど，本人・家族と丁寧に話し合い，意思決定プロセスをたどることが求められる．

第 7 章 ● 自律尊重と意思表明・選択の支援

本稿のテーマであるフレイル（frailty）は，選択の基本となる医学的判断に関わる重要課題である．フレイルに関する知見を取り入れ意思決定支援に活かすことによって，超高齢社会における医療とケアに新たな視点を得て，倫理的に適切な医療とケアの選択を実現することが可能となると考える．

2 フレイルとは何か

a. 日本老年医学会の定義

近年，老年学分野ではフレイルという概念に注目が集まり，世界で多数の研究が行われている．英語圏で概念形成された frailty の臨床的重要性と有用性に鑑みて，日本老年医学会は 2014 年に日本での用語を「フレイル」として，医療・介護従事者や一般市民への浸透を図っている．

日本老年医学会によると，「Frailty とは，高齢期に生理的予備能が低下することでストレスに対する脆弱性が亢進し，生活機能障害，要介護状態，死亡などの転帰に陥りやすい状態で，筋力の低下により動作の俊敏性が失われて転倒しやすくなるような身体的問題のみならず，認知機能障害やうつなどの精神・心理的問題，独居や経済的困窮などの社会的問題を含む概念」[1] である．

フレイルは，従来，年齢で判断されがちであった老年に特徴的な諸問題に関して，年齢とは独立した予測因子となることが次第に明らかにされ，注目されている．

b. 国際フレイル・コンセンサス会議の報告

2013 年に発表された国際フレイル・コンセンサス会議の報告書は，「フレイルは身体的または心理的あるいはその統合型であり，時間の経過に伴い悪化するが，改善もありうる動的な状態」[2] としている．盛んに研究が進められている段階であり，世界標準の定義はまだ策定されていない．

国際フレイル・コンセンサス会議の後もフレイルの定義については議論が継続中であるが，世界のフレイル研究者の間では，心理社会的側面も含めた全般的な状態である広義のフレイルと，医学的な症候群である身体的フレイルを区別すべきということについては合意が得られている．前述の日本老年医学会のフレイルの定義は広義の定義の試みと考えられる．

そして身体的フレイルの特徴については大よその合意がみられている．上記国際会議では，身体的フレイルを以下のように定義した．

「身体的フレイルは複数の要因による医学的な症候群であり，体力や耐久力の衰えと生理機能の低下によって脆弱性が増し，要介護状態になりやすくなったり，死亡のリスクが高まったりすることを特徴とする」[2]

身体的フレイルは主には加齢を要因とするが，さまざまな疾患や外傷，また心理的ストレスによって惹起されることもある．そして，フレイルになると，ささいなことでもそれが引き金になって機能障害につながり，要介護状態になったり死亡したりする．

D．治療の選択にフレイルの知見を活かす—臨床倫理の視点から—

しかし，身体的フレイルは障害そのものではない．これは上記国際会議でも確認されているが，紛らわしいので注意を要する．身体的フレイルが進行して日常生活動作（ADL）が低下することは，障害のために ADL が低下することとは本質的に異なる．しかし高齢者においては，障害を負ったことがフレイルを惹起することもあるので，臨床像は重複することが多くなる．

認知症とフレイルの関連についても世界で複数報告されているが，認知症の基礎疾患による身体的な変化の相違や，その基礎疾患による身体的変化とフレイルによる身体的変化の関連は，まだ研究途上である．

3　スクリーニング法

フレイルの臨床上の重要性が認識されるにしたがって，フレイル評価を促進するためのスケール開発が世界各地で試みられるようになった．

フレイルのスクリーニング法の先駆的な取り組みとして世界でしばしば引用されてきたのは，米国の老年医学者 Linda Fried らの研究[3] である．Fried らは「表現型」phenotype という用語を使い，cardiovascular health study（CHS）という心血管疾患に関する疫学調査のデータをもとに，フレイルの特徴的な臨床像として，①体重減少，②疲労感，③活動度の低下，④身体機能の低下（歩行速度の低下に特徴的に現れる），⑤筋力の低下（測定しやすい指標として握力を用いる）の 5 項目を挙げ，これらをフレイルの 5 つの表現型とした．そして，この 5 項目をフレイル判断の指標とした「CHS フレイル・スクリーニング・スケール」では，3 項目以上に該当するとフレイル，2 項目までならばプレ・フレイル（フレイルの前段階）としている．

日本において高齢者がフレイルとなっているか否かを見分けるためには，厚生労働省の「基本チェックリスト」が簡便である．これは 2006 年以降，要介護認定で「非該当」（自立）と判定された高齢者と，要介護認定を申請していない高齢者を対象とする介護予防事業で使用されてきた自記式のチェックリストである．「基本チェックリスト」は最近の国内での研究によって，フレイルか否かの判別にも使用できることが確認されている．「基本チェックリスト」によって判断されるのは，フレイルではない，プレ・フレイル，フレイルの 3 段階である．

この「CHS フレイル・スクリーニング・スケール」と「基本チェックリスト」においては，フレイルは要介護状態の前段階という 1 つの段階として扱われ，フレイルの程度を把握することはできない．しかしフレイルは要介護予備軍という単一の状態ではなく進行するものであり，フレイルの程度の軽重によって適切な医療介入を検討する必要があるため，フレイルの程度を判別可能なスケールも必要とされている．

そのため国際フレイル・コンセンサス会議報告書では「臨床フレイル・スケール」（表7-D-1）も紹介している．臨床フレイル・スケールは，①壮健，②健常，③健康管理しつつ元気な状態を維持，④脆弱，⑤軽度のフレイル，⑥中等度のフレイル，⑦重度のフレイル，⑧非常に重度のフレイル，⑨疾患の終末期という 9 段階で構成されている．①～③まではフレイルではない状態で，④はプレ・フレイルの状態である．また，最重

第 7 章 ● 自律尊重と意思表明・選択の支援

表 7-D-1 臨床フレイル・スケール Clinical Frailty Scale

1	**壮健 very fit** 頑強で活動的であり，精力的で意欲的．一般に定期的に運動し，同世代の中では最も健康状態がよい．
2	**健常 well** 疾患の活動的な症状を有してはいないが，上記のカテゴリ 1 に比べれば頑強ではない．運動の習慣を有している場合もあり，機会があればかなり活発に運動する場合も少なくない．
3	**健康管理しつつ元気な状態を維持 managing well** 医学的な問題はよく管理されているが，運動は習慣的なウォーキング程度で，それ以上の運動はあまりしない．
4	**脆弱 vulnerable** 日常生活においては支援を要しないが，症状によって活動が制限されることがある．「動作が遅くなった」とか「日中に疲れやすい」などと訴えることが多い．
5	**軽度のフレイル mildly frail** より明らかに動作が緩慢になり，IADL のうち難易度の高い動作（金銭管理，交通機関の利用，負担の重い家事，服薬管理）に支援を要する．典型的には，次第に買い物，単独での外出，食事の準備や家事にも支援を要するようになる．
6	**中等度のフレイル moderately frail** 屋外での活動全般および家事において支援を要する．階段の昇降が困難になり，入浴に介助を要する．更衣に関して見守り程度の支援を要する場合もある．
7	**重度のフレイル severely frail** 身体面であれ認知面であれ，生活全般において介助を要する．しかし，身体状態は安定していて，（半年以内の）死亡リスクは高くない．
8	**非常に重度のフレイル very severely frail** 全介助であり，死期が近づいている．典型的には，軽度の疾患でも回復しない．
9	**疾患の終末期 terminally ill** 死期が近づいている．生命予後は半年未満だが，それ以外では明らかにフレイルとはいえない．

（Morley JE, Vallas B, van Kan GA, et al：Frailty consensus：a call to action. J Am Med Dir Assoc. 2013；14（6）：392-397. ＊このスケールは，Rockwood K らの研究報告を改変したものである．Rockwood K, Song X, MacKight C, et al：A global clinical measure of fitness and frailty in elderly people. CMAJ. 2005；173（5）：489-495. 日本語版の初出　会田薫子：超高齢社会のエンドオブライフ・ケアの動向—フレイルとエンドオブライフ・ケア—. Geriatric Medicine（老年医学）. 2015；53（1）：73-76.）

度の⑨はフレイルとは直接的な関連はなく，がんなどの疾患のために余命が短い時期にあたる．

　身体的フレイルを早期に発見できれば，適切な介入によってフレイルの進行を遅らせたり一部回復させたりすることが可能な場合がある．そうすることは高齢者本人のQOL の維持・向上に役立つのみならず，高齢者ケアに要する社会資源の節約上も有用であるとされている．

　そこで国際フレイル・コンセンサス会議は，可能な限り早期に身体的フレイルを発見するために，70 歳以上の全員と慢性疾患のために体重が 5％以上減少した人を対象とするスクリーニングの実施を推奨している．

4　フレイルの知見と評価をどのように活かすか

a. 介護予防と健康寿命の延伸

　国内外においてフレイルの臨床上の有用性は，まず介護予防と健康寿命の延伸にあるといわれている．国際フレイル・コンセンサス会議でも，高齢者の QOL の向上とケア

に関する社会的なコストの削減のため，まだフレイルになっていない高齢者のフレイル予防の重要性が強調された．

同会議は身体的フレイルの予防法や改善法として，①適切なカロリーと蛋白質およびビタミン D の摂取，②本人の状態に合った運動，③処方薬を多剤併用している場合はできるだけ薬剤の数と量を減らすこと，④社会的なつながりを維持すること，を挙げている．

まず，適切に食事が摂取できるように義歯の調整を含め口腔内の健康を保ってオーラル・フレイル（口腔のフレイル）を防ぎ，骨や筋肉になる食品を積極的に摂取し，また，栄養不足にならないように気を配り，そして適宜運動することが大切とされている．

多剤併用（ポリファーマシー）による害について，日本老年医学会は 2015 年に「高齢者の安全な薬物療法ガイドライン」[4] を改訂し，処方薬を 5 剤以上併用すると転倒の発生率が高まり，6 剤以上併用すると薬物有害事象のリスクが特に増大すると警告した．同時に日本老年医学会は「高齢者に対する適切な医療提供の指針」[5] において，「可能な限り多剤併用は避ける」「代替手段が存在する限り薬物療法は避け，まず非薬物療法を試みるべき」としている．

b. 治療の方針決定

また，国際フレイル・コンセンサス会議は，すでにフレイルになった高齢者はストレッサーに脆弱な状態なので，侵襲性の高い医療行為によってかえって害を及ぼすことのないよう留意すべきと指摘している．この点では特に，放射線療法，化学療法，手術，循環器関連の処置に注意するよう促している．

治療や投薬によって害を及ぼすことにならないように，高齢患者におけるフレイルの有無と程度の判別は重要である．具体的に考えるために次に例をあげる．

> B さんは 82 歳男性．軽度の認知症と軽度のうっ血性心不全および腎機能低下がみられた．妻と 2 人暮らし．杖を使用し 1 人で歩行可能で，ADL は自立．この 1 年間，転倒したことはなかった．歩くと多少の息切れはあるが，外出が好きだった．妻と 2 人で子どもや孫に会いに行くのが一番の楽しみだった．
>
> ある日，胸部 X 線検査で初期の肺がんが発見された．医師は，一般的には切除して治癒可能な段階であると B さんと妻に説明した．B さんは「治せるのなら治そう」と思い，妻も子どもたちも賛成したので，手術を受けることとした．
>
> 手術そのものは成功し，肺がんは切除された．しかし，術後，せん妄と行動心理徴候（BPSD）が出現し，軽快しなかった．そのため自宅退院できず，療養病院に転院することとなった．認知症は急速に進行し，歩行もおぼつかなくなった[6]．

これは医療倫理分野の国際学術誌（Journal of Medical Ethics）において報告された事例である．この事例では B さんの肺がんは確かに切除されたが，B さんの QOL は大きく低下してしまった．この手術は治療として成功したといえるのだろうか．

この事例のように，高齢患者においてある疾患を治療することが思わぬ結果に至るこ

第 7 章 ● 自律尊重と意思表明・選択の支援

とは少なくない．若年や壮年の患者とは異なるこうした問題が起こるのは，患者がフレイルだからである．若年患者や壮年患者にとっての標準治療がフレイルな高齢患者にも標準治療となるとはいえないのである．

Bさんはプレ・フレイルの状態であったが，肺がん手術がストレッサーとなって，フレイルが加速度的に進んでしまい，自宅退院できない状態になってしまった．

ストレッサーとは何か．それは本人に影響を及ぼしストレスの原因となる物理的，化学的，精神的，社会的な要因すべてを指す．そして留意すべきは，医療やケアの行為もストレッサーになる場合が少なくないことである．特に医療行為の中で侵襲性が高く本人にとって負担が重いものほど重大なストレッサーになる恐れがあるので注意を要する．Bさんの場合は手術よりも負荷の小さい治療法を選択すべきだったのである．

しかし，現在の医療界では，Bさんの術前の状態であれば壮年者と同様の治療を行わないという意思決定をすることは非常に難しいだろう．そうしなければ過少医療になるのではないかと，医療者も本人も家族も心配すると思われる．現状では判断の難易度はかなり高い．

こうしたことから，フレイルの評価をがん治療の方針決定に組み込むための研究が国内外で進められている．日本では日本臨床腫瘍研究グループが高齢者研究委員会を組織し，①フレイルをがん治療の視点から検討する，②がん医療の分野においてフレイルを検査する方法を検討する，③フレイルな高齢者を対象とする臨床研究のための高齢者研究方針を策定するべく研究を進めている[7]．

高齢者および超高齢者にとって，がんは最も一般的な疾患の1つだが，従来，高齢とはいってもフレイルではない患者を対象として実施された臨床試験や臨床研究によって得られたデータをもとに確立されたがんの治療法がフレイルながん患者にも行われ，それによってかえって患者に害がもたらされることが少なくなかった．

同様の問題が透析医療においてもみられる．例えば，米国で行われた研究[8]では，ナーシングホームに入所していた高齢の末期腎不全患者3,702例に関して，透析療法の導入前後のADLを比較した．その結果，多くの患者で透析導入後の3ヵ月間でADLが著明に低下し，透析導入後6ヵ月でADLを維持していたのは30%，透析導入後12カ月でADLを維持していたのは13%のみで58%が死亡していた．また，カナダで行われた研究[9]においても，透析療法を受けた80歳以上の患者97名に関して透析療法開始時とその後のADLを調べたところ，透析開始時に自立的に生活していたのは78%であったが，1年後に自立生活を継続していたのは23%に減少したと報告されている．

このほかの治療についても，例えばICUにおける治療が本人の益になるか否かは，患者の年齢ではなくフレイルの程度によって決まることを示す知見などが続々と報告されている．

近い将来，治療方針の検討の際には，フレイルの知見が活かされ医学的および倫理的に適切な治療法の選択に至る時代が到来すると期待される．

C. エンドオブライフにおける方針決定

さらに，世界のフレイル研究においては，エンドオブライフケアにおけるフレイル評

価の重要性についても言及され始めている.

英国の国民健康保険制度を運営する National Health Service は，医療・ケア従事者向けのガイダンスに，「フレイルが進行した高齢者に対しては，今後の展開を予測しつつケアプランを立てていくこととエンドオブライフケアを検討することが適切といえる」[10] と記している.

緩和ケアを開始する指標としてフレイル評価を活用すべきという報告[11] や，フレイルは進行性なので，重度フレイルになったら病院でも高齢者ケア施設でも在宅の場でも，療養場所を問わずエンドオブライフケアを行い，QOL の最適化と症状緩和に焦点を当てるべきとする報告[12] もある. 重度フレイルおよび非常に重度のフレイルの場合，治療とケアの目標をよく考え，目標に合わない医療介入によって患者に無用の苦痛を与えてはならないのである[13].

特に，身体的フレイルが重度に進行し，身体全体にわたって生理的予備能が低下している高齢者に対して，若年者と同様に侵襲性の高い医療行為を行うことについて，筆者は以前から問題を認識し，特に心肺蘇生法 cardiopulmonary resuscitation（CPR）は有害無益ではないかと指摘してきた[14].

CPR は，①口対口の人工呼吸，②自動体外式除細動器 automated external defibrillator（AED）による電気ショック，③胸骨圧迫（心臓マッサージ）の 3 点で構成されている. 胸骨圧迫では，胸骨上に両手を重ね，患者の胸が 5〜6cm 沈むくらい心臓を圧迫する. 圧迫回数の目安は 1 分間に 100 回〜120 回. 胸骨圧迫の合言葉は「強く，速く，絶え間なく」である.

これをフレイルが進行して骨が脆くなった高齢者に行うとどうなるか. 胸骨も肋骨も折れてしまう. それでも CPR によって蘇生し体調が回復するなら CPR の実施に意味はあるだろう. しかし，重度フレイルの高齢者が心肺停止 cardiopulmonary arrest（CPA）状態で発見された場合には，CPR によって蘇生する可能性はゼロに近いのである. もし極めて稀に心拍が再開したとしても，脳機能の損傷は非常に重大であり回復することはない.

しかし，日本では重度フレイルの高齢者が高齢者ケア施設等において CPA で発見された場合，救急搬送されることが多い. 救急隊が懸命に CPR を行い，救命センターの医師に引き継ぐ. 引き継がれた医師も CPR を行うが，転帰は不良であり，救急医と救急隊員に不全感をもたらしていることが近年の日本救急医学会学術集会等で多数報告されている.

d. フレイル評価を活かし高齢者差別を予防とする

従来，患者の年齢と病態，搬送元にかかわらず，救急搬送された CPA 患者に関しては CPR を行う方針が標準的にとられてきた. その背景には，高齢であることを理由とした不搬送や治療の差し控えは高齢者差別（エイジズム）であり非倫理的との誹りを免れないという懸念があったと考えられる.

確かに，年齢だけで治療の可否を判断するとエイジズムの誹りを免れないだろう. そこで参照すべきはフレイルである.「臨床フレイル・スケール」で「重度のフレイル」

第 7 章 ● 自律尊重と意思表明・選択の支援

および「非常に重度のフレイル」に相当する場合は，CPA への CPR は不適応であり有害無益といえるのではないだろうか．少なくとも目撃のない CPA の場合は，これは明白といえる．目撃のない CPA とは救急医療の用語であり，CPA になったときにそれを見ていた人がいないこと，つまり，CPA で発見されたことを意味する．

今後，高齢者の院外 CPA の不搬送基準の策定に際しては，フレイルの視点を活かすことが重要であると考える．

特別養護老人ホームやグループホーム等の高齢者ケア施設では，1 人 1 人の入所者について，入所時やケアプランの見直し時にフレイルの程度を評価・記録し，その変化に沿って医療とケアの方針を検討するため，本人・家族側と情報を共有する必要がある．

今後，アドバンスケアプランニングの臨床実践に際しては，話し合いのプロセスの中にフレイル評価も組み入れることが求められる．穏やかで尊厳を重んじる看取りのため，本人・家族らと医療・ケアチーム間の事前の継続的な話し合いを踏まえた合意形成が大切といえる．

〔会田 薫子〕

文献

1) 日本老年医学会：フレイルに関する日本老年医学会からのステートメント．2014.
http://www.jpn-geriat-soc.or.jp/info/topics/pdf/20140513_01_01.pdf（2019 年 3 月 29 日閲覧）

2) Morley JE, Vellas B, van Kan GA, et al：Frailty consensus：a call to action. J Am Med Dir Assoc. 2013；14（6）：392-397.

3) Fried LP, Tangen CM, Walston J et al：Cardiovascular Health Study Collaborative Research Group：Frailty in older adults：evidence for a phenotype. J Gerontol A Biol Sci Med Sci. 2001；56（3）：M146-M156.

4) 日本老年医学会：高齢者の安全な薬物療法ガイドライン 2015.
https://www.jpn-geriat-soc.or.jp/info/topics/pdf/20170808_01.pdf（2019 年 2 月 20 日閲覧）

5) 厚生労働科学研究費補助金（長寿科学総合研究事業）「高齢者に対する適切な医療提供に関する研究」研究班：高齢者に対する適切な医療の指針．日本老年医学会雑誌．2014；51（1）：89-96.
日本老年医学会：「高齢者に対する適切な医療提供の指針」の発表について．2013.
https://www.jpn-geriat-soc.or.jp/proposal/sisin.html（2019 年 2 月 20 日閲覧）

6) Mallery LH, Moorhouse P：Respecting frailty. J Med Ethics. 2011；37（2）：126-128.

7) 長島文夫，濱口哲弥，古瀬純司：JCOG 高齢者研究小委員会の活動と高齢大腸癌を対象とした臨床研究について．癌と化学療法．2015；42（1）：16-20.

8) Kurella Tamura M, Covinsky KE, Chertow G M et al：Functional status of elderly adults before and after initiation of dialysis. N Engl J Med. 2009；361（16）：1539-1547.

9) Jassal SV, Chiu E, Hladunewich M：Loss of independence in patients starting dialysis at 80 years of age or older. N Engl J Med. 2009；361（16）：1612-1613.

10) NHS：Safe, compassionate care for frail older people using an integrated care pathway：practical guidance for commissioners, providers and nursing, medical and allied health professional leaders. 2014.
http://www.england.nhs.uk/wp-content/uploads/2014/02/safe-comp-care.pdf

11) Pal LM, Manning L：Palliative care for frail older people. Clin Med. 2014；14（3）：292-295.

12) Koller K, Rockwood K：Frailty in older adults：implications for end-of-life care. Cleve Clin J Med. 2013；80（3）：168-174.

13) Moorhouse P, Koller K, Mallery L：End of Life Care in Frailty. Frailty in Aging. Theou O, Rockwood K ed, p. 151-160, Karger, 2015.

14) 会田薫子：高齢者の終末期医療 重度要介護高齢者の心肺停止への対応を考える．日本臨牀．2013；71（6）：1089-1094.

E. 自律尊重とライフレビュー

E. 自律尊重とライフレビュー

　自律尊重とは，本人の自由意思による決定を尊重することをいう[1]．自らの言葉や行動で自分の意思を伝えることが難しい認知症高齢者の自律を尊重するためには，本人の思いを汲みとり，意志決定の支援をしていくことが重要である．平原は，その人がこれまでどのような人生を送ってきたのか，これまでの生活史を理解し，価値観を知っておくことは，認知症高齢者の推定意思を理解しやすくなり，重要な意思決定の際に役立つと指摘した[2]．ライフレビューは，その一助となる方法である．本稿では，認知症高齢者の自律を尊重するためのライフレビューについて事例を紹介しつつ検討する．

1　自律尊重とライフレビュー

　ライフレビューは，よき聞き手が高齢者の長い人生の歴史を系統的に聞き，その人の人生の意味を探求し，人格の統合を目指す心理療法である[3,4]．回想法とライフレビューは，並び称されることが多いが，ライフレビューに対し回想法は，情動の活性化や心の安定を目的に施設や病院で行われるアクティビティなどを含むより広義の概念とされている．ここで論じるライフレビューは，認知症高齢者の自律を尊重し，内面にある思いを注意深く読みとりケアに生かすことを目的とするものであり，必ずしも人格の統合を目的に実施するものではなく，正しく過去を記録するためだけに実施されるものでもない．認知症高齢者のとぎれる記憶と記憶の間に，聞き手が懸け橋を渡し，それにより浮かび上がる物語の中にその人らしさを見いだし，受け止めることに意味があると考える．

　幼少時，野山を駆け回って育ったCさんは，野の花や樹木に詳しく，季節の移り変わりを咲いている植物で知る．海辺で育ったDさんは，潮の香りを懐かしく思い，波の音を子守唄のように感じる．たくさんの兄弟の中で育ったEさんは，毎日が競争だったのでついつい食事を早く食べてしまう．1人暮らしが長かったFさんは，大勢で歌を歌うよりも部屋で1人ラジオを聞く時間が好き．どんな仕事を生業としていたのか，人生の転機をどう乗り越えたのか，人生の楽しみを何に見いだしていたのか，ライフレビューを通して浮かび上がる物語の行間には，認知症高齢者の自律を尊重した意思決定を支える鍵がある．

2　認知症高齢者に対するライフレビュー先行研究と自律尊重

　認知症高齢者の自律尊重を目的として明示し，ライフレビューの介入を行った報告は見あたらないが，認知症高齢者を対象としたライフレビューの研究には，認知症高齢者の自律を尊重するためにライフレビューが有用である結果が示されているものがある．桑原らは，認知症高齢者を対象としたライフレビューセッションを継続して行い，語ら

197

れた内容を記述・分析し，検討した．その結果，認知症高齢者のコミュニケーションの特性をよく理解した上で会話をすれば，語りの中の本人の思いを汲みとること，生活史を理解することが可能であると指摘した[5]．林は，認知症高齢者に対するライフレビュー面接を 10 回施行し，ライフレビューは認知症高齢者の人間としての尊厳を重視したケアに資するものであること，認知症高齢者が繰り返し語るエピソードにその人にとって重要な意味があり，聞き手は，その意味を検討し，理解しようと模索する必要があることを述べた[6]．これらの報告は，自律尊重，つまり本人の意思による決定を支援するために，ライフレビューから得られた情報が役に立つことを裏づけている．

3 認知症高齢者の自律尊重に資する ライフレビューを実施する際の留意点

次に，認知症高齢者の自律尊重に資するライフレビューを実施する際の留意点について述べる．

・認知症高齢者のライフレビューは，必ずしも時系列で語られるとは限らない．本人の語りたいことを優先し，本人の思いに沿って聞いていくことが，本人の思いを支えることにつながる．

・認知症であっても，軽度であれば十分にライフレビューを実施することは可能である．軽度の段階でライフレビューを実施し，得た情報は，認知症が進行した場合に本人の自律を尊重した意思決定をする際の重要な手がかりとなる．

・ライフレビューを実施する際の構造の枠（時間，場所，回数など）はライフレビュー開始時に設定することが望ましいが，認知症高齢者が対象の場合は，体調などを十分に考慮し，時間枠を柔軟に変更する姿勢が求められる．しかし体調によって時間を短縮することはあっても，延長することはない．

・自宅や病院，施設へ聞き手が訪問して実施する場合，自らの意思でその場所を離れることができない認知症高齢者は，ライフレビューを拒むことが難しい．外来で実施する場合よりも，より慎重に相手の状態に配慮する必要がある．

・繰り返し語られる時代や繰り返し語られるエピソードの中に，本人の人生や本人の価値観に深く影響を与えた出来事があることを認識する必要がある．

・記憶の想起を促すための写真や思い出の品などを用意する．本人の選択によるものが望ましいが，難しい場合は，家族等の介護者に頼んで提供してもらうとよい．

・本人の写真等を用意できない場合でも，その人のふるさとの地図や，写真，趣味に関する資料など，聞き手が用意できる資料を記憶の想起を助けるために使用することは有効である．

4 事 例

ここで，認知症高齢者本人の自律尊重に意味があったと思われる初期の認知症の人への非構造的ライフレビューの事例を取り上げる．

Gさんは，71歳の男性．夫婦2人暮らし．1人娘は，家庭をもち両親とは離れて暮らしている．Gさんは長年勤めた会社を退職後しばらくして物忘れが目立つようになり，道に迷ったり，妻に頼まれた用事を忘れたりし，次第に日常生活でも支障をきたすようになる．かかりつけ医を受診したところ，アルツハイマー病の診断を受ける．物忘れや間違いを指摘，修正しようとする妻と物忘れを否認するGさんの間でけんかが絶えず，夫婦関係が悪化する．その状況を心配した娘が，父自身の心の安定のためにカウンセリングを受けさせたいとGさんを連れて筆者が当時勤めていた外来クリニックに来院し，筆者がカウンセリングを担当することになる．インテーク面接の後，本人にカウンセリングを提案すると，「人と話すのは苦手で緊張するが，最近どこかにつまずきがあると感じている．自分の思いを話す場ができるのはうれしい．ここへ来た日が私の新しいスタートだと思う」と承諾する．

月に2回，1回50分の面接とする．

ライフレビューの経過

〈ふるさとのこと〉

Gさんは，自らを話上手ではないと評するが，言葉を選びながら，ゆっくりとしかし力強く，これまでの人生を振り返り語った．

「ふるさとは，自然豊かな場所だった，近くに川があり，夏はいつも泳いでいた．大人たちは危険だからとやめさせようとしたが，子どもたちは子どもなりに，自分たちで安全な場所をみつけて泳いだものだ」「スポーツは人生の中，生活の中の楽しみだった」「体を動かすことで，自由を感じることができる」「自分の好きなことをしたい．自分が自分である，ということをもっていたい．これが今の心境」「人が聞いたらとるに足らないこと，つまらないことだと思うようなことでも，そのささやかな楽しみを大事にしたい．それを失ったら，人生の意味をなくしてしまう」

物静かで穏やかに見えるGさんだが，内面には自分らしく生き抜きたいという強い思いと，今はそれがかなわないという葛藤を抱えている様子が理解できた．大人たちにだめだと言われた水泳を続けたエピソードは，家族の意見に左右されずに自分のしたいことをしたいというGさんの希望の表れでもあると感じた．

〈幼少期～青年期〉

「本が好きだった．家の近くにあった公民館に寄付されて置いてあった本を繰り返し読んでいた．その中に外国の雑誌があり，食べ物の写真や大きな自動車の写真を見るのが好きだった．外国への関心が芽生えたのはその頃」「そこで読んだ子ども向けの話"ライオンのめがね"をもう一度読みたい．年をとったライオンが狩りができなくなる話．それでも威厳を失わずに優しく生きるライオンの話だった」

この時期，物忘れや日常での失敗が増え自尊心を失いがちだった自分と，狩りができなくなっても威厳を失わなかったライオンを重ね合わせて，今後の生き方を真摯に模索していた．

〈仕事について〉

「父親が早くに亡くなったので，大学へは行かず，仕事についた．本当は勉強を

もっとしたかった．会社員になったが，人付き合いが苦手だったので会社員人生は
あまり楽しいものではなかった．会社のことをあまり思い出さないのは，これまで
の苦労を忘れたいからなのかなと思う」「日々の生活に必ず失敗がある．その失敗
が増えている．大失敗と思って落ち込まないようにしようと思うが，叱責されたり
すると傷が残ってしまう．今何が大事かというと人に左右されない自分を持ち続け
ること」「70 歳を過ぎたので，死を迎える準備．死を逃れたいとは思わない．自分
の一生は，他の人に振り回されたという思いでは終わりたくない」「もの忘れが多
くなった．そのために何かしなければと思うが，妻が買ってくる味気ない計算ドリ
ルとかはまっぴらごめんだ．万葉集を買って 100 首とはいわないまでも，覚えたい」
　家族に対しては，物忘れを否認していた G さんだが，面接が進むにつれ，筆者
の前では物忘れの自覚があることを語り，その不安を抱えながらも，自分なりの対
応策を検討していた．

〈娘と孫のこと〉

　「娘に孫の面倒をみてほしいと言われて娘の家へ行っている．役に立っていない
だろうが，仕事を頼まれるのはとてもうれしい」「物語を通して人生の喜びや悲し
みを知ってもらえるような本を孫に贈りたい」「孫は，これからの人生がある．い
ろいろな生き方があることを知ってほしい．孫とたくさん話をしたい」

　娘や孫の話になると，やわらかい表情になり，自分の役割があることに対する喜
びと自分が大切にしてきた思いを孫に伝えておきたいという世代継承性への強い思
いを語る．

　G さんは，半年にわたりカウンセリングを継続したが，1 人での来院が困難にな
り，家族やボランティアの送迎の付き添いがかなわなかったためにカウンセリング
を中断した．その後，自宅近くの施設に入居となった．

事例についての考察

　G さんは，カウンセリング開始当初から終了するまで，「自分の好きなこと，ささ
やかな楽しみを大事にしたい」「人に振り回されたくない」「自分らしくありたい」と日々
の小さな選択，人とのやりとりの中で，自分らしさを全うしたいという思いを繰り返し
強く語った．もとより自分の気持ちを外に表すことが苦手な性格だったが，病気が重な
り，周囲に自分の気持ちを伝えることを諦めていた G さんにとって，安心し自分のペー
スで自分のことが語れる場は必要であった．G さんにとって自らの人生を振り返るこ
とは，人生に対する考え方，人生の楽しみ，子ども世代や孫世代に残したい思いを再認
識し，アイデンティティを再形成することにつながった．

　ある日，いつも穏やかで紳士的な G さんが怒りをあらわにして「怒りで震えること
があった．家族が旅行をする間に，私を娘の家に預けるという．自分の意思で自分の居
場所が決められない．屈辱的な感覚を味わう．もう別の世界に行きたい，もうわかって
もらえなくてもいいという気持ちになった」と語った．病にあって葛藤を抱えながらも，
なんとか自分の気持ちに折り合いをつけ日々のささやかな楽しみに生きる喜びを見いだ

していたGさんにとって，自律を失うことは生きる希望を失うことと同じことだと語った．筆者は，家族とGさんの溝が深まることがないよう十分に配慮しつつGさんの立場に立って思いを受け止め，面接の場そのものがGさんの自律を尊重できる場になるよう心がけ，これからの希望，したいことなどを聞いた．「ここへ来て，これからの目標について話せる人がいるのは人生の楽しみ」「いつか自宅近くの菓子屋をスケッチしたい」「気持ちは悲しいことばかりだけれど，ここに花が咲いている，いい樹をみつけた，そう思うことが楽しい．そういうことをみつけることが生きていること，死んだほうがましとは思わない」と，現実と折り合いをつけながら，日々の楽しみやこれからの希望を語り，自分の人生を肯定的に受け止めていった．

守秘義務を考慮しながらライフレビューで得た情報を本人の許可を得た部分について家族に伝えた．同時に認知症の夫を介護する妻の負担感を十分に聞くことで，妻の負担感が軽減し，また妻のGさんに対する見方がいくばくか変化した．Gさんのケースは最後まで継続的に関わることがかなわなかったが，これから先Gさんが関わるであろう医療，看護，介護スタッフとライフレビューで得た情報を共有することは，Gさんの自律を尊重した意思決定の際に有用になると考える．そのための方法としては，ライフレビューブック[7,8]，写真集，聞き書き[2]などを作成し，本人に渡すことも有効な手段と考える．

自律尊重は，医療行為の意思決定の際にのみ必要とされている概念ではないことを今一度考えたい．認知症高齢者が生活の中で何に喜びを感じ，何に悲しみを覚えるか，どうありたいか，どう暮らしたいと思っているのか，日々の生活の選択においても必要な概念だと考える．ライフレビューは，認知症高齢者が日々記憶を失う不安の中で，自らの人生の軌跡を再確認し，限界はあっても本人の自律尊重を支える有用な方法である．ライフレビューの聞き手は，たとえささやかなことであっても，本人にとっての大切な人生の一場面を見落とすことがないように，ともに味わい感じる感性を磨くことを心がけたい．

〔宮本 典子〕

文献

1) トム・L. ビーチャム，ジェームス・F. チルドレス：生命医学倫理．永安幸正・立木教夫 監訳，成文堂，1997.

2) 平原佐斗司編：医療と看護の質を向上させる 認知症ステージアプローチ入門 早期診断，BPSD の対応から緩和ケアまで．p.83-84, p.134. 中央法規出版，2013.

3) Butler R N：The life review：An interpretation of reminiscence in the aged. Psychiatry. 1963；26（1）：65-76.

4) 黒川由紀子：回想法 高齢者の心理療法．p.23-25. 誠信書房，2005.

5) 桑原良子，亀井智子：ライフレビューによる認知症高齢者の語りの内容分析 中等度認知症高齢者を対象とした1事例の実践経過から．聖路加看護学会誌．2013；16（3）：10-17.

6) 林智一：認知症高齢者に対するライフレビュー面接10回法の臨床的検討：「こころの生涯学習」の向こう側を目指して．大分大学高等教育開発センター紀要．2016；8：71-85.

7) 宮本典子：カップルライフレビューブック PAPA & MAMA'S STORY．2014．未公刊

8) バーバラ・K・ハイト，バレット・S・ハイト：ライフレヴュー入門 治療的な聴き手となるために．野村豊子監訳，p.224-226. ミネルヴァ書房，2016.

第 7 章 ● 自律尊重と意思表明・選択の支援

F. 在宅における意思表明と選択の支援

　認知症の人は，他者とのコミュニケーションや状況の理解が比較的早い段階で困難になる．そのため，意思決定支援は，なるべく早期から行う必要があるといわれている．病状が進行し，身の回りのことが自分でできなくなったときに，どこで誰のケアを受けたいのか，口から食べることができなくなったときに，自然な経過での看取りを希望するのか，受けられる医療の選択など，将来の自分の意思を備えておく必要があるのである．しかし，認知症の人は，自分が自分でなくなっていく不安や苦悩の渦中におり，心身のバランスを保つことに懸命である．そのため，この先に起こりうることにまで思いを巡らせる余裕はなく，今，この瞬間の安寧に高い価値を置く．

1　訪問診療，訪問看護の対象となる認知症者像

　訪問診療，訪問看護の対象となる認知症の人は，記憶障害や見当識障害が進行し，通院が継続できず，服薬の中断による身体疾患の悪化や生活の混乱，家族関係の悪化などの課題を抱えている．進行の段階としては，中等度から重度に差しかかった状況であり，言語，理解の障害は進行している．そのため，本人から直接語られる意思表明が，理解の上での意思表明なのか確認することは困難な状況にあるといえる．

　軽度の時期からの介入が阻まれる理由は，介護保険制度の問題や，金銭的負担，サービスを調整するケアマネジャー，家族の理解不足などがあげられる．ADL が維持できている軽度認知症者は要介護度が低く，生活支援のサービスが重視される傾向にある．生活の困りごとを本人の代わりに行う環境調整がされているが，認知症の人は，「できないことで，だめだと決めつけないで」「少しの支えがあれば，できることがたくさんある」と提唱している[1]．在宅医療，介護の役割は，認知症の人の自律した生活への支援でもある．できないことをできる部分で補うことや，できる部分を強化する視点が重要であり，本人をエンパワメントする環境調整が必要なのである．

　在宅サービス開始時の認知症の人は，家庭内での自身の役割を喪失し，存在価値の揺らぎから精神的に追い詰められ，抑うつ状態となっている場合もある．コミュニケーションが円滑に行えず，他者との関係性の維持が困難なため，自室にこもることで自身を守っている場合も多く，他者から支援を受けることに拒否的である．

　また，家族は，同じ話の繰り返しや，被害妄想など表に現れた症状に目を奪われ，目の前で起こる事象に対応することしか考えられない状況にある．本人の不安や喪失感に目を向ける余裕をもてず，本人との関わりを避けることで自身を守っていることもある．

　認知症ケアに携わる者は，本人や家族の状況理解に努め，「認知症があっても自分らしく生き生きと暮らす」「家族が認知症になっても不幸ではない」と本人や家族が思えるような環境づくりが重要である．

F．在宅における意思表明と選択の支援

2　意思決定支援における在宅医療・介護の強み

　自宅に医療，介護を届けるメリットは，認知症による生活障害が把握しやすく，必要なケアの組み立てができることもあるが，本人が本人らしくある場所で，自身のことを語りやすい環境にあることが大きい．認知症の人の意思を尊重する際に，本人を知ることは不可欠である．そのためには，本人の語りを引き出し，「その人らしさ」が維持できる関わりが大切である[2]．自宅の中には，本人の語りを引き出すツールがたくさんある．何が好きで，何を大切にしてきたのか，部屋に飾られたもの1つで語られる思い出から，本人をうかがい知ることができる．自宅は，自然発生的な語りを聞きやすく，「その人らしさ」を想像しやすい場所であるといえる．語りの内容は，本人にとって，向き合いたくない過去の場合もあるが，語られることのすべてが，本人，家族関係を知るための鍵になるのである．

3　在宅サービスにおける訪問者の姿勢

　訪問者は，訪問時にさまざまな課題が把握できたとしても，環境調整を急ぐことは，本人にとって苦痛を伴うことであると理解する必要がある．なぜなら，自宅で生活する認知症の人には長年の生活習慣がある．認知症が進行する中，習慣化された行動によって生活が維持できている場合があり，なじみの物や場所は本人の支えになっているのである．

　訪問者は，本人との信頼関係の構築を最優先の課題とし，本人が自発的に語る言葉を受け止め，「本人らしさ」が垣間見えるタイミングを待つことが重要である．また，認知症の人の家族を理解する姿勢も大切である．認知症は経過の長い疾患であり，介護期間も長期に及ぶ．先の見えない介護を行いながら，自身の生活を維持する困難さや，長年ともに生きてきた者が存在しているにもかかわらず失われていく喪失感など，介護者でなければわからない苦悩があることを理解し，寄り添う姿勢が大切である．

4　「自分らしさ」を支える環境調整

　認知症の人は，自分の思いを他者に伝えられないことから，何もわからない人ととらえられ，意思を確認されることすらない生活を送っていることがある．会話が成立しないために他者から話しかけられることが減り，本人も話すことを諦め「ただここに存在している」状況に陥りやすいのである．そのため本人の生活行動が家族により管理されていることもある．認知症の人は自身のできることを過小評価されることが少なくない．できることも取り上げられ介護者にやってもらう状況は生きる気力を奪うことにつながるともいわれている．支援とは，本人のニーズがなければ成立しないものである．認知症の人と向き合い，声なき声を聞こうとすることで，真のニーズが見えてくることがある．認知症ケアに携わる者は，本人の言葉，表情，行動から気持ちを汲みとる努力

をすることが大切である.

在宅における意思表明,選択の支援は,日常生活における取捨選択への支援でもある.

本人が理解できる表現を用い,選択肢を提示することはいうまでもないが,認知症があっても,「いかによりよく暮らすのか」に目を向けることが大切である.そのためには,本人を知り,強みを生かせる環境を考え「自尊心の維持」を目指すことが求められる.

5 中等度の認知症の人の意思表明と選択を支える

中等度の時期の認知症の人は,身の回りのことに介助が必要になる.家族がいる場合は,精神的,身体的,金銭的にも負担となる時期である.在宅での生活を維持するためには,訪問介護やデイサービス,ショートステイなど,認知症の人の状況に合わせた介護サービスを組み合わせる必要がある.日々,自尊心を損なう経験を積み重ねている認知症の人は,他者の前で失敗することを恐れている.そのため,自宅以外の場所に行くことは容易ではない.介護に携わる者は,失敗をさせない環境を整え,安心感をつくることが大切である.

デイサービスを利用する認知症の人の家族は,自分の生活のために本人につらい思いをさせると,罪悪感をもつ場合がある.しかし,デイサービスは,ともすれば自宅に引きこもってしまう人や孤立してしまっている人が同じ境遇の人々と出会い,交流し,新しい関係を楽しみ,自分自身の新たな面を発見する機会を与えてくれる場所でもある[3].人は他者と関わることで,自尊感情を取り戻し,自身の存在価値を見出せるものである.

在宅サービスに携わる者は,本人の強みや楽しみ,苦手なことなどの情報を,事業所を超えて共有することが大切である.

この時期の認知症の人は,現実感の薄れた中での生活となり,生活上のさまざまな選択を他者に委ねなければならない状況にある.他者とのコミュニケーションがうまくいかないいら立ちや混乱があり,不安や苦悩などの心理的な反応は暴言,暴力の形で現れることがある.対応する家族にとっては,本人の行動が理解できず,否定的な感情を引き起こす要因にもなる.しかし,認知症の人の言動,行動には必ず意味があるととらえ,向き合う姿勢が大切である.本人の言動,行動が私たちに伝えようとしていることを汲みとるためには,家族の歴史を聞き,介護が始まった頃から現在までに語られた本人の言葉や行動を振り返り,本人の望んでいることを家族とともに想像することが必要である.想像したことをケアに生かし,反応を見て,次のケアにつなげることを繰り返し行うことで,家族は日常的に「本人の思い」を想像できるようになる.このことは,本人の意思表明と選択を支えることにつながっているのである.

6 重度認知症の人の意思表明と選択を支える

重度の時期は,ほとんどの日常生活に介助が必要になる.嚥下機能が低下し,肺炎を繰り返すことから,24時間対応体制での医療的なサポートが欠かせない.介護の内容も高度化し,吸引や点滴の管理など,技術の習得が必要になる場合もある.本人との意

思疎通は困難になり，家族は言葉がなくなった本人に語りかけることがなくなっていく．

終末期になっても認知症の人の感情は保たれているといわれている．かけられた言葉の内容はわからなくても，自分が大切にされていることを，声のトーンや，触れられた手のぬくもりから感じとっているのである．声をかけられないことは，「自分がここに存在していない」という負のメッセージにもなるため，ユマニチュードなどの優しさを伝えるケアの技術を用い，本人を理解し，また自分も相手に理解されるよう努めることが大切である[4]．認知症ケアに携わる者は，認知症の人の思いを想像し，反応がない相手であっても，積極的に声をかけ，心身に触れる姿勢を家族に見せることが重要である．そのときに表れる本人の表情や仕草の微細な変化を見逃さず，家族とともに感じるよう努め，本人の思いを想像した会話をもつことが本人を支えることになる．

終末期に近づくと，経口摂取が困難になる時期が訪れる．家族は，人工的水分・栄養補給法を行うか否かの代理意思決定を迫られることになる．本人が元気な頃，チューブにつながれてまで生きていたくないと話していたとしても，認知症が進行した今も同じ思いでいるのかは誰にもわからないものである．

清水[5]は，「将来の私に対して現在の私が責任をとるなどということはできない．将来の時点になって，その時点における私が過去の私の選択を否定したとしても，その過去の選択の結果に責任をとるのは，過去の（現在の時点における現在の）私ではなく，将来の時点における私なのである」と述べている．また，医療における意思決定への途上において，患者の自己決定を尊重する点で，家族の意思をどう位置づけるかという問題がある．医療方針の選択について，患者と家族の意思が一致しないケースもあることを示唆している．

認知症になり，自分の意思を伝えることができないからといって，受けられるはずの医療が受けられないことや，家族の意思を優先させることは，倫理的に問題である．終末期の環境調整は，今，この瞬間が苦痛なく穏やかであることが優先である．認知症の人の支援は，ともすれば，意思表示ができない本人の思いが置き去りになりやすいものである．長い療養を支えてきた家族の語りの中に隠れている「本人の思い」を汲みとり，想像し，言葉にすることで「本人の思い」を可視化できる．認知症ケアに携わる者は，家族の思いを支えながらも，本人のQOLが重要である認識を揺るぎなく持ち続けることが大切である．

〔住井 明子〕

文献

1) 認知症の人と家族の会：「認知症の人 本人会議」アピール．2006.

2) 水野裕：実践パーソン・センタード・ケア 認知症をもつ人たちの支援のために．ワールドプランニング，2008.

3) 小川朝生，篠崎和弘編：認知症の緩和ケア 診断時から始まる患者と家族の支援．武田雅俊監，p.104，新興医学出版社，2015.

4) 本田美和子，イヴ・ジネスト，ロゼット・マレスコッティ：ユマニチュード入門．p.54，医学書院，2014.

5) 清水哲郎：医療現場に臨む哲学Ⅱ―ことばに与る私たち．p.169，勁草書房，2000.

第 7 章 ● 自律尊重と意思表明・選択の支援

G. 高齢者ケア施設における意思表明と選択の支援

1 緩和ケアが提供される場としての高齢者ケア施設と認知症高齢者への意思表明・選択の支援

a. 本稿で述べる「高齢者ケア施設」と認知症高齢者

　高齢者ケア施設は多種多様であり，利用上は日常生活の自立度，認知症の有無や程度，要介護度の区分等から分類できる．一方，介護保険法で規定される施設，または高齢者が1つの建物に集合的に暮らしているが，住まいの観点から在宅に位置づけられる施設という制度上の分類も可能である．

　そこで本稿では「認知症高齢者に緩和ケアの提供が期待される施設」という視点により，中長期から終身の利用が可能である介護老人福祉施設（特別養護老人ホーム，以下特養），介護老人保健施設（以下，老健），認知症対応型共同生活介護（グループホーム，以下 GH）等の高齢者ケア施設とそこで暮らす認知症高齢者を想定し論述する．

b. 高齢者ケア施設における認知症高齢者の現状

　厚生労働省の「介護サービス施設・事業所調査の概況」（2016）によれば，高齢者ケア施設の中で利用者数が 53 万人と最も多い特養における平均要介護度は 3.9 である．その特養において，認知症高齢者の日常生活自立度（以下，認知症度）がⅢ以上の認知症高齢者が 73％を占めている．同じく老健の利用者数は 37 万人であり，平均要介護度が 3.2，認知症度がⅢ以上の認知症高齢者の割合は 55％である．また GH の利用者数は 25 万人で平均要介護度は 2.8 である[1]．そして GH における認知症度Ⅲ以上の認知症高齢者は 64％という調査結果がある[2]．

　高齢者ケア施設で暮らす認知症高齢者の半数以上は，日常生活に支障をきたす症状・行動や意思疎通の困難さのため施設での介護が必要な状態となっている．そのため，認知症高齢者の意思表明と選択への支援は，高齢者ケア施設において日常的に不可欠な重要課題である．

c. 認知症高齢者への緩和ケアが必要となる高齢者ケア施設

　認知症の高齢者への緩和的認知症ケア palliative dementia care は，人生の終末期の段階におけるケアに限らない．認知症の診断後，病気や症状に対する積極的な治療を受けているような早い段階から，QOL，尊厳や穏やかさを重視して行われるケアである[3]．

　一方，「介護サービス施設・事業所調査の概況」（2016）によれば，特養入所者の平均在所期間は約 4 年，退所者の約 7 割は死亡退所となっている．特養のような終身利用が可能な施設では，認知症高齢者は比較的症状が進行した状態で入所し，さらに症状の悪化に伴い日常生活全般にわたり介護を受けながら死に至るまで施設内で過ごすこと

206

になる.

　介護保険の看取りに関する加算請求が可能な特養，老健では，施設内死亡数の増加が顕著であり，GH でも退所者のうち約 2 割の看取りが行われているという調査もある[4]．高齢者ケア施設は，認知症高齢者に緩和ケアの提供が期待される場であること，そのため日常生活に関することに加え，生命に関わる重大な意思表明と選択の支援が高齢者ケア施設に課せられている.

2　施設で認知症高齢者の意思表明と選択の支援をすることの実際

a. 認知症高齢者の基本的権利としての意思表明

　高齢者ケア施設でケアの提供に関わる職員は，当初から意思表明が困難な認知症高齢者と出会うことになる．そのため本人の意思表明や選択の主体性が顧慮されず，施設の慣行や時間割に安易に従わせてしまう．認知症高齢者の意思表明については，まず以下の原則的理解が必要である[5]．
①社会に暮らすわれわれと同様に，認知症高齢者も同じく意思表明の権利がある.
②認知症高齢者に対して自ら守ることができない意思表明と選択の権利が支援されなければならない.
③認知症高齢者の意思表明の能力は「有」か「無」ではない．ケアの提供者は，認知症高齢者の意思表明につながる手掛かりを探り，その支援を行う重要な役割を負う.

b. 入所前の準備
―高齢者のライフヒストリーの聞きとりおよび入所後の軌跡の説明―

　入所の選択は，本人が理解できないまま家族らの意思により決定・進行する．そして，期間限定の入所を除き，認知症高齢者はそれまで過ごした自宅や施設等に戻ることはない．こうした重大な意思決定に関与できなかった高齢者にとって，入所に伴う環境や過ごし方，知らない人との交わりといった激変に動転し，極度の不安と混乱に陥ることがある．また家族は介護を放棄し入所させたという呵責の念に苦しむ一方，入所後は安定して過ごせると思い込む場合もあり，入所前からの準備，入所時には早期にバランスの回復に向かう支援が不可欠である[6]．
①施設関係者は入所前に本人の居場所を訪問し，事前の入所体験を促すなど，入所とその施設について本人が理解できるよう努める．また，家族に対し入所することの意味を確認する.
②認知症高齢者の生い立ち，生活歴，家族等の人間関係等，ライフヒストリーを本人や家族から聴取・記録する．これをもとに本人自身の自尊感情 self esteem に働きかけ，意思表明や選択に働きかける.
③家族に対して早期の段階で，時間的経過により進行し，やがて死に至る一般的な認知症の軌跡について説明する.

第 7 章 ● 自律尊重と意思表明・選択の支援

c. 認知症の進行に合わせた意思表明と選択の支援

意思表明と選択に影響する要素がいくつかある．食事の選択といった日常的な意思表明から生命に関わる決定までの「意思表明と選択の次元」，そのときの感情や気分の状態といった「時間の経過や場面」，また意思表示を汲みとる相手という「人との関係」も認知症高齢者の意思表明や選択に影響する．

①言語的な表現は困難でも，日常の各場面での好き嫌いの表現や性向，快・不快の感情的な反応を得ることができる．それらを本人の重要な意思表明と受け止め，普段からそうした意思の形成や好みの選択を肯定的に支援する．

②認知症の進行に伴う活動耐性の低下，摂食の意欲や食事動作能力の低下といった重要な支援の課題について，普段の本人に限りなく近い意思表明と選択を推定する．それらの内容，また本人がお気に入りの職員からの情報等を提示し，定期継続的にケアの担当者や家族との話し合いを繰り返す．

3　高齢者ケア施設における緩和ケアと意思表明・選択の支援

入所時の認知症高齢者は，代表的な認知症であるアルツハイマー病 Alzheimer's disease（AD）を例にとれば，状況の理解ができない中等度の認知障害の経過にあると推察される[6]．AD の生命予後は平均 10 年といわれるが，可逆性の認知症を除き，ほとんどの認知症は発症後緩やかに進行し死に向かって経過する疾患である[7~9]．また認知症診断後の平均生存期間が 4.5 年であるといったコホート研究から[10]，中等度の認知症高齢者は，入所後 4 年程度で末期の状態から死に至る軌跡が想定される．

①入所後の ADL や摂食状態等の時系列的変化をケアの担当者と家族は共通理解し，その上で生命に関する意思表明が困難となった本人にとっての「最善の利益」や QOL について話し合う．

②本人のライフヒストリーを振り返り，普段の意思表明と選択の結果のプロセスをベースとし，その延長上にある看取りに対するコンセンサスをケア担当者と家族の間で積み上げる．

以下に，高齢者ケア施設での事例を紹介する．

認知症と脳梗塞のため寝たきりとなった H さんは，言葉を発することができなくなった．大切な母 H さんのために息子は自宅で介護を続けたが，食事介助をしている際，H さんが窒息を起こし救急搬送されたことをきっかけに特養への入所を決意せざるを得なくなった．自宅介護はすでに 4 年が経過していた．

特養では息子とその子どもたちが訪ねてくると H さんの表情は和らぎ，うれしそうな声をあげた．介護職員は本人が好きだったという「太極拳」の動きを目の前でやってみせることもあった．職員はその表情を読みとりながらケアを行い，H さんは「なんでもわかっていらっしゃる」と述べた．一方，食事は一定して食べることができていたが体重は減少傾向をたどり，特養のケア担当者と息子家族との話

し合いがもたれた．息子は「わかりました．母の気性やものごとを決める際の性向を考えると，このままここで生活し続けることが一番よいことだと思います」と苦しそうに涙をにじませながら述べた．

　好んで飲んでいた水を半分しか飲まず，Hさんは首を振り拒否するようになった．いつもと明らかに違う様子を目の当たりにし，息子は自分の娘とその娘が最近産んだ赤ちゃんを施設に連れてきた．傾眠がちとなっていたHさんは赤ちゃんの泣き声にうっすらと目をあけ，わずかに動く左手で赤ちゃんの足をそっと握った．「私はもうこれでいいよね，私の役割は終わったよね」と息子には聞こえたという．左手が力を失うとともに死戦期呼吸が始まり，家族が見守る中，Hさんは静かにその生命の時間を終えた．

　高齢者ケア施設においては入所から看取りの時期まで，中長期にわたり認知症高齢者の意思表明と選択を支援した経過の積み上げがベースとなって看取りについての意思決定につながる．それは本人と家族との信頼関係も醸成されるプロセスであり，本人にとって連続的に積み上げられた質のよい緩和ケアの軌跡となって，認知症高齢者の死後もケアの担当者および家族の記憶にも残るのである．

〔川上 嘉明〕

文献

1) 厚生労働省：平成29年度介護給付費等実態調査の概況. 2018.
2) 医療経済研究機構：平成23年度 老人保健事業推進費等補助金　老人保健健康増進等事業　介護関連施設等における医療の実態に関する調査研究事業 報告書. 2012.
3) Alzheimer's Australia：Planning for the End of Life for People with Dementia. 2011.
4) 公益社団法人日本認知症グループホーム協会：平成27年度老人保健事業推進費等補助金　老人保健健康増進等事業　認知症グループホームを地域の認知症ケアの拠点として活用するための調査研究事業報告書. 2016.
5) Alzheimer Scotland：Dementia：making decisions. 2012.
6) Department of Health, Social Services and Public Safety, UK：Care Standards for Nursing Homes. 2015.
7) Alzheimer's Society：The progression of Alzheimer's disease and other dementias. 2015.
8) Rizzuto D, Bellocco R, Kivipelto M, et al：Dementia after age 75：survival in different severity stages and years of life lost. Curr Alzheimer Res. 2012；9(7)：795-800.
9) Connors MH, Ames D, Boundy K, et al：Predictors of Mortality in Dementia：The PRIME Study. J Alzheimers Dis. 2016；52(3)：967-974.
10) Dementia Australia：DEMENTIA Key facts and statistics 2018. 2018.
11) Xie J, Brayne C, Matthews FE；Medical Research Council Cognitive Function and Ageing Study collaborators：Survival times in people with dementia：analysis from population based cohort study with 14 year follow-up. BMJ. 2008；336(7638)：258-262.

H. 急性期における意思表明と選択の支援

　認知症が進行して重度の時期になると，肺炎などの感染症や転倒による骨折，慢性疾患の急性増悪など，急性疾患を頻繁に発症するようになる．

第 7 章 ● 自律尊重と意思表明・選択の支援

環境の変化に脆弱な認知症高齢者の場合は，暮らしの場で治療とケアが継続されることが望ましい．しかし認知症高齢者は，典型的な症状が出現しづらいことや，体の変化を自ら認識して周囲に言葉で伝えることが困難になることから，深刻な身体合併症を見過ごされやすく，病状が重篤化する傾向がある．自宅や施設で治療が可能な場合は，外来通院や訪問診療，訪問看護による医療とケアを受けながら回復を目指す．しかし重症度や治療内容，介護力などにより，自宅での療養の継続が困難な場合は，入院による全身管理のもと治療と緩和ケアを受ける場合がある．

急性期では身体合併症の状態により，人工呼吸や透析などの延命治療，手術や侵襲の高い検査などを受けるか否かの選択をする場面がある．

本来，治療と療養の場所の選択は，本人の意思に沿って行われることが望ましいが，認知症高齢者の場合は本人の意思を確認することが困難であり，さまざまな課題があるといわれている．

1 急性期における認知症高齢者の意思決定の課題

本人の価値観や人生観に基づき，本人の意思に近い医療実践を選択できるようアドバンスケアプランニング（ACP）の普及が期待されている．しかし現状では，認知症高齢者の場合はほとんど実践できていない．

急性期にある認知症高齢者は，認知症の進行により，複雑な思考や言葉による表現力が低下している．さらに生命の危機と苦痛を伴う状態にあるため，病状を理解した上で，治療に対して意思を表明することは困難である．

本人の意思決定が困難な場合，多くは家族が代わりに意思決定をすることになる．生命に関する決定は家族にとって精神的に大きな重圧がかかり，別の選択をしていたらどうだったのかなど，悩み続ける場合も多いといわれている．

また家族は，認知症高齢者が苦しむ様子を目前にして，漠然とした不安や恐怖感を抱いていることもある．自宅での介護疲労に加え，病気や事故は介護が至らなかったためと自責の念に駆られているなど，冷静さを欠いていることもある．このような心理的な揺らぎにある家族が代理意思決定を行った場合，結果として医療の過不足につながってしまう傾向にある．

2 事例と意思決定のプロセス

重度の認知症高齢者の急性期における意思表明と選択に対し，どのような支援が望ましいのだろう．事例と意思決定のプロセスを紹介する．

Iさん，80歳代後半，女性．呼吸苦で臨時の訪問診療を受けた．呼吸状態が不安定なため緊急入院．

8年前に認知症と診断．語彙は10種類程度．ADLは慢性心不全と認知症の進行により，手引歩行でトイレに通う程度．家族は長女と2人暮らしで長男が近隣に在

住．夫は他界．

　Iさんは努力呼吸の状態で入院してきた．入院に同行した家族は緊張した面持ちだった．

　まず，医師と看護師，理学療法士で酸素投与と呼吸理学療法を行い，呼吸苦を緩和しながら必要な検査と処置，診断を進めた．ほかの看護師が家族や在宅チームから経過について情報収集し，診断に必要な情報を報告した．呼吸が安定し，表情が穏やかになったので家族に面会してもらった．Iさんの落ち着いた様子を見た家族は安堵の表情を浮かべた．直後，医療・ケアチームでカンファレンスをもち，現時点での病態の整理と，一般的に推奨される治療方針，予測される軌跡について情報共有した．初期診断は誤嚥性肺炎と慢性心不全の急性増悪で，治療過程で再び呼吸・循環不全に陥り，延命治療を必要とする場面が生じる危険性が高いと医療・ケアチーム内で確認した．

　長女と長男，Iさんの兄弟にインフォームドコンセントが行われた．長女と長男からは「亡くなった父が病気のときに苦しむ様子を見て，"あんな思いをしたくない"と話していた」「家族で話し合った結果，管を入れるような苦しい治療は望まない．苦しまないようにしてほしい」と話した．

　医療者と家族との話し合いの結果，心肺蘇生は行わず，可能な範囲の治療と苦痛の緩和を行うことで合意した．

　治療により肺炎は改善したが嚥下機能の低下が進み，食事前後の吸引や口腔ケアが必要となった．医療・ケアチームは，退院可能と判断し退院の準備を進めるため，インフォームドコンセントが行われた．家族は新たなケアが増えたことで，自宅での介護に不安を抱き，迷いながら療養型の病院への転院を希望した．

　心地よいケアの後のIさんの表情は穏やかで，語彙が増え，表現も豊かだった．時折，飼い犬や家族の名前を口にした．ケアマネジャーと家族から，いつも飼い犬と一緒に過ごしていたとの情報を得た．Iさんは自宅で家族や飼い犬と過ごしたいのではと医療・ケアチームで話し合った．看護師は自宅療養に不安を抱く家族の気持ちを受け止めながら，家族を誘って一緒にケアをした．揺らぐ家族の心情を傾聴し，不安に1つ1つ向き合いながら，在宅チームに適宜情報を提供した．ある日，家族が「やっぱり不安だけど，皆さんが手伝ってくれるなら」と，自宅療養を決意した．

a. 医療・ケアチーム（多職種チーム）で医学的な検討を行い，日々の関わりを通して認知症高齢者の意思をとらえながら最善の医療を提案する

1）予測される軌跡を示す

　診断と治療は医師の役割である．しかし急性期では迅速な診断と治療の展開が予後を左右することも多いため，短時間に多くの確かな情報を集め，診断と治療方針を決定することが重要となる．多職種の視点でエビデンスに基づいた医学的情報を集め，医療・

第 7 章 ● 自律尊重と意思表明・選択の支援

ケアチームで情報共有しながら，診断と最善の治療を提示する．一方，重度の認知症高齢者は複数の身体合併症を有することが多く，疾患の軌跡予測が困難といわれている．過程で生じる揺らぎに応じて，治療がもたらす認知症高齢者にとっての利益と不利益，認知症の軌跡を踏まえた，望ましいと考えられる医学的な方向性を検討する．

2）本人の望みについてモニタリングする

認知症高齢者の意思に焦点を当て，最期まで意思ある存在として認め，自ら伝えられない望みを想像して察し，汲みとることが，代弁者の役割として重要となる[1]．

まずは治療可能な病態を改善しながら，同時に苦痛な症状を緩和することが必要である．病態の改善と苦痛な症状の緩和により，重度の認知症高齢者であっても残存機能が発揮されるからである．認知症高齢者は自ら言葉で訴えることができないため，痛みなどの苦痛な症状が過小評価されやすい傾向にある．「痛みの訴えがない」ことは「痛みがない」ことと一致しない．認知症高齢者の表情や視線，しぐさ，発声，発語，バイタルサインを含めた全身状態などを丁寧に観察し，いつもと違う微細な変化に気づき対応することが必要となる．

また，尊厳が保持されることが重要である．たとえ反応がないと思っても必ず声をかけてからケアを行う，丁寧なケアを毎日繰り返して行う，身体拘束は行わないなど，認知症高齢者の尊厳を保持したケアにより心身の回復が促進される．

看護師特有の直観が意味を成すことも多い．わずかな表出をサインとして見逃さず，直観的に気づいたことを本人の意思としてとらえて言語化し，医療・ケアチームで検討する．

b. 代理意思決定者―本人の意思を反映する―

認知症高齢者の意思を確認できない場合，家族が代理意思決定することが多い．このとき，誰が代理意思決定するかによって決定内容が大きく変わることがある．代理意思決定者は当事者性の高い家族が望ましいとされるが，当事者性の高い家族とは，本人にとっての最善を実現することに関わって影響し，真摯に考えている家族のことである[2]．急性期は生命に関わる重責に加えて，短時間での決定を迫られ，家族の情緒的な混乱もあり，適正な判断を欠く場合があるといわれている．できるだけ多くの家族に，説明を同時に聞いてもらうことで，理解不足や思い違いを避ける．家族の関係性，面会時の家族と本人の様子や言動，在宅チームからの情報などから，誰が最も患者の意思を反映できる人なのかを見極め，真のキーパーソンが意思決定に参加できるよう調整する．

c. 本人と代理意思決定者からの情報を織り交ぜながら，話し合いを重ねる ―コンセンサスベースドアプローチ―

コンセンサスベースドアプローチとは，意思決定力を欠く人に対して適切な緩和ケアを提供するために米国内科学会が提唱したものである（表7-H-1）．

できる限り本人の希望や価値観を理解し，尊重できる人に参加してもらい，話し合いを進めていく．

医療・ケアチームは，一般的なデータや根拠を示しながら，今後予測される経過につ

表 7-H-1　コンセンサスベースドアプローチ

1　意思決定に参加する人を決定
　　――直接介護に関わっていない遠方の息子なども含め，なるべく全員
2　患者がどのような経過でこのような病に至ったかを説明
　　――アルツハイマー病の自然経過の説明，発症から今日に至る経過
　　――どのように介護され，どのように治療してきたか
3　今後患者の病がどのように推移するかという見込みを伝える
　　――アルツハイマー病の自然経過として，嚥下反射が消失
　　――口から食事ができなくなること，治らない誤嚥性肺炎を起こすこと
4　患者のQOLと尊厳について代弁
　　――脳の中の状態を説明（情動や苦痛を感じていること）
　　――未来のために長く生きたいという感覚は患者の中にないこと
　　――医療や命に関わるエピソードから，患者の推定意思を話し合う
5　最後にデータと経験に基づいたガイダンスを与える
　　――延命治療についてのエビデンス，「私だったら……」

（Karlawish JH, Quill T, Meier DE：A consensus-based approach to providing palliative care to patients who lack decision-making capacity. ACP-ASIM End-of-Life Care Consensus Panel. American College of Physicians-American Society of Internal Medicine. Ann Intern Med. 1999；130（10）：835-840. より作成）

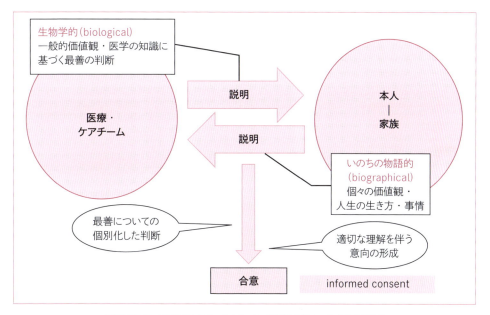

図 7-H-1　意思決定のプロセス（情報共有－合意モデル）

（清水哲郎：本人・家族の意思決定を支える―治療方針選択から将来に向けての心積りまで―. 医療と社会. 2015；25（1）：42.）

いて説明する．また，日ごろの観察でとらえた微細なサインから医療・ケアチームが推定した認知症高齢者の意思も伝える．代理意思決定者である家族は，本人と家族の物語的な情報，経済状況，家族間の支援体制を医療者に伝える．物語的な情報とは本人の過去に示した意向や心情，信念や価値観，家族の価値観，人生設計，役割や仕事などである．医療・ケアチームと家族で今後の治療方針と予測される軌跡を共有する．医療面のみでなく，家族からの情報を織り交ぜながら，本人にとって最善の治療と療養先について合意形成していく（図7-H-1）．話し合いを通して代理意思決定していくことで，本

本人の意思に沿うとともに代理意思決定者の心理的負担は軽くなる.

〔松尾 良美, 平原 佐斗司〕

文献

1) 吉岡佐知子：臨床での倫理調整 高齢者のエンド・オブ・ライフにおける倫理的問題にむけて. 老年看護学. 2017；21（2）：9-14.

2) 諏訪さゆり：認知症ケアの倫理. 老年看護学. 2014；18（2）：14-21.

・平原佐斗司編著：医療と看護の質を向上させる認知症ステージアプローチ入門 早期診断, BPSD の対応から緩和ケアまで. 中央法規出版, 2013.

・平原佐斗司編著：チャレンジ！非がん疾患の緩和ケア. 南山堂, 2011.

・中島紀恵子監・編：認知症の人びとの看護 第 3 版. 医歯薬出版株式会社, 2017.

・成本迅, 「認知症高齢者の医療選択をサポートするシステムの開発」プロジェクト編著：認知症の人の医療選択と意思決定支援 本人の希望をかなえる「医療同意」を考える. クリエイツかもがわ, 2016.

・箕岡真子：正しい看取りの意思確認. ワールドプランニング, 2015.

・清水哲郎：本人・家族の意思決定を支える 治療方針選択から将来に向けての心積りまで. 医療と社会. 2015；25（1）：35-48.

・日本老年看護学会：「急性期病院において認知症高齢者を擁護する」日本老年看護学会の立場表明 2016. http://www.rounenkango.com/（2019 年 3 月 29 日閲覧）

・桑田美代子：死を見据えたケア 高齢者本人とケアチームにおけるケアの創造と統合へ. 老年看護学. 2017；21（2）：6-8.

・深山つかさ：急性期医療における後期高齢患者のインフォームド・コンセントへの看護支援. 日本看護倫理学会誌. 2016；8（1）：32-38.

・會田信子, 大川明子：認知症ケアにおける患者の尊厳と倫理上の課題. 日本看護倫理学会誌. 2015；7（1）：118-121.

・吉岡佐知子：高齢者の意思の尊重 急性期医療機関における倫理調整. 老年看護学. 2012；16（2）：11-16.

・日本老年医学会：「高齢者の終末期の医療およびケア」に関する日本老年医学会の「立場表明」2012. http://www.jpn-geriat-soc.or.jp/proposal/pdf/jgs-tachiba2012.pdf（2019 年 3 月 29 日閲覧）

・Stiftelsen Silviahemmet
http://www.silviahemmet.se/（2019 年 3 月 29 日閲覧）

・箕岡真子：日本における終末期ケア "看取り" の問題点 在宅のケースから学ぶ
http://www.ilcjapan.org/chojuGIJ/pdf/17_02_2.pdf

・公益社団法人成年後見センター・リーガルサポート：医療行為における本人の意思決定支援と代行決定に関する報告及び法整備の提言
https://www.legal-support.or.jp/akamon_regal_support/static/page/main/pdf/act/index_pdf10_02.pdf（2019 年 3 月 29 日閲覧）

コラム6

認知症の人の意思表明と選択を支える

食べられなくなったら，どうしますか？

　中等度から重度に進行した認知症高齢者の急性期病院にかかるエピソードの1つに，数日前から何となく活気がなく，ときには痰の絡んだ状態を認め，発熱すると意識レベル，呼吸状態にも異常をきたして急変し，救急搬送で受診することがある．たいていは肺炎と診断され，緊急入院となる．治療が奏功して肺炎は軽快し，退院を迎えたとしても，加齢に伴う脆弱性や，免疫力および身体諸機能の低下などの肺炎リスクは不変であるため，しばしば肺炎は再燃する．その場合も救急搬送されて再入院となり，認知症高齢者は病の軌跡の終盤に急性期病院への入退院を繰り返す．

　肺炎で入院後，嚥下機能の検査結果に基づいて安全に必要な栄養がとれるよう胃瘻造設の方針が示されると，認知症高齢者の表明の不確かさに対する懸念から家族に説明が行われる．その根底には「食べられなくなったらどうしますか？」という問いが潜んでいる．家族は容易に決め難く，選択を迫られて悩むことも多い．本人が元気な頃に何らかの意思表明をしていたかを尋ねても，家族は「聞いていない」と言うことがほとんどである．そこで，どういう話し合いを行えば，本人の意思を知る手がかりや思いを導くことが可能になるのかと考えた．

意思表明に関する看護の実際

　認知症高齢者が肺炎で入院した場合の入院から退院までに必要な看護を検討してみると，大きく4つの看護介入がある．入院経過に沿って一定の順序性もあり，①肺炎の回復過程を促進する看護，②摂食嚥下機能の維持向上に向けた看護，③本人と家族の自律を支える看護，④地域との連携を結ぶ看護である．①〜④の展開が総合されることで，病院における意思決定支援の方法としても通じていくと考える．本当に口から食べられないのかどうか，どこで療養するとよいかなど，入院期間を通じて十分な評価と検討を行っていく流れも含んでいる．

　ここからは，前述の③に焦点を当て述べていく．言うまでもないが，この実践は本人に深い関心を向ける姿勢が極めて肝要である．看護学における全体像把握とも密接していて，心，体，社会・環境をよく知り，全体を描くスキルが必要となる．具体的には，訪室して挨拶した際の本人の反応や表情といった微弱な言語的あるいは非言語的サインや，家族や本人を通じて知り得るライフヒストリー，病前・病後の日常生活の実際，今現在の居心地や希望などである．本人の過去・現在・未来をつないで描くよう，家族・本人と対話する．私は薄井の科学的看護論の全体像モデル[1]や清水・会田の「意思決定プロセスノート」[2]のフォームを適用して対話し，Lynnの病の軌道のモデル図[3]の2軸から得られる認知症の進行プロセスを掛け合わせてイメージを描く．

　自律を支える看護介入の開始は入院1週間以内がよい．面会に来院した家族にアプローチし面談予定を立て実施し，本人には解熱したタイミングを見計らって聞いてみる．

　本人から直接胃瘻造設の諾否を把握することは，かなわないことのほうが多い．しかし，全例ではなく意思疎通が可能な事例にも出会える．「しなくていい」と明瞭に返答され，別の日に家族同席で本人に再確認してみると同じ返事が得られることもある．「そんな難しいこと，わからない」

「うっとうしい」と表される場合もあるが，「お任せする」とはあまり表されないことにも気づく．そう表明するのは，認知症ではない別の疾患で治療を受ける患者や，選択を迫られた家族，本人とのコミュニケーションからそう認知した医療者だったりするのかもしれないと思う．

　家族との面談では，本人のことをよく知るという目的からそれないよう，本人の若い頃から中高年の健在な頃の生活，軽度認知障害（MCI）から現在までの様子や生活の実際を丁寧に聞きとっていく．この面談にはおよそ1時間を要し，全体像に通じる情報量も多い．その上で，今，胃瘻造設について直接本人に聞けるとしたらどのように答えられるかを尋ねると，多くの家族は「本人はしないと言う」と表される傾向にある．その答えに関連する事実として，本人の親，兄弟姉妹，子など，家族の死にまつわる話が必ずといってよいほど聞かれ，「死んでいったあの人のように私も死んでいきたい」「だからその人のように死んでいきたくない」など，本人が話していたことを家族が想起されることが多い．そして，もう1つ「胃瘻造設しない」ことに関連する家族の価値観に接することも多い．現段階で胃瘻造設することを，延命ととらえることである．家族はしばしば「年齢も高いし，もう寿命でしょう？　延命してもねぇ……」といった具合で話す．90歳以上の認知症高齢者の家族では実によく聞かれ，悩んでもいる．面談において，看護師としてエイジズムに十分な配慮を払いつつ，婉曲に死の不可避を伝えることにもなる．病院の一室で，どのように死んでいくのかと聞かれて応じていることとなる．死をタブー視して，話さないことは難しい．認知症の軌跡の終盤には，入院した時点から死を見据えて話し合っていく必要があることを示している．病院は生命を救う場所である一方で，人間が死んでいくことが避けられない事実もある．清水・会田の「意思決定プロセスノート」の「何もしない場合」の選択肢に関する情報提供ページは，老衰パターンの死に関してわかりやすく記されているので活用している．

　認知症という状態ならではかもしれないが，家族は悩んでいても割と明るく，死に対してざっくばらんであるようにも感じられる．そのような流れの中で，これから先の療養やケアにおいて大切にしたい本人の好みや習慣が明らかとなったり，家族の介護に対する決心が聞かれたりする．これらは看護師から多職種メンバーに還元すべき重要情報で，私は代弁者の役割で伝える．

　「食べられなくなったらどうしますか？」の問いに対する答えは一様ではなく，死生にまつわって湧きおこる哲学的な苦悩があり，医療やケアシステムが進展と変化を遂げているからこそその選択肢の豊富さもある．看護師として，それらを十分にキャッチし，本人や家族とのナラティブで情緒的な対話・交流に価値を置いて関わっていこうと思う． 〔髙道 香織〕

文献

1) 薄井坦子：何がなぜ看護の情報なのか．p.93，日本看護協会出版会，1993．

2) 清水哲郎，会田薫子：高齢者ケアと人工栄養を考える 本人・家族のための意思決定プロセスノート．医学と看護社，2013．

3) Lynn J：Perspectives on care at the close of life. Serving patients who may die soon and their families：the role of hospice and other services. JAMA. 2001；285（7）：925-932.

4) 髙道香織：認知症高齢者の人工栄養に関する意思決定支援に関する研究．長寿医療研究開発費平成24年度総括研究報告，2013．
http://www.ncgg.go.jp/ncgg-kenkyu/documents/24/24xx-07.pdf（2018年12月17日閲覧）

コラム7

認知症の人の意思決定支援ガイドライン

エンドオブライフの時期に，本人の療養生活の質を最大限高めるために，本人の意向に沿った療養場所や治療・ケアを提供することを重視するのは，緩和ケア的アプローチの重要な柱の1つである．本人の意向を家族・医療者が共有するための手段として，意思決定支援がある．わが国においても，この理念を重んじることは同様であるが，一方で，「どうして意思決定支援が重んじられるのか」，その背景について十分な情報が行きわたっておらず，何となく「意思決定支援は重要だから」という認識にとどまっている面がある．そのため，意思決定支援に関して，その示す範囲や具体的な方法については見解が定まっていなかった．

特に認知症の領域での意思決定支援の議論では，認知症の診断と「意思決定ができる・できない」の概念（意思決定能力）が混同されていたり，従来の障害者支援の流れから保護的な面を強調したりする傾向が強かった．

そこで，認知症の領域において，ノーマライゼーションの流れに沿い，可能な限り認知症の人の自己決定を補うための支援とはどのようなものか，その考え方や実践を提示することを目的に，厚生労働省は，2018年6月に「認知症の人の日常生活・社会生活における意思決定支援ガイドライン」を公開した[1]．

本ガイドラインは，本人の残存能力を活かして，本人が可能な限り意向を表明できるように支援することを目指して，意思決定支援を，①意思形成支援，②意思表明支援，③意思実現支援の3つのプロセスに分け，それぞれのプロセスが適切に進んでいるかどうかを確認することを通して，本人の能力に応じた適切な支援が提供できているかを検討する枠組みを示している．

特に，本人が自ら意思決定できるように，認知症が軽度の段階から，今後の生活がどのようになるかの見通しを，本人中心に話し合っていくという「チームによる早期からの継続的支援」をガイドラインの柱の1つとして提案し，認知症におけるアドバンスケアプランニングの考えを反映させている．従来，認知症の意思決定支援は，ともすると本人が決めることが難しくなり，不適応などの問題に直面してから議論されることが多く，困難事例への対応として認識されがちであった．この視点の転換は非常に大きい．新たな支援の流れをどのように実現していくか，今後の具体的な実践と経験を共有していくことが重要になろう．

〔小川 朝生〕

文献

1) 厚生労働省：認知症の人の日常生活・社会生活における意思決定支援ガイドライン．2018.
https://www.mhlw.go.jp/file/06-Seisakujouhou-12300000-Roukenkyoku/0000212396.pdf（2019年3月4日閲覧）

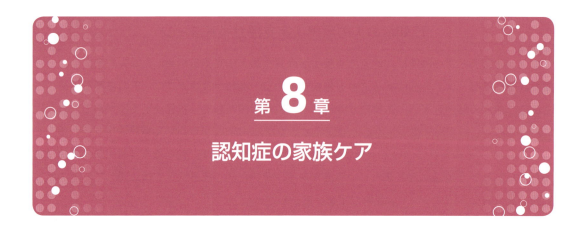

第8章 認知症の家族ケア

A. 認知症の各ステージにおける家族介護者支援

1 家族介護者の体験と家族介護者支援の概観

認知症ステージ別の家族介護者への支援を考えるにあたり，まず，認知症の家族介護者が体験・経験していることは何かを明らかにし，それらを踏まえた家族介護者への支援の要点を整理する．

a. 認知症の家族介護者の多様な体験・経験

認知症の人を支える家族は，特定できるものではないが，直接的なケア提供者の役割および，ケアのマネジャーとしての役割を担うとされる[1]．介護保険制度が整備されたわが国においても，認知症の人の在宅での生活を支える場合，訪問介護や訪問看護などのサービスを用いたとしても，時間で区切られた介護サービス以外の時間帯については，多くの家族が認知症の人へのケアを担う．また，介護保険制度におけるケアマネジャーが個別についたとしても，認知機能の低下した認知症の人本人の希望や意向を汲みとりながら，介護サービスの内容を決定するほか，介護サービスの入らない時間帯に家族内でどういったサポート体制を構築するかなど，家族介護者がケアのマネジメントの役割を担う場面は少なくない．

認知症の人を支える家族介護者は，上記のような役割を担いつつも，心理的・社会的・身体的な多様な側面において，さまざまな体験・経験をしている．家族は，認知症の診断が下りる前の段階から，もの忘れなどを繰り返す認知症の人本人を前にしながらも，認知症までは至っていないと解釈し，病気ではなく年相応であると状況をとらえたり，それでも繰り返されるもの忘れなどに対して，言動に困惑しいら立ったりするといったさまざまな心理的な葛藤を経験している[2]．また，本人が認知症の診断を受けた後においても，家族の心理的状況は多様に変化し，認知症の診断に伴う「驚愕」や，その病名・

診断に対する「否認」の感情を抱くことがある．その後も，家族は，中核症状に伴う繰り返される言動や，認知症の行動心理徴候（BPSD）への対応の過程における「怒り」の感情，それらに対処しきれないことでの「抑うつ」状態，反対に周囲の支えや分かち合いを得ることで達成される「適応」の状態など，さまざまな心理的側面での変化を経験している[3]．

　また，家族介護者は，生活場面・社会的側面においても，多様な体験をしている．「認知症の人と家族の会」の調査においては，家族が認知症となってから，生活のしづらさが「かなり増えた」とする家族介護者が全体の65.2%に上ることが報告されている．同調査において，生活のしづらさが「少し増えた」と回答した家族介護者31.6%を含めると，実に9割以上の家族介護者が，家族の認知症介護に関わるようになって，家事時間の増加や，支出の増加，収入の減少など，生活のしづらさにつながるさまざまな体験をしており[4]，それらの状況にある家族介護者自身の生活などに関連する多様な支援の必要性がうかがえる．

　加えて，認知症の家族介護者は，身体的側面においても大変負荷のかかる状況下にある．認知症の人を支える家族介護者は，被介護者が認知症ではない家族介護者に比べて，1日の平均ケア時間が1時間以上長い．また，認知症の人を支える家族介護者は，夜間・深夜・早朝の時間帯においても，排泄や補液，観察などの介護・ケアに関わることが多い．特に，排泄のケアに関しては，深夜1時から朝方5時までの間，20%以上の高いケア発生率[5]があり，多くの介護者が，排泄のケアに関連して，夜通し介護に携わっている状況にあることが推測される．同居か別居かで大きく状況は異なるが，家族介護者は，昼夜問わず，多くの時間を認知症の人の介護・ケアに費やしており，それゆえに身体的負担が懸念される．

　以上のように，認知症の家族介護者は，心理的・社会的・身体的な側面において，多様な体験・経験をしている．認知症の人および家族を支える専門職は，家族介護者の個別の状況を鑑みながら，認知症のステージに応じた家族支援の方策を考え，実践することが必要となる．

b. 認知症ステージ別の家族介護者支援のポイント

　認知症の家族介護者が，どういったことに負担を感じ，支援を必要としているかについては，認知症の人本人の認知症以外の疾患の有無や，家族状況（認知症の人に対する続柄や，同居か別居かの世帯状況など）によっても大きく異なる．一方で，アルツハイマー型認知症の大まかな自然経過を基盤において，認知症の各ステージにおける家族支援のポイントを抽出することはできよう．

　認知症の初期段階・軽度の時期においては，前述した認知症の診断を巡る家族の心理的な葛藤の理解を踏まえつつ，正しい認知症の理解と対応に関する情報提供・教育的支援を中心とした家族介護者支援が重要となる．軽度〜中等度の時期にかけては，医療・介護専門職による支援のみならず，家族会などを代表するインフォーマルなサービスを積極的に活用し，家族介護者を支援する環境を整備・強化していくことが必要となる．認知症の人の手段的日常生活動作 instrumental activities of daily living（IADL）の機能

第 8 章 ● 認知症の家族ケア

低下から，日常生活動作（ADL）の障害が想定される中等度〜重度の時期においては，介護保険制度における各種サービスを積極的に活用し，家族の身体的な介護疲れを軽減することが目指される．嚥下機能の低下や肺炎の発症などに伴う介護・ケアが想定される重度〜終末期の時期にかけては，家族が認知症の人本人に代わって行う，治療方針などに関する代理意思決定のプロセスを支援することが，専門職に求められるであろう．

認知症の各ステージに沿った多様な家族支援が展開されることが望まれる一方で，各ステージに共通して，認知症の疾患像や，社会保障制度などに関する情報といった「専門家からの情報的サポート」と，認知症介護に関わる「家族同士の情緒的サポート」の二本立ての支援体制[6]を同時進行で整備していく視点が重要である．それらを具体化するためには，医療保険や介護保険などのフォーマルサポートだけでなく，インフォーマルサポートの活用が必要となる．インフォーマルな社会資源に関する情報は得られにくい場合があるが，専門職には，地域に存在する認知症の家族介護者支援に関わる，多様な社会資源の情報を備えておくことが求められよう．

次項以降では，認知症の各ステージにおいて想定される，家族支援の具体的内容の一部をまとめる．しかし，本来の家族の凝集性や，状況変化などに対する順応性の状態によって，介護負担感の様相は異なる[7]といった指摘があるように，それぞれの家族介護者が求める介護者支援の内容は一様ではなく，個別の状況に応じて異なる．介護負担感，家族形態，家族間の関係性などのアセスメントを適宜実施し，当該家族介護者に対して，どのような支援が必要とされるのかを判断・選択しながら，ここで紹介しきれていない家族支援も含め実践を具体化していくことが必要となる．

2 軽度〜中等度の時期における家族介護者支援

a. 教育的支援

認知症の人の家族は，診断前の段階より，本人のもの忘れを年相応と解釈したり，一方では，いら立ちを覚えたりといった経験をしていること，診断後も認知症を否認するなど，受け止めきれない場合があることを前項にて述べた．一般的に，理解が容易ではない認知症という病を，支援・介護を提供する立場となった家族が理解することは，それらの心理的な動揺なども含めて，困難であるといえよう．認知症の診断後，軽度の段階においては，家族が認知症の自然経過や今後の見通しなどを理解できるよう，教育的支援をしていくことが重要となる．また，その過程において，利用できる支援策や社会資源などについての情報を伝えつつ，短くはない認知症介護・ケアにおいて，医療・介護専門職がチームとして継続的に関わっていくことを感じてもらえることも大切な要素となる．これらの教育的支援を，家族それぞれの状況に合わせ実践していくことは，家族介護者の負担感やうつ状態などの改善につながるだけでなく，結果的に認知症の人のBPSD の改善や発症頻度の低下などにもつながりうることが，いくつかの研究においても示唆されている[8]．

家族介護者が，一度の教育的支援や介入で，認知症の具体的理解やそのケア方法を理

220

A．認知症の各ステージにおける家族介護者支援

解することは，多くの場合難しく，認知症の軽度段階からの適時・継続的な教育的支援が，非常に重要であると考えられる．教育的支援の具体的内容については，後述の節（第8章B）を参考にされたい．

b. サポートグループ・家族会

　家族が認知症と診断され，新たに認知症の介護者としての役割を担うこととなった家族介護者は，実際に介護に携わる中で，先が見通せない不安感や，やり場のない怒りといったさまざまな感情を抱えている．それらの家族介護者の感情の変化は，認知症の重症度にかかわらず存在しており，実際に軽度の認知症の人を支援する介護者でも，およそ7割近くが，孤独感を抱えている[9]．家族介護者の心理的なサポートをいかに構築するかを考えた際，専門職による支援や介護保険サービスなどの公的サービスだけで整備することは十分ではなく，認知症家族介護者によるサポートグループおよび家族会などへの参加が有用であると考えられる．

　認知症家族介護者によるサポートグループは，開催主体やその会の活動目的によって多少の差異はあるものの，認知症介護に関連する情報交換のほか，家族介護者同士の語りや分かち合いなどを通じて，日々の認知症介護に伴う感情の共有や共感が展開・促進される．家族介護者にとって，日々の生活の中では，認知症の介護に伴う，迷いや否定的な感情などを晒すことは難しい場合が多い．それらの状況は，医療・介護専門職の前においても同様であろう．認知症家族介護者によるサポートグループや家族会は，そういった家族介護者が普段思っても口に出すことが難しい感情を表出できる数少ない場となる．サポートグループにおける介護者同士の共感を通じて，家族介護者は，自分自身は孤独ではないことを学び，さらには，認知症の人の理解の難しい行動や出来事の多くは，疾患に由来する一般的なものであるかもしれないことを知りうるとされる[1]．また，家族会への参加によって得られる家族介護者同士の共感は，認知症介護への適応を促進するなどといった知見がある[10]．医療・介護専門職は，これらのサポートグループや家族会参加によって得られる家族介護者へのメリットを認識しながら，適宜，参加を提案したり，地域に存在する具体的なグループを紹介したりすることが必要になると考えられる．

3　中等度〜重度の時期における家族介護者支援

a. 介護保険サービスの利用とレスパイトケア

　認知症の家族介護者への具体的な支援としては，認知症の人本人に対する適切な治療とケア，家族教育，社会的支援・資源，経済的サポート，家族会などの自助活動等があるとされる[11]．認知症の人本人の自律を尊重しつつ，生活のしづらさに対応する治療・ケアが適切に導入されると，本人の生活の質（QOL）は維持でき，結果的に家族の負担軽減につながることが期待できる．これらの認知症の人本人へのケア体制の構築・整備を行うにあたっては，特に介護保険制度による各種サービスの利用は重要な要素と考

えられる．中でも，通所介護（デイサービス）を利用する認知症の人は，通所介護の利用がない認知症の人に比べて1年後に在宅生活を継続している確率は1.23倍高くなるとされており[12]，認知症の人が，地域・在宅で生活を継続していく上で，その利用の意義は大きい．また，相談者の有無は，家族介護者の介護負担感や将来の不安に相関する[13]とされており，介護保険の利用によってケアマネジャーが認知症の人本人およびその家族に，継続的に関われる状況となることは，家族の介護負担感の側面においても意義が大きい．

ならびに，認知症が中等度〜重度へと進行していく段階において，介護保険サービスを利用し，家族のレスパイトケアを計画していくことは，家族支援，家族の介護負担軽減の具体的手段となる．家族介護者のレスパイトケアに関して，通所介護を含む，自宅から離れた場所での一時的な認知症の人へのサービス等を活用することは，家族介護者の負担感，抑うつ状態，福利の側面において効果的である[14]といった報告や，短期入所生活介護（ショートステイ）の利用によって，家族介護者は，精神的負担軽減と自分の時間をもてることに効果を感じているという報告がある[15]．家族介護者によっては，休息の時間を確保することに躊躇する人もいるが，長期にわたる認知症介護における家族介護者のレスパイトケアの重要性やメリットを共有し，その具体化を図ることが必要と考えられる．

通所介護やショートステイの利用に際しては，認知症の人本人の意向などによって実際の利用が検討される．また，ショートステイの利用に関しては，認知症の人本人のリロケーションダメージにも考慮が必要である．医療・介護専門職は，これらの認知症の人本人の状態と家族介護者のレスパイトケアを見通しながら，本人・家族にとっての好機をとらえ，それらの介護保険サービスの利用を適宜案内していくことが必要となる．

b. 介護休暇・介護休業

高齢社会であるわが国において，介護や看護のために離職をしている労働者が数多く存在する．2007年10月からの5年間においては，48万人以上の労働者が，「介護離職」をしている実態がある[16]．先述した「認知症の人と家族の会」の調査でも，家族介護者の内4人に1人が，退職や転職を経験したことで，生活のしづらさを感じていることが報告されている[4]．認知症が中等度〜重度になった際，特にBPSDなどの症状があると，家族介護者の負担感が増加し，生活スタイルの変更を検討しなければならない場合がある．家族介護者が，被介護者の息子や娘あるいはその配偶者であった場合，仕事と介護の両立をいかにするかといった問題に直面することがある．それらは，家族介護者の大きなストレスともなりうる．

「育児休業，介護休業等育児又は家族介護を行う労働者の福祉に関する法律」（以下，育児・介護休業法）では，家族の介護に関連して労働者の「介護休暇」「介護休業」を規定している．介護休暇は，労働者（家族介護者）が，要介護状態にある家族・親族（配偶者の父母も対象）の介護や身の回りの支援にあたる場合，1年度内に5日を上限として，休暇を取得できる制度である（対象家族が2人以上いる場合は，1年度内に10日が上限）．認知症の人の通院は，自宅と医療機関間の移動に見守りや支援が必要である

ほか，診察の中での細かな意向確認や方針の検討に関しても支援が必要となる場合が多い．時間単位での休暇が申請できる介護休暇を使って，家族が通院介助をする場合などに，当該制度の利用が検討できるであろうと考えられる．

　介護休業は，労働者（家族介護者）が，要介護状態にある家族・親族の介護に，仕事を休み，中長期的に関わることを可能とする制度である．対象家族1人について，通算93日（3回までの分割が可）までの休業を取得することが可能となる．認知症の進行やBPSDの出現に関連し，家族介護者の介護の負担感が高まった際，介護者が仕事との両立をしている人であれば，精神的にも身体的にも非常に大きな負荷がかかることが予想される．介護休業の制度を用いながら，一時的にでも家族介護者の仕事の負担を減らすこと，また，認知症の人と家族自身の生活や療養の方針を検討する時間を確保することは有意義であると考えられる．

　「育児・介護休業法」の介護休暇・介護休業は，日雇い労働の人は対象とはならず，また勤め先の内規によっては，継続雇用期間の状況により，制度対象となるか否かといった基準が異なる場合がある．実際の制度の利用に際しては，勤め先との相談が必要となる．加えて，介護休暇・介護休業は，基本的には有給とはならず，この間の収入の減少などについても考慮する必要がある．介護休業については，休業中の給与の一部補償をする雇用保険「介護休業給付金」の申請対象となるため，当該制度の同時利用についても検討が必要である．

4　重度～終末期の時期における家族介護者支援

　記憶や見当識の障害・低下から始まるアルツハイマー型認知症の自然経過は，重度の時期となると排泄の障害や，歩行機能の低下などへとつながる．ゆえに，この段階となると，家族介護者のケア・介護の内容は，認知症の人本人の身体的ケア・介護が中心となる．

　重度期以降の認知症の人を支える家族介護者支援では，前述してきたような支援や社会資源の活用を継続し，家族介護者の心理的・社会的・身体的な側面における多様な負担感を緩和していくことが目指される．一方で，家族がどんなに気をつけて介護をしていても，重度の時期以降においては，身体合併症に伴い，急性期治療や入院を経験することが少なくない．その過程では，自身の意向の表出が難しい認知症の人本人に代わって，治療方針や代替栄養の実施などについて，家族が意思決定を代理で行う場合が想定される．家族などが治療行為等の意思決定を代理で行った場合，少なくともその3分の1の代理意思決定者は，心理的なストレスや重荷を感じており，それらの多くは深刻で，数ヵ月から数年続く場合があるとされる[17]．軽度の時期から終末期まで継続的に介護に携わってきた家族の代理意思決定においても，小さくはない精神的な負荷がかかるであろうことが想定される．家族の精神面へのケアを考慮しながら，重度の時期まで認知症の経過をともに歩んできた家族をあらためて尊重しつつ，認知症の人本人の最善を踏まえ，医療・介護専門職が，家族の意思決定のプロセスを支えていくことが重要となる．代理意思決定支援に関する詳細については，後述の節（第8章C）を参考にさ

第 8 章 ● 認知症の家族ケア

れたい.

〔小山　宰〕

文献

1) Carole B.Cox（Ed.）：Dementia and Social Work Practice：Research and Interventions. Springer Publishing Company, 2007.
2) 木村清美，相場健一，小泉美佐子：認知症高齢者の家族が高齢者をもの忘れ外来に受診させるまでのプロセス 受診の促進と障壁．日本認知症ケア学会誌．2011；10（1）：53-67.
3) 松本一生：認知症の人の家族を支える．老年精神医学雑誌．2012；23（増1）：114-118.
4) 公益社団法人 認知症の人と家族の会：認知症の介護家族が求める家族支援のあり方研究事業報告書 介護家族 の立場から見た家族支援のあり方に関するアンケート．2012.
5) 大夛賀政昭，筒井孝子，東野定律ほか：在宅要介護高齢者に家族介護者が提供したケアの実態およびその時間 帯別ケア提供の特徴：認知症有無別の検討．経営と情報：静岡県立大学・経営情報学部／学報．2011；24（1）：65-76.
6) 粟田主一編著：認知症初期集中支援チーム実践テキストブック DASC による認知症アセスメントと初期支援． 中央法規出版，2015.
7) 藤原和彦，上城憲司，小松洋平ほか：在宅認知症高齢者の主たる介護者の介護負担感と家族機能との関係につ いて 家族機能システム評価（FACESKG）を用いて．西九州リハビリテーション研究．2011；4：1-5.
8) 菅沼真由美，新田静江：認知症高齢者の家族介護者に対する介入研究に関する文献検討．老年看護学．2012；17（1）：74-82.
9) 仲秋秀太郎：アルツハイマー型痴呆における介護者の social support と介護負担について．老年精神医学雑誌． 2004；15（増）：95-101.
10) 佐分厚子，黒木保博：家族介護者の家族会参加における 3 つの主要概念の関連性：共感，適応，家族会継続意 図を用いた構造方程式モデリング．社会福祉学．2008；49（3）：60-69.
11) 宮永和夫：家族療法と家族支援．老年精神医学雑誌．2006；17（7）：728-735.
12) 日本医療福祉生活協同組合連合会：平成 25 年度 認知症者の生活支援実態調査 平成 24 年度 4,657 名の調査か ら 1 年後の経過 報告書．2014.
13) 大西丈二，梅垣宏行，鈴木裕介ほか：痴呆の行動・心理症状(BPSD)および介護環境の介護負担に与える影響． 老年精神医学雑誌．2003；14（4）：465-473.
14) Sörensen S, Pinquart M, Duberstein P：How effective are interventions with caregivers? An updated meta-analysis. Gerontologist. 2002；42（3）：356-372.
15) 立松麻衣子：家族介護者の介護負担感からみたショートステイの方策 要介護高齢者の地域居住を支える介護 事業所のあり方に関する研究．日本家政学会誌．2013；64（9）：577-590.
16) 総務省統計局：平成 24 年就業構造基本調査 結果の概要．2013.
17) Wendler D, Rid A：Systematic review：the effect on surrogates of making treatment decisions for others.Ann Intern Med. 2011；154（5）：336-346.

B. 教育的支援

　家族の認知症発症により，それまでにつくりあげてきた家族の歴史は新たな局面を迎 える．このような場合，援助者であるわれわれは，まず，家族が認知症になる体験をど のように理解しているのかをとらえ，対象理解を深めていかなければならない．

　本稿は認知症高齢者の家族ケアとしての教育的支援について焦点化して紹介する．こ こでいう教育的支援とは，ただ認知症の人に対応するための技術を教えるというだけで はない．まず，援助者として行わなければならないことは，認知症の人と家族の心情を イメージして理解する姿勢をもつことである．そして，このような家族へのケアに重要

B．教育的支援

となるのはまず，認知症という病気とその症状を正しく理解できるよう支援すること，そして，認知症の治療とケアを適切に受けられるよう支援すること，最後に，認知症の人と家族が病を乗り越えていける力を尊重し育むことである．以下，それぞれの教育的支援について紹介する．

1 認知症という病気とその症状を正しく理解できるよう支援する

　一般的に認知症を知っているという理解のレベルと，その人の家族が認知症であるという理解のレベルは大きく違う．今や認知症については，さまざまなメディアや書籍などで取り上げられ医療者でない市民にも知られるようになってきた．ただ，それらの情報は一部であったり，偏った内容でもあったりする．人々はいざ，認知症という病気が自らの家族にふりかかる現実と向き合うとき，それまでにもっていた認知症に対する知識が不十分であると，必要以上に不安を助長させ危機的な心理状態に陥ることもある．そのため，家族の心情を汲みとりながら，認知症を正しく理解できるような支援を行うことが求められる．

a. 家族の心情を理解し支援する

　まず，大切な家族が認知症に罹患した苦悩をもっていることを理解し，その苦悩を受け止めることが重要となる．援助者としては決して病気の説明や症状の説明から始めるのではなく，家族を理解したいという思いをもちながら認知症の人をサポートする姿勢で関わるようにする．このような関わりによって，家族は援助者との間にある壁を低くし，「助けになる人」と援助者を認識しやすくなる．

b. 認知症を正しく理解できるよう支援する

　次に，本人が罹患した認知症のタイプとその症状を家族が正しく理解できるように支援する．認知症に対する固定観念をリセットできる力を育成する必要がある．認知症についてどのような知識やイメージをもっているか，家族が認知症になったことによってどのような影響を受けているか，認知症に罹患したこと自体にマイナスイメージをもっているか，生活上の困難さを体験しているかどうかによっても，援助者のアドバイスを聞き入れられるかどうかが左右されるため，家族の反応をみながら対応方法を判断しなければならない．

　このようなプロセスを経て，本人が罹患している認知症のタイプを説明した上で，どのような症状が出現するのか，その症状は生活上どのような困難さをもたらすのか，そのために家族はどのような支援をすると混乱が生じにくいのかなどを，丁寧に説明していく．

　さらに，このプロセスにおいても家族の反応を確かめつつ，家族への「説得」にならないように注意する．また，家族と対話しながら認知症の人に合った生活を取り入れることなどにより，家族が納得し理解が深まるように支援しなければならない．援助者として，認知症のタイプや典型的な症状出現にとらわれることなく，柔軟に認知症の人の

第 8 章 ● 認知症の家族ケア

生活状況を考慮して対応していくことが重要となる．教育的支援とは対応の技術を教えることだけではない．家族が認知症になってしまったことをどのように理解しようとするのか，認知症の人と家族の心情を理解することから始めなければならない．

2 認知症の治療とケアを適切に受けられるよう支援する

認知症は緩やかに進行するだけではなく，ほかの病気に罹患することにより，進行が早まったり，一時的にせん妄や妄想などさまざまな BPSD が出現したりする．ここで，家族への教育的支援として重要となるのは，認知症がもたらす症状が絶えず変化することを理解してもらうことである．症状の変化に対応するためには，継続的に専門医やかかりつけ医の下で認知症の治療を受け続けること，症状の変化や対応困難な BPSD が出現する前に，早期に受診し，いつもとの違いを診てもらえるようにしておくことが重要となる．家族には，認知症という病気を理解しておくことだけではなく，本人がこのような治療を受けることを支援するとともに，異変を感じたときに受診行動や相談ができ，適切な治療やケアを受けられるように支援することが求められる．

a. 認知症の治療を継続的に受けられるよう支援する

認知症という病気の軌跡は長い．そのため，家族は継続的に認知症専門医やかかりつけ医に，認知症の人とともに受診することが必要となる．このとき，家族は医師や看護師に日頃の認知症の人の生活の様子や変化などを報告し，医療者はその情報をもとに適切な治療の選択を行う．外来での診察時間は短いため，家族の情報が非常に重要であり，その情報をもとに，認知症の人に質問し，薬剤の効果なども判断することとなる．つまり，家族は認知症の治療においてキーパーソンであり，医療者にとっては認知症治療のパートナーであるといってもよいかもしれない．

したがって，家族への教育的支援としては，発症初期の段階から継続的に治療が必要であることを理解し受診を続けられること，また，認知症の人の日常生活の様子を医療者に伝えられることが大切であると理解してもらうことなどがある．そのために援助者は，あらかじめ家族が必要以上に認知症の症状進行におびえることがないように，認知症についての理解や認知症に伴って現れてくる症状，また，それらに対して行われる治療やその効果についても，理解できるよう支援していくとよい．

b. 認知症の人に合ったケアを継続的に受けられるよう支援する

認知症によりさまざまな生活上の困難さが生じやすいことはよく知られている．しかし，日常生活の過ごし方によって，それらを回避することが可能であることは，それほど知られているとはいいがたい．家族によっては，ケアすることが困難な症状の出現に直面することにより，絶望を感じ介護の継続を諦めようとしてしまうかもしれない．

このようなことも想定し，援助者は認知症によって生じる生活上の困難さを軽減したり解消したりするヒントが，ケアにあることを家族が理解できるように関わる必要がある．例えば，生活の中で困難な状況を家族から聞きとることにより，何が関係している

226

のか，どのような対応をすればよいのか，薬剤などを使用したりアクティビティケアなどを導入したりすることがよいのかなど，より具体的なアドバイスを行うことができる．

また，認知症カフェなどの家族のピアサポートが得られる場を紹介したり，認知症対応型デイサービスの利用などを勧めたりするのもよい．これらにより家族は，介護の悩みを打ち明け合ったり，認知症の人と離れる時間をもったりすることができる．援助者には，このような関わりを続けることによって，家族が介護を抱え込まないように支援していくことも求められる．

3　認知症の人と家族が病を乗り越えていける力を尊重し育む

それぞれの家族には，これまでに培ってきた歴史がある．また，認知症の人をケアするヒントは，それぞれの人生の中にあり，本人の人生を最もよく知っているのが家族である．

一方，家族は，大切な人が認知症になってしまったことへの悲嘆や葛藤も抱いており，特に発症初期では不安を感じ受診するかどうかなど，さまざまな迷いをもちながら過ごしていることが多い．さらに，家族は認知症の治療・ケアについての方針決定を任されることがほとんどである．それぞれの家族員が抱えている人生の課題もある中では，援助者は認知症の人だけでなく家族への理解も深めつつ，家族がもつ不安を緩和し，意思決定支援にあたることが重要となる．そこで，認知症の人と家族が病による危機を乗り越えていける力を尊重して育むための支援について紹介する．

a. 家族全体から認知症という病気の影響をみる

家族の中で誰かが病気になることは，その他の家族員全体に何らかの影響を及ぼす．まず，主介護者が誰になるのかが重要であるが，主介護者以外の家族にも，生活の変化や精神的な負担をもたらす．家族の発達課題として，老親の世話はすべての家族に訪れるものではない．家族形態が変化し，高齢者のみの世帯が多くなった今日では，家族員が支援を受けにくい状況にある．

しかし，それぞれの家族は，本来，家族として乗り越えていける力を備えており，これらは，それまでの家族の歴史において，集団として家族の発達課題を乗り越えていく中で培われている．また，家族員の健康問題に対しても，セルフケアとして手当てし，家族の安定が保てるように調整できる力をもっている．そのため，まず援助者として重要なことは，病気が家族にもたらした影響を考えつつ，認知症の人とほかの家族の生活を安定させていくために，行動できるよう支援することがあげられる．

b. 家族がもつ力を尊重し乗り越えられるよう支援する

家族が認知症の人の療養に際して決定していかなければならないこととして，治療・ケアの方針や療養の場，福祉サービスなどの利用がある．また，日常の介護の中では，さまざまな迷いが生じることや介護の負担も想像される．

しかし，認知症の介護では，負担だけではなく介護による絆の深まりや家族としての

第 8 章 ● 認知症の家族ケア

在り方を見直すきっかけになるといった介護がもたらす肯定的な側面もある．また，これまで家族が培ってきた歴史と家族の力について着目してみると，家族はさまざまな困難を乗り越える力を育んできている．家族自身が方針を決定していくことにより，家族の協力体制が築かれやすくなり，本来家族がもつ力が発揮されやすい．

　加齢に伴って発症しやすい認知症の介護は，人生の晩年における生活の質に大きな影響をもたらすが，家族にとっても介護が終わるときやその後の人生が豊かであるようにという視点で支援できるとよい．また，認知症介護の経験は，家族自身の老後の過ごし方のモデルとなることもある．援助者として，家族のもつ力を尊重し乗り越えていくための支援を行うことは，認知症の人はもちろん，家族自身のその後の人生においても重要となるといえるだろう．

〔藤田 冬子〕

C. 代理意思決定支援

　認知症だからといって自分で何も決められなくなるわけではない．認知症が軽度から中等度の時期では，本人の言葉やふるまいを通して意思決定は可能である．しかし，認知症の進行に伴って，自分で自分のことを決めることが難しい時期はやってくる．認知症が重度の時期になると，これまでと同じように意思確認することは難しくなり，本人以外による代理意思決定が必要な場面も増えていく．現状では，家族によって代理意思決定がなされる場合が多い．

　また，わが国では「老いては子に従え」という文化背景もあり，高齢になると自分で意思を表明できるにもかかわらず，家族に意思決定を託したいと考える人たちもいる．ここでは，本人に代わって意思決定を行うことの多い家族に焦点をあて，必要な支援について考えてみたい．

1　本人も家族も満足できる代理意思決定を目指す

　本来，当たり前に自分のことは自分で決めることができる．治療の場においても，療養の場においても，その権利は保障されるはずである．しかし，認知症の人たちや高齢者の場合，残念ながら情報が十分に提供されず，意思決定の機会すら与えられていない状況がある．このような状況に，現場でケアを提供している多くのスタッフも「家族の意向ばかりに目を向けられ，本人の意思が尊重されていない」と葛藤を抱えている．

　当然，自分のことを自分で決める力のある本人から，自己決定の機会を奪ってよいわけはない．しかし一方で，認知症の進行に伴い，また「家族に委ねたい」との本人の希望から，意思決定を家族に託すことも少なくはない．代理意思決定が行われる際も，認知症の本人の益が損なわれないように，本人にとっても，また家族にとっても満足でき

C. 代理意思決定支援

る意思決定に近づけるよう，われわれケアする側も心がけなければならない．

2　家族の代弁者としての役割を支える

a. 家族が医療・ケアチームに語りやすいように後押しする

　代理意思決定においても，意思決定のプロセス（情報共有─合意モデル[1]，図7-H-1）は何ら変わりない．われわれ医療・ケアチームから，根拠に基づいた生物学的情報が本人・家族に提供される．いくつかの選択肢，その時点での一般的な判断に基づく最善の選択肢が提案される場合もある．そして，本人・家族から，これまでの人生について説明が行われる．それは，これまでどのように生きてきたのか，何を好み，好まないのか，これからの人生をどのように計画しているのか，といった人生の物語的な説明である．その説明のやりとりを繰り返す中で，個別の事情や価値観も考慮した最善の判断について両者で合意形成される．

　本人による意思決定が困難，あるいは家族に託すという判断がなされる場合，医療・ケアチームから情報提供や説明を受けるのは家族が中心となる．代理意思決定に限ったことではないが，説明にあたって，いかにわかりやすい説明ができるかはとても重要となる．そして，わかりやすい説明になるかどうかは，家族の理解力ではなく，説明する側の能力にかかっている．それと同様に大切なことが，代理意思決定を行う家族が医療・ケアチームに対して認知症である本人について語ることである．これまでの人生をどのように暮らしてきたのか，何を好み，何を嫌ってきたのか．何を誇りに，何を選択しながら生活してきたのか．その生きざまや価値観，選好を語ることによって，医療・ケアチームとの十分なコミュニケーションが可能となる．家族が安心して語れる環境と機会をいかにつくるか，認知症の本人・家族の最善につなげていくためにも，家族が存分に医療・ケアチームに語れる後押しは非常に重要となる．

b. 家族から本人の意思を推し量れる言葉を引き出す

　核家族化が進み，老老世帯，単身世帯が増える中，家族が「長く一緒に暮らしていないのでわからない（語れない）」と訴えることもまれではなくなった．このようなとき，「以前のことでもよいので，何をおっしゃっていたか教えてください」と伝え，本人の意思を推し量ることのできる言葉を引き出すことを試みる．例えば，「身近な人が入院したとき，あるいは亡くなったときに何か話していたことはありませんか」「家族がそろったときに話していたことはありませんか」「口癖のように日頃から周囲に言っていたことはありませんか」などである．

　また，人生の岐路でどのように意思決定をしてきたのかを尋ねることも有効と考えられている．何かを選択するときにはいつも自分で決めてきたのか，家族みんなで決めてきたのか，家族の誰かの決定に従ってきたのかなど，意思決定のパターンを知ることも本人の意向を探るヒントになる．

　以前に示された本人の言葉やふるまいが，代理意思決定の際に役立つことは大いにあ

る．家族はどの情報がそれにあたるのかがわかっていないこともあり，私たちの問いか
けによって引き出されることも多い．過去の言葉が常に現在の意向を表しているとは限
らないが，今を知るヒントにはなるはずである．家族自身が知る本人の言葉やふるまい
は，家族にとっても納得できる適切な代理判断につながっていくものと考えている．

c. 代弁者役割と家族としての愛着を整理する

代理意思決定をする家族は，多くの場合，二重の役割を担っている．1つは，認知症
の本人の代弁者として期待に応えようとする役割であり，もう1つは，娘や息子，夫
や妻としての立場（役割）である．家族は，「もし母（父）なら，もし夫（妻）なら何
を望むだろうか」と代弁しようとする一方，息子（娘）として，妻（夫）としての断ち
切れない思いから，いつしか家族自身の願望に置き換わってしまうことがある．厳しい
選択をしなければならないときほど，家族の担う二重の役割に，家族自身が意識されな
いうちに葛藤を強めているかもしれない．

私たちは家族に内在する2つの立場を認識し，整理できるように関わることも求め
られる．具体的には，「娘さん（家族）としては，どのようにお考えですか．お気持ち
を聞かせてください」と娘の立場である家族としての気持ちを傾聴し，その後に，「も
しお母さん（本人）だったら，何を望まれるでしょうか」のように問いかけてみる．そ
うすることで，家族が自らの感情と代弁者としての役割を整理する助けとなり，家族の
願望や独断による決定の回避につながるのではないだろうか．

3 代理意思決定プロセスに伴走する

a. 気持ちの揺れを保障する

家族は代理意思決定に際して常に揺れ，悩んでいる．認知症である本人の意向が不確
かなほど，何を選択するかによって家族が影響を受ける度合いが大きくなればなるほど，
家族の迷いや悩みも深まり，揺れは大きくなるかもしれない．「何かあったら声をかけ
てくださいね」と言葉をかけても，家族から声をかけることはこちらが思うほど容易で
はない．わからないことや尋ねたいことはあっても，なかなか声をかけられないのが家
族である．家族を見かけたら積極的にコミュニケーションをとり，家族の気持ちが揺れ
るのは当然であると保障しながら，プロセスをともに歩むことが求められる．

b. 家族の人生にも配慮する

家族にも家族の考えや価値観，家族を取り巻く周囲の事情がある．それを完全に排除
して代理意思決定を行うことは難しいだろう．だからといって家族の意向のままに決定
してよいということではないが，認知症の人本人についての選択が家族の生活や生き方
に影響する度合いが大きい場合は，家族の事情も考え併せながら合意を目指していくこ
とも必要となる．「家族に迷惑をかけたくない」「家族の負担になりたくない」と日頃か
ら話していた場合，本人にとっては，家族の人生に配慮することが，結果的に本人にとっ

てもよりよい選択につながっていくものになる.

c. 家族の決定を尊重する

家族が本人に代わって意思決定することで,「本当にこれでよかったのだろうか」と悩むこともある. 認知症の人本人にとって何が最善か正解はないだけに, 家族が「こんなはずではなかった」と悔いを残したり, 罪悪感を抱えたりするようなことはできるだけ避けたい. 家族の代理意思決定のプロセスに寄り添い, その決定でよかったのだと家族自身が思えるような関わりが必要と考えている. それは, 家族もケアの対象とする関わりであり, 認知症の人本人にとってもよいケアとして実現させることが大切である. 例えば, 本人が食べられなくなった際にも, いかなる選択がなされようと, 残された日々がこれでよかったと思えるかどうかは本人への日々のケアにかかっている.

4 日々のケアの中でも家族とともに本人の意思を支える

家族が代理意思決定を行うのは, 医療処置の選択や特別な場面ばかりではない. むしろ, 日々のケアの中で発露される本人のわずかなサインにみえる意思を家族とともに推し量り支えていくことが重要と考えている. なぜなら, 最期の時まで生活は続き, 人としての尊厳にも関わることだからである. 日々表出される意思は, 快や不快, 喜怒哀楽の感情など人として最後まで大切にされたいものである.「今の表情は何を伝えたかったのだろうか」と本人のふるまいに悩むとき, 家族だからこそわかる意味もあるかもしれない. 家族と共有しておきたいサインもある. 日々の意思を支えることの積み重ねが, 何かの選択の岐路において, おのずと本人にとっての最善を示すこともある. 日々のケアの中で意思を支えていくこと, それを家族とともに行うことが, 本人の尊厳につながり, 家族にとっても慰めになるのではないかと考えている.

〔吉岡 佐知子〕

文献

1) 清水哲郎:臨床倫理エッセンシャルズ. 第2版. p. 11-12. 東京大学大学院人文社会系研究科死生学・応用倫理センター, 2012.
・社団法人日本老年医学会編:高齢者ケアの意思決定プロセスに関するガイドライン 人工的水分・栄養補給の導入を中心として. 日本老年医学会, 2012.
・矢吹知之編著:認知症の人の家族支援:介護支援に携わる人へ. ワールドプランニング, 2015.

第 8 章 ● 認知症の家族ケア

D. 悲嘆のケア

1 認知症による喪失と悲嘆

「喪失 loss」とは範囲の広い概念であり，「所有していたものや，愛着を抱いていたものを奪われる，あるいは手放すこと」である．死や身体の不在だけを意味するものではない．「喪失」の「対象」は，「人物」の喪失である肉親との死別や離別だけでなく，能力や地位を失う「所有物」の喪失，役割や生活様式を失う「環境」の喪失，身体機能の低下の「身体の一部分」の喪失，誇りや理想を失う「目標や自己イメージ」の喪失などがある（表8-D-1)[1]．認知症という病の特徴や経過から考えると，認知症の人や家族は喪失の連続ともいえる．

「悲嘆 grief」とは，「喪失に対するさまざまな心理的・身体的症状を含む，情動的（感情的）反応」である[1]．近親者を亡くし，悲しいと思う気持ちは自然であり，それに伴い一時的に食欲の低下や抑うつ状態になる場合もある．それは，喪失に伴う自然な感情である「通常の悲嘆」である．また，悪性疾患の場合は，患者の生存中から死別を予期してあらゆる悲嘆反応を起こす場合がある．それを「予期悲嘆」という．

また，本人との関係性が公には認識されず，社会的に正当性が認められない悲嘆を「公認されない悲嘆」という．公認されない悲嘆の場合，当事者は孤立し，サポートが得られにくいため，悲嘆が複雑化する危険性がある[1]．

2 認知症の人の家族が体験する「あいまいな喪失」

認知症の進行に伴い，徐々に認知機能が低下し，家族の顔がわからなくなるときが訪れる．親が，自分のことをわからなくなってしまったことを想像してみてほしい．どのような思いになるだろうか．認知症は進行する病であり，治癒は望めず，最終的には死に至る．ADL が徐々に低下し，家族を含む身近な人たちを認識することも不可能とな

表 8-D-1　喪失する対象の分類

分類	具体例
「人物」の喪失	配偶者や肉親，友人との死別や別離，親離れ，子離れ，失恋，同僚との別離　など
「所有物」の喪失	ペットの死，能力，地位，財産，大切に持っていた物の紛失損壊　など
「環境」の喪失	役割や生活様式，故郷，住み慣れた家，通い慣れた学舎や職場　など
「身体の一部分」の喪失	手足の切断，失明，失聴，脱毛，抜歯，身体機能の低下　など
「目標や自己イメージ」の喪失	自分の掲げた目標，自分の思い描く自己イメージ，自己のアイデンティティ，誇りや理想　など

（坂口幸弘：悲嘆学入門 死別の悲しみを学ぶ．p. 2, 昭和堂，2010. より改変）

D．悲嘆のケア

表 8-D-2　あいまいな喪失の 2 種類

類型	焦点となる〈他者〉の位置	状況の具体例
①身体的不在／心理的存在 ＝さよならのない別れ	身体は存在していないが，心理的には存在	自然災害（行方不明），戦争（行方不明），誘拐，不可解な失踪，身体が見つからない状況（飛行機事故等）など
②身体的存在／心理的不在 ＝別れのないさよなら	身体は存在しているが，心理的には不在	アルツハイマー型認知症やその他の認知症，慢性の精神障害，依存症（アルコール・薬物・ギャンブルなど），うつ病，頭部外傷，脳外傷，こん睡・意識不明　など

（南山浩二：現代家族とストレス．21 世紀の家族探し．p.52-77．学文社．2010．より改変）

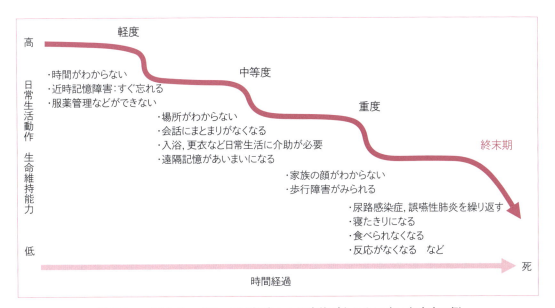

図 8-D-1　アルツハイマー型認知症の人の家族がもつあいまいな喪失の例

り，歩けなくなり，食べられなくなる．それに伴い，排泄ケアや食事介助が必要になる．家族が抱き続けてきたこれまでの姿と，今，目の前にいる異なる姿に喪失を体験していることがある．身体的には存在するが，心理的には不在の状況である．その状況を「あいまいな喪失」という[2]．

あいまいな喪失には 2 つの類型がある（表 8-D-2）[2,3]．1 つ目は，身体的には不在であるが心理的には存在しているという経験による喪失である．例えば，自然災害（行方不明），身体が見つからない状況（飛行機事故等）などである．2 つ目が，身体は存在しているが，心理的には不在であるという経験による喪失である．これは，アルツハイマー型認知症やその他の認知症，うつ病，頭部外傷，脳外傷等である．

先にも述べたが，アルツハイマー型認知症の場合，記憶障害からスタートし，時間がわからなくなり，場所がわからなくなり，ADLや生命維持能力が徐々に低下し，やがて家族の顔もわからなくなる（図 8-D-1）．あいまいな喪失を体験している家族は多いと想像する．しかし，ケアする側が，そのことに気づいていないのではないだろうか．喪失とは常に成長，あるいは自立・自律のプロセスが伴って初めて意味があるものである[4]．あいまいな喪失を体験していることを考慮し，それを乗り越えられるよう家族の

第 8 章 ● 認知症の家族ケア

自立と自律のプロセスに寄り添える関わりが求められる.

3 「あいまいな喪失」への支援

認知症になったとしても，その人自身の心は生きている．そのことに気づける対応が望まれる.

a. 家族が大切にする「これまでの姿」を踏まえた支援

人にはそれぞれ，これまでの人生（life）があり，その中で培われた「その人らしさ」がある．それは認知症になったからといって，変わるわけではない．しかし，家族は「これまでの姿」と，今の状況のギャップに葛藤を感じているため苦悩する．だからこそ，認知症の人自身や家族がもつ，「これまでの姿」へのこだわりを踏まえた支援を心がける必要がある[5]．そのためには，家族の願い，今の状態の受け止め方など，家族の思いを想像すること，そして「これまでの姿」にも配慮しながら，この先予測されることも伝える，誠実な態度も必要となる.

b. 家族と向き合う

家族は時に，介護している意味を感じられなくなる．あいまいな喪失を体験し，本当にこれでよいのかと自問自答することも少なくない．介護の意味を肯定的に伝える，家族の思いを語れるような時をつくることも必要である．「スタッフからのちょっとした言葉がけ，ねぎらいの言葉が何よりも支えになった．長時間でなくてよいし，短い時間でも十分だった」と語っていたご家族がいた．一瞬でも家族と向き合う，そのような心の姿勢をスタッフは忘れてはいけない.

c. ケアする側の価値観を押しつけない

ケアする側にとって，認知症の人はケアを提供する対象であり身内ではない．しかし，時にケアする側の価値観で家族を評価していることはないだろうか．ケアする側は自分の傾向に気づき，多職種間で意見交換し，家族の状況を判断する必要がある.

> **家族の思い（1）**
> 認知症で介助を要するようになり，5年ほどお世話になりました．私としては，自分が介護し，病院にお手伝いしていただいていると思い続けていました．本当に感謝しております．「どんな形でもよいので，この世にいてください」という私どもの願いは，気丈であった母には迷惑であったでしょう．しかし，願いに応えてくれた母とプライドを保っていただいた病院には本当に感謝しています.

家族の思い（1）は，母親の認知症を受け入れられない，「思い入れの強い息子」とスタッフたちは評価していた．亡くなった後，手紙をいただき，思いを知った．自分たちの価値観で家族を評価してはいけない．思いや家族のあり方は多様であることを覚え

D．悲嘆のケア

ておく必要がある．

d. 家族の選択を支持する

　家族のストレスを軽減することを考える必要がある．すべてのことを家族が行う必要はない．時に，足が遠のき，対応ができない思いにもなる．よい関係を築きたいために，施設に預けることもある．家族が選択したことで，将来，家族が苦しむ可能性があるならば，そのことを伝える必要がある．しかし，介護の経過の中で，話し合い，選択したことならば，家族の選択を支持し，誠実にケアすることが悲嘆のケアの一助になると考える．

> **家族の思い（2）**
>
> 　スタッフの皆さんは，心を込めて看護・介護にあたってくださいました．私どもに限らず，おそらく家族というものは，親を施設にお願いしていることに，どこか後ろめたさというか，親に対し申し訳ない気持ちを感じていることだろうと思います．そんな家族の気持ちも十分な看護や介護によって慰められました．亡くなった瞬間に，「これでよかったのだ」とやっと思えました．

4　よい余韻を残すケア―日々のケアが悲嘆ケア―

　認知症の人の死は，介護のゴールである．そして，そのゴールはいつ来るかわからない．数ヵ月後なのか，数年後なのかゴールがあいまいな中，家族は走り続けている．だからこそ，認知症の人を看取ったとき，「これでよかったのだ」と思えるよう日々のケアの中で整えておく必要がある．つまり，死別後から悲嘆ケアがスタートするのではなく，日々のケアの関わりこそが悲嘆のケアに値すると考えている．看取ったとき，家族が「自分もこのように亡くなりたい」と思えるようなよい余韻を残すようケアすることが重要であると考える．よい余韻こそが悲嘆のケアであり，それは，日々のケアの積み重ねがあってこそ感じられることである．

〔桑田 美代子〕

文献

1) 坂口幸弘：悲嘆学入門 死別の悲しみを学ぶ，p.2-6，昭和堂，2010.
2) 南山浩二：あいまいな喪失 存在と不在をめぐる不確実性．精神療法．2012；38（4）：455-459.
3) ポーリン・ボス：あいまいな喪失とトラウマからの回復 家族とコミュニティのレジリエンス．中島聡美・石井千賀子監訳，p.11-13，誠信書房，2015.
4) 牛島定信：喪失には自立・自律の意味がある．精神療法．2012；38（4）：518-522.
5) 井口高志：「あいまいな喪失」と生きるための実践 認知症の人と生きる家族への支援に注目して．精神療法．2012；38（4）：460-465.

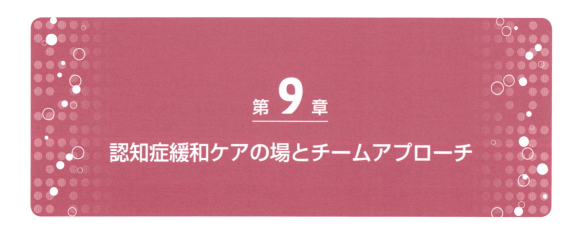

第9章 認知症緩和ケアの場とチームアプローチ

A. 認知症の人に必要な環境

1 認知症の人にとっての環境の重要性

a. 環境とは

認知症の人にとって「環境」は重要である．ここでの「環境」とは「認知症の人を取り巻き，相互作用を及ぼす外界」を意味している[1]．すなわち，認知症の人にとっては支援者も「環境の一部」である．特に緩和ケアにおいては，認知症の人が身体的・精神的・社会的苦痛に脅かされることなく，心地よく暮らすことができるか否かは，「環境」を整えられるかどうかにかかっているといっても過言ではない．したがって，認知症の人への緩和ケアにおいては，支援者は自己の言動もすべて認知症の人に影響を及ぼすことを自覚して，「環境」を整えることが必要である．

b. 認知症の人の視点に立ち「環境」をとらえるために

緩和ケアでは，認知症の人の視点に立ち「環境」をとらえることが出発点となる．例えば，支援者が食堂と意味づけている場所は，ある認知症の人にとっては多くの人々が行き交う騒々しい苦痛の場として意味づけられているかもしれない．このように，同じ場所にいながら，個々人が環境に見いだす意味は異なっている．Uexküll[2]はこのことを「主体の環境世界」と呼んだ．「環境世界」とは，主体となる生物（ヒト）が環境に見いだした意味によって構成された世界を意味している．したがって，認知症の人の「環境世界」をベースに環境を整えていく必要がある．認知症が重度になり，本人が「環境世界」について語ることが難しい場合，認知症の人が意味づけているであろう「環境世界」を多職種チームで検討することで，整えるべき環境を見いだせることが多い．

2 「環境」をとらえるためのモデル

a. 環境システムモデル

CohenとWeisman[3]は，認知症の人にとって，環境が治療的効果をもたらすという考え方のもとに，認知症の人が暮らす環境を「物理的環境」「社会的環境」「運営的環境」が多様に関係し合う複合システムとしてとらえる環境システムモデルを提唱した（図9-A-1）.

本モデルの根底テーマには「holding on to home（家庭的な環境を保ち続けること）」がある．「ホーム（家庭的）」とは，自分の環境を個性化し，コントロールでき，自己選択できるものと述べられている．本モデルでは，認知症の人の意向や生活史，現在の認知症の病態や生活機能を踏まえながら，環境が認知症の人の「ホーム」になっているかを常に見据えて，次の3つの環境を複合的にとらえる．すなわち「物理的環境」とは，建築的環境の空間構成のほか，それらを形づくる個々の部屋や活動空間，家具や壁紙，物品類，屋外・近隣環境など，居住者に快適性をもたらす環境であり，「社会的環境」とは，家族や友人，近隣の人々や施設の同居者，支援者の関わり方や，社会や関わる人々の抱く認知症の人への偏見の有無などであり，「運営的環境」とは，ケア方針やプログラム，人員配置やスタッフ教育など，経済的支援を含めた環境である．これらの3つの環境が互いに影響を及ぼしていることを複合的なシステムとしてとらえていく．

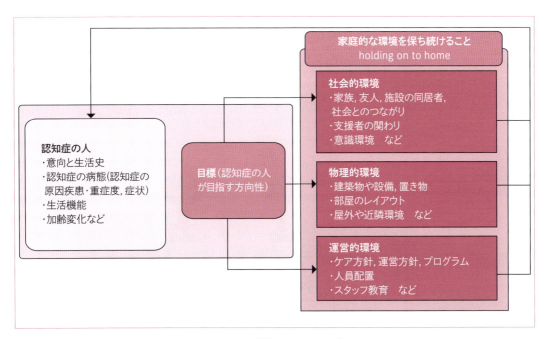

図9-A-1 環境システムモデル

（ユリエル・コーヘン，ジェラルド・D・ワイズマン：老人性痴呆症のための環境デザイン 症状緩和と介護をたすける生活空間づくりの指針と手法. 岡田威海監訳, 浜崎裕子訳, p.21, 彰国社, 1995. より改変）

b. ストレス刺激閾値漸次低下モデル

認知症の人の環境モデルに「ストレス刺激閾値漸次低下モデル Progressively Lowered Stress Threshold model（PLST モデル）」[4,5]がある．図 9-A-2 は，PLST モデルを基に，ストレスを増強する環境からの刺激と，ストレスを軽減する環境調整によって変化する認知症の人の行動を示したものである．図 9-A-2 に示すように「認知症の経過」に伴いストレス刺激閾値が低くなるために，「環境」からの刺激によってストレスが高まると，「正常行動」から「不安行動」，さらには「行動障害」へと移行しやすくなる．このため，1 日の中でもストレス刺激が繰り返されると，「不安行動」と「行動障害」との間を行き来し，「正常行動」に戻りにくくなる．そこで，認知症の人のサインを早急にとらえて環境を整えたり，予防的に環境を整えることによって，「不安行動」に至らずに穏やかに暮らすことができる．

PLST モデルを用いて，事例をとらえてみよう．認知症の人が便意と腹痛に耐えられずに眉間にしわを寄せて「おーい，おーい」と叫んでいるとする（不安行動域）．このとき支援者が，本人が苦痛の対処方法（排泄の仕方）がわからず苦しんでいることに気づき，スッキリと排泄できるように支援すると，認知症の人は再び穏やかに暮らすことができる（正常行動域）．しかし，支援者が「大声を出さないでください」と配慮に欠けた対応をしようものなら，認知症の人はストレス刺激閾値を越えてしまい，わかって

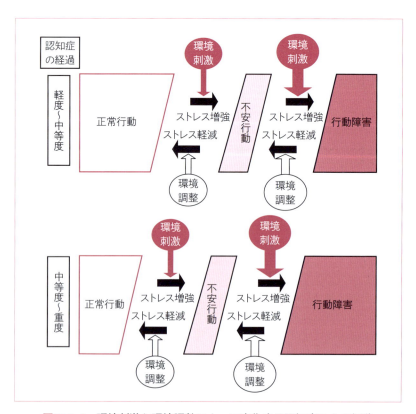

図 9-A-2　環境刺激と環境調整によって変化する認知症の人の行動

もらえないつらさから声を荒らげて支援者を突き飛ばすかもしれない（行動障害域）.
このように，認知症の人にとって排泄の場がわかりにくいという物理的環境や，支援者
が認知症の人のとった行動の背景にある意味を読み取り支援するという社会的環境が整
わないと，認知症の人はニーズを満たすことができないばかりか，その結果として表現
された行動も認知症の行動心理徴候（BPSD）とレッテル貼りをされてしまうことがあ
る．緩和ケアでは，認知症の人が苦痛の悪循環に陥らないようにするためにも，認知症
の人の視点に立った環境づくりが不可欠であり，このモデルは理解を深めることにも役
立つことが多い.

3　認知症の人を取り巻く「環境」のアセスメント

　認知症の人への環境づくりでは，環境のアセスメントが「要」となる．ここでのアセ
スメントでは，認知症の人の身体的・精神的・社会的苦痛を緩和し，自信や自尊心を保
ちながら生活機能を発揮できる最善の環境づくりを目指すために，指針を活用すること
が有効である.

a. 環境アセスメントのための指針の活用

　PEAP（ピープ）とは，Professional Environmental Assessment Protocol（専門的環
境支援指針）の略称で，先にあげた環境システムモデルを基盤として，高齢者ケア施設
に居住する認知症の人にとって望ましい物理的環境を中心とした環境づくりのための考
え方や具体的内容を示した指針である[6]．PEAP は当事者本位の環境支援指針であるこ
とから，小規模施設や病院でも活用できる部分は多分にある.
　表 9-A-1 に示すように「PEAP 日本版 3」は，環境支援の目標となる 8 次元「見当識
への支援」「機能的な能力への支援」「環境における刺激の質と調整」「安全と安心への
支援」「生活の継続性への支援」「自己選択への支援」「プライバシーの確保」「ふれあい
の促進」と，おのおのの次元における支援のポイントを示す 31 の中項目，さらに具体
例を示す小項目から構成されている[6]．いずれも認知症の人の特性を踏まえた環境づく
りに不可欠な視点であり，8 次元の網羅的アセスメントにも，必要な次元を取り上げて
のアセスメントに使用してもよいとされている.

b. 環境アセスメントで考慮したい視点

1）本人の意向と生活史
　環境づくりには，認知症の人がどのように暮らしたいのか，今後どのように生きたい
のかなど，本人の意向を取り入れることが欠かせない．本人の意思表示が難しくなった
人生の最終段階においては，これまで関わりをもってきた人たちや家族が，「○○さん
だったら」という視点で本人の意向を書き出してみるのもよい．また，価値観や特技な
ど環境との関係性の中で築き上げてきた生活史には，環境づくりに重要なヒントが数多
く潜んでいる.

第 9 章 ● 認知症緩和ケアの場とチームアプローチ

表 9-A-1　専門的環境支援指針「PEAP 日本版 3」一次元と概要，中項目

次 元 と 概 要	中 項 目
①見当識への支援 対象者の見当識を最大限に引き出すための環境支援	1) 環境における情報の活用 2) 時間・空間の認知に対する支援 3) 空間や居場所のわかりやすさ 4) 視界の確保
②機能的な能力への支援 対象者の日常生活活動（移動，整容，排泄など）の自立を支え，継続していくための環境支援	1) セルフケアにおいて，対象者の自立能力を高めるための支援 2) 食事が自立できるための支援 3) 調理，洗濯，買い物などの活動の支援
③環境における刺激の質と調整 対象者のもてる力を高め，ストレスにならない環境内の刺激の質と調整	1. 環境における刺激の質 　1) 意味のある良質な音の提供 　2) 視覚的刺激による環境への適応 　3) 香りによる感性への働きかけ 　4) 柔らかな素材の提供 2. 環境における刺激の調整 　1) 生活の妨げとなるような騒音を調整 　2) 適切な視覚的刺激の提供 　3) 不快な臭いの調整 　4) 床などの材質の変化による危険への配慮
④安全と安心への支援 対象者の安全を脅かすものを最小限とし，対象者はじめスタッフや家族の安心を最大限に高める環境支援	1) 対象者の見守りのしやすさ 2) 安全な日常生活の確保
⑤生活の継続性への支援 対象者が慣れ親しんだ環境と生活様式を①個人的なものの所有，②非施設的環境づくりの 2 側面から実現すること	1) 慣れ親しんだ行動様式とライフスタイルの継続への支援 2) その人らしさの表現 3) 家庭的な環境づくり
⑥自己選択への支援 個人的な好みやどこで何をするというような，対象者の自己選択が図られるような環境支援	1) 対象者への柔軟な対応 2) 空間や居場所の確保 3) 椅子や多くの小道具の存在 4) 居室での選択の余地
⑦プライバシーの確保 対象者のニーズにそって，1 人になれるだけでなく，他との交流が選択的に図れるような環境支援	1) プライバシーに関する施設の方針 2) 居室におけるプライバシーの確保 3) プライバシーの確保のための空間の選択
⑧ふれあいの促進 対象者の社会的接触と相互作用を促進する環境支援と施設方針	1) ふれあいを引き出す空間の提供 2) ふれあいを促進する家具やその配置 3) ふれあいのきっかけとなる小道具の提供 4) 社会生活を支える

（児玉桂子，古賀誉章，沼田恭子ほか編：PEAP にもとづく認知症ケアのための施設環境づくり実践マニュアル．p.15．中央法規出版，2010．より改変）

2) 認知症の病態

　認知症の原因疾患によって脳機能障害が異なり，認知症の人が自身でできる活動にも差が生じる．例えば，アルツハイマー型認知症 Alzheimer's dementia（AD）の人では，短期記憶障害や空間認知障害によって着衣失行などが出現するものの手続き記憶や運動機能は残されているため，衣服に手を通すところまで誘導する「社会的環境」によって，その先は自身で着ることができる．一方，レビー小体型認知症（DLB）や前頭側頭型認知症（FTD）の人では，初期には記憶障害がほとんどなく，記憶を活用した環境づくりも有効である．しかし，DLB では，壁の汚れなどが引き金となり誤認や幻視が生じている場合，「物理的環境」を整える必要がある．また，FTD では脱抑制によってお

A．認知症の人に必要な環境

金を払わずに店の商品を持ち出すなどの行動もあるため，「社会的環境」を整える必要がある．このように，本人がもつ力を最大限に発揮できるように環境を整えるためには，認知症の病態を考慮する必要がある．

3) 加齢変化

高齢者では，加齢変化を考慮した環境づくりが必要になる．例えば，加齢に伴い視野が狭くなり，色の識別能力が低下するため，正面から視線を合わせた上での「声かけ」という「社会的環境」や，色のコントラストに配慮した食器と食材の選択などの「物理的環境」を随所で考慮する必要がある．さらに，加齢に伴う腎機能の低下により，薬物による有害作用も生じやすく，嚥下機能や動作機能にも影響して暮らしに支障をきたすこともあるため，治療履歴などの確認が大切になる．

4) 若年認知症

若年認知症の人は，65歳未満の発症ゆえに，リタイアなどの喪失体験が少ない中で人生の転換を強いられる．さらに，認知症の進行が早く，うまく表現できなくなる「もどかしさ」と「苦しみ」に苛まれる．日常生活に影響が及ぶようになると，特に排泄ケアなどの自己尊厳を脅かされる対応に敏感となり，その対応方法を誤ると活動エネルギーが高いだけに暴言・暴力などの破局的な反応に陥りやすい．また，家族も，子どもの養育や親の介護などのダブル介護で大きなストレスを抱えていることが多く，本人と家族の両方のケアが不可欠である．社会とのつながりの再構築に向けた「社会的環境」の整備をはじめ，経済的支援などの「運営的環境」，自立を支援する道具などの「物理的環境」を早期に整えていく必要がある．

4 認知症の人への環境調整による緩和ケア

以下では，PEAPを活用して，終末期に至る前までの食環境づくりを中心に，主体性を大切にした食支援における緩和ケアについて述べる．なお，終末期では，食べる喜びを大切にした無理しない食支援へのギアチェンジが必要である（第6章A参照）．

①見当識への支援

認知症の人は，一定ではない食事場所や食事の手がかりが少ない空間では，食べることを認知しがたい傾向にある．このような場合に，調理や盛りつけに関わる機会や，使い慣れた食器・食具，好物を用意するなど，食事に関連した手がかりが環境に付加されると，見当識を助けることにつながることがある．

②機能的な能力への支援

不自然な姿勢で食事介助を繰り返すと，疲労をもたらすばかりではなく，摂食中断や誤嚥の原因になることがある．適切な椅子や食卓の高さなどの環境を整え，姿勢を補整するだけで食べ始めることができる場合もある．認知症が重度になり食具の使用が困難になった場合でも，上肢を動かす機能があれば，手まり寿司など手に持って食べることができる食形態を工夫するのも1つである[7]．介助する場合には，介助用の食具（はしやスプーン）を別に用意して，本人にも食具を持ってもらうことで，主体としての本人が食べる喜びや気力を奪わないように留意する必要がある．

③環境における刺激の質と調整

注意障害がある認知症の人では，雑音や事物の動きなどの環境刺激によって摂食が中断されることがある．摂食中断時に環境内の刺激との相互作用に着眼すると，調整すべき環境を見いだしやすくなる．一方で，食欲をそそるにおい，おいしさを引き立てる鮮やかな彩りの献立，食事仲間の存在など，認知症の人の五感に届く環境内の刺激を有効に活用して環境を整える．環境内の刺激を調整する場合には，認知症の人にとってストレスとなる刺激の制御と，必要な刺激の活用とのバランスを考慮することが大切である．

④安全と安心への支援

嚥下障害がある場合には，安定した姿勢や食形態の調整，口腔リハビリテーションによる咀嚼・嚥下機能の向上，専門的口腔ケアによる誤嚥性肺炎の予防など，環境を整えることが安全と安心への支援につながる．終末期では，疲労を考慮して食事時間は30分以内を目安として，誤嚥したら食事を終了するなど，無理のない食事介助を行う．

⑤生活の継続性への支援

認知症の人にとって，なじみのある環境は生活の継続性を保つことにつながる．長年使用してきた茶碗・湯呑み，郷土料理など，生活をつなぐ食事環境を活用する．また，好物が食べ始めるきっかけになることも多い．生活史をヒントに，現在と過去をつなぐ環境を整えることが有効である．

⑥自己選択への支援

「○○を食べたい」「ここで食べたい」など認知症の人の意見を聞くことはもとより，言葉による伝達が難しい重度の認知症の人に対しては，実際に食べ物を見てもらい，二者択一で指さしで選ぶことができるようにするなど，日常の行為における自己選択の積み重ねを大切にした環境づくりも大切である．

⑦プライバシーの確保

認知症の人は不確かさや不安を抱えながら生活しているため，ストレス状態に陥りやすい．ストレスは食欲にも影響を及ぼす．仲間や家族とともに食事やお茶の時間を楽しめるようなセミプライベート空間の確保など，社会的環境にも配慮する必要がある．

⑧ふれあいの促進

食事の機会は，他者との社会的交流の場でもある．食材の調達や共同での調理も有効である．重度の認知症の人では仲間の摂食動作に誘発されて食べ始めることもある．食卓を囲む人数は4～5人ほどの少人数だとなじみの関係がつくりやすい．いつもの場所で，なじみの顔がそろうことで食事の時間という見当識を助けることにもつながる．

地域社会とのつながりを確保するためには，地域の人々や家族が遊びに来てお茶を飲んだり，くつろいだりできるように喫茶店やギャラリーを設置したり，移動販売などで地域の人が施設にやって来てふれあえるような仕組みを工夫している施設もある．認知症の人がレストランや居酒屋，カラオケ店を訪れ，楽しみながら飲食をする方法もある．このように，地域との双方向の交流ができるような暮らしの場を形成していくことが大切である．

〔山田 律子〕

B．認知症の緩和ケアの提供体制の在り方

文献

1) 山田律子：4. 生活・療養環境に求められるマネジメント．認知症の人びとの看護　第3版．中島紀恵子監・編，p.103-104，医歯薬出版，2017.

2) ヤーコブ・フォン・ユクスキュル，ゲオルク・クリサート：生物から見た世界．日高敏隆，野田保之訳，p.54-62，p.250-252，新思索社，1995.

3) ユリエル・コーヘン，ジェラルド・D・ワイズマン：老人性痴呆症のための環境デザイン　症状緩和と介護をたすける生活空間づくりの指針と手法．岡田威海監訳，浜崎裕子訳，p.20-22，彰国社，1995.

4) Hall GR, Buckwalter KC：Progressively lowered stress threshold—a conceptual model for care of adults with Alzheimer's disease. Arch Psychiatr Nurs. 1987：1（6）：399-406.

5) Hall GR：Caring for people with Alzheimer's disease using the conceptual model of progressively lowered stress threshold in the clinical setting. Nurs Clin North Am. 1994：29（1）：129-141.

6) 児玉桂子，古賀誉章，沼田恭子ほか編：PEAPにもとづく認知症ケアのための施設環境づくり実践マニュアル．p.18-27，中央法規出版，2010.

7) 山田律子：認知症の人の食事支援BOOK　食べる力を発揮できる環境づくり．p.42-54，中央法規出版，2013.

B. 認知症の緩和ケアの提供体制の在り方

1　認知症のステージアプローチと緩和ケア

　認知症の人とその家族は長い旅路を歩いている．そして，認知症の長い旅路は，軽度から重度，末期にかけてステージによってその様相を変え，ゆっくりとではあるがケアニーズも大きく変化し，ケアチームも変化していく．認知症の各ステージで出現するさまざまな課題に対して，医療と介護のケアチームが各ステージに必要な視点や目標を共有し，チームアプローチを行う「認知症のステージアプローチ」の考え方が重要となる[1]．

　われわれは，ステージアプローチのモデルとして，相談・診断から地域で生活をする限り，医療チームがメディカルホームとして，主治医機能とケースマネジメント機能を担い，本人と家族に伴走し，地域の多職種チームと協働し，認知症の人と家族を支援する仕組みを「認知症患者と家族を支援する地域医療システム（梶原モデル）」として提唱してきた（図9-B-1）．

　認知症の全経過を通じて，認知症を障害としてとらえる視点を基本にしつつ，同時に変化する苦痛にも焦点をあてる視点，つまり緩和ケアとしての視点も重要になる．

　軽度から中等度の時期には，強いスピリチュアルペインが表出される．軽度ADでは，時間の感覚や未来の感覚もある程度保たれており，ADと診断されて，説明を受けた本人は，「これから老後の人生を夫婦で過ごそうと思っていたのに，なぜ自分がこういう病気になったのか」「子どもたちに迷惑をかけるなら死んだほうがましだ」など，言語化されたスピリチュアルペインを表出することがある．認知症の緩和ケアは認知症と診断されたそのときから必要なケアである．

　中等度になると時間の感覚はあやふやになってくるが，自己同一性は保たれており，認知症の人は漠然とした不安感の中にいる．この時期に頻発するBPSDは，認知症の

第 9 章 ● 認知症緩和ケアの場とチームアプローチ

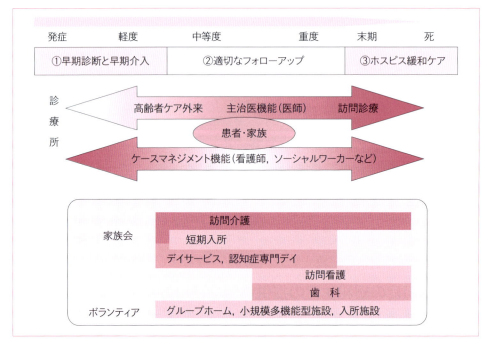

図 9-B-1　認知症患者と家族を支援する地域医療システム（梶原モデル）

（平原佐斗司：医療と看護の質を向上させる認知症ステージアプローチ入門　早期診断，BPSD の対応から緩和ケアまで．p.34，中央法規出版，2013．）

人本人が現実の世界に適応しようともがき苦しんでいる徴候であり，自らの尊厳をとりもどそうと葛藤している徴候ととらえる視点が必要となる．

アルツハイマー型認知症（AD）では本人の身体的苦痛の緩和は主に重度以降の時期に必要となる．末期ADでも古い脳（辺縁系）の機能，つまり「快・不快（苦痛）の感覚」「喜怒哀楽の情動」はある程度保たれている．苦痛の表現が困難となった末期認知症の人の苦痛を読みとり，適切な緩和ケアを提供することが重要になる．

2　診断と初期支援のステージ

本人は，家族や周囲の人が認知症と気づく以前に自分の中の変化に気づいていることが多い．周囲に気づかれないようにそのことを隠したり，取り繕ったりしながら，自身の中で，「自分は認知症になったのか，それとも年のせいなのか……」などと葛藤を繰り返す．その後，家族が本人の変化に気づき，話し合いで一定の合意が築かれ，医療機関の扉をたたくことが多い．

診断結果は，本人と家族（できれば複数名）が同席し，シェアされることが望ましい．主治医は，疾患の症状や経過，治療方針だけでなく，脳の機能のどの部分が保たれ，どの部分が低下しているのかをきちんと説明する．本人は葛藤してきた原因がはっきりすること，1人で悩んできたことを医療者や家族と共有できたことで安心感をもつことが多い．家族も本人への理解が深まり，今後の生活上のアドバイスを受け，認知症の進行

B. 認知症の緩和ケアの提供体制の在り方

予防のための生活や今後の人生についてともに考えていくスタートラインに立つことができる.

また，診断結果は支援チームにも共有され，症状や治療方針，対応方法などを伝えることで，今後のケアに活かしていくことができる.

3 外来におけるフォローアップのステージ

フォローアップの時期は数年間に及ぶことが多い．主治医は 1 年ごとに行う認知機能検査の結果や臨床症状より診断・服薬内容の再評価を行い，進行のスピード，今後の介護の見通しなどを本人・家族，支援チームと共有する.

継続的に診療することで，主治医は本人・家族の体調や生活状況，介護負担の変化が把握しやすく，状況に則したアドバイスをすることができる．介護保険サービスの提案をしたり，生活上困っていることがあれば，解決策を一緒に考えていき，医療・介護の両面から本人・家族を支えていく体制をつくっていく．介護保険サービスの導入が進み，環境が整ってくると家族にもゆとりが生まれ，また疾患や接し方の理解が深まる中で，両者の関係が改善されていくことはしばしば見受けられる.

a. 軽度の時期

軽度の時期は，記憶障害を補完しながらその人らしい生活を継続することがチームの目標となる.

軽度の時期は 1 つの事柄を遂行するのに多大なエネルギーを必要とし，ストレスで常に疲れやすくなる．そのため，自宅に閉じこもりがちになり，生活範囲や人間関係が縮小し，ときに抑うつ傾向となったり，イライラをぶつけてしまうこともある．軽度の段階は全ステージの中で最もスピリチュアルペインが強いといわれている．家族への支援を通して，本人と家族の絆が深まるような援助を行い，社会や家庭内での役割を維持すること，本人の会などのピアサポートグループや回想法などの心理療法への参加といったことが必要である.

軽度 AD の症状による生活のしづらさは，環境調整でかなり改善できる．困りごととして多いのが，日時の感覚が混乱したり，聞いてもすぐに忘れてしまったりすることである．本人・家族の生活状況や環境を確認しつつ，なるべく具体的にアドバイスを行っていく.

AD の 9 割が内科疾患を有しているといわれている[2]．受診・服薬状況は体調変化に直結する．複数の医療機関を受診している場合，通院日や薬剤の管理が煩雑になり，本人や家族の負担が大きい．日時の感覚は軽度から障害されることから，可能であれば受診する医療機関や服薬回数をシンプルにする．また，医療機関同士の治療方針や処方薬の確認，連携が大切である．連携することにより処方を 1 ヵ所の医療機関にまとめることもできる．薬剤は服薬カレンダーを使用するほか，訪問介護での服薬見守り，訪問看護，居宅療養管理指導・在宅患者訪問薬剤管理指導（薬剤師の訪問）で管理することもできる.

第 9 章 ● 認知症緩和ケアの場とチームアプローチ

　この時期のケアのポイントとして，支援チームは本人の思いを受け止め，身近な理解者になることがあげられる．軽度の段階では，就労や地域のボランティア活動，町内会の活動，家事などの社会的な役割を担っている人も多い．安定した生活を維持するには本人が必要としているときに支援できる体制があることが望ましい．過重な負担はかけないよう配慮する必要があり，主治医は適時支援者と話し合い，具体的な支援方法をアドバイスしていく．

　一方，家族も本人にどのように接したらよいかわからず，多くの不安を抱えている．これらの不安にも医療者・ケアに携わる者はよき相談者となることが求められている．情報を集中し，本人・家族が混乱しないよう，なるべくアドバイスを統一するとよい．介護者サロン，認知症カフェでは介護経験者や認知症に詳しい専門職の話を聞くことができ，今後，困ったときの相談の場として活用することもできるため，案内するとよい．このような資源が地域にあることを知り，利用することで介護負担感が軽減される．

　認知症の診断後，介護保険の申請を勧めることが多い．サービスの種類はいろいろあり，サービス利用により生活環境や生活リズムを整えたり，体調の確認やリハビリを受けることができ，専門職のアドバイスを受けることもできる．人との交流や活発で規則正しい生活，運動・体調管理は認知症の進行予防に効果があるといわれている．また，ショートステイなどのサービスは家族の負担の軽減につながる．

　しかし一方で，初めて介護保険の申請を勧められた本人・家族の中には申請に消極的な場合がある．「介護」という言葉や他人から支援を受けることに抵抗がある，まだ必要性を感じていないなどの理由が多い．認知症の診断を受けたら必ずしもすぐに介護保険サービスの利用が必要になるとは限らない．軽度の時期は日々同じ生活を送ることには問題がなく，見守りと社会参加の機会があれば，インフォーマルな支援の利用だけでその人らしい暮らしが維持できる場合もある．しかし，生活機能障害が進行してきた場合は，本人・家族の意向を尊重しつつ，介護保険サービスの導入を検討していく．

　介護保険導入後はケアマネジャーが支援計画（ケアプラン）を立てる（要支援の場合は主に地域包括支援センター）．サービス担当者会議を開催し，本人・家族・支援チームが情報を共有し，総合的な方針やサービス内容を確認する．必要があれば適時，ケアプランを見直すなど臨機応変に対応し，よりよい支援ができるようチームの中核となり動く．

b. 中等度の時期

　この時期のチームの目標は，介護保険サービスなどの制度を活用しながら安心・安全に生活できるようサポートすることである．

　中等度の時期は認知機能の低下が進行するのと同時に BPSD が出現しやすくなる時期でもある．幻覚・妄想や攻撃性，アパシー，不安，抑うつ，夕暮れ症候群，焦燥などの BPSD は本人の性格や生活史，ケア方法，環境など，複合的な要因で発生することが多い．BPSD は本人の苦痛が大きいと同時に家族も対応に苦慮し，生活が破綻してしまう可能性もあるため迅速な対応が必要である．介護サービスの調整や BPSD の原因の探索を行い，ケア体制の見直しや接し方を工夫し，本人が快適な環境でケアが受けら

B．認知症の緩和ケアの提供体制の在り方

れるよう支援していく．また，薬物を投与する場合は副作用の出現の有無や効果の確認をチームで行う．

　この時期の要のサービスである通所介護（デイサービス）は，認知症の人にとって多くの利点がある（表 9-B-1）．利用にあたっては，施設を見学してから，導入することが望ましい．施設の規模，雰囲気，スタッフや利用者の様子などは見学しないとわかりづらい．見学する中で本人に合いそうなデイサービスを選択する．初回の利用は家族が同伴したほうが安心する場合もある．長時間の通所サービスの導入が難しい場合は，短時間の通所サービスや訪問リハビリから提案するとスムーズに利用できる場合がある．

　中等度の後期に入ると，食事や排泄・入浴・更衣などの日常生活に介助を要するようになる．独居の場合，手段的日常生活動作 instrumental activities of daily living（IADL）が著しく低下すると，今後の生活の場の検討が必要となる．

　また，体調不良を自覚しても自身で訴えることが難しいため，チームで体調の観察を行い，異常の早期発見と早期対応が重要となる．

C. 重度〜末期の緩和ケア

　この時期のチームの目標は合併症を予防し，苦痛がなく穏やかに過ごせることである．

　重度になると，認知機能だけでなく身体機能も低下し，やがて歩行障害が出現し，最期は寝たきりになることが多い．ADL の低下に伴い，通院が困難になるだけでなく，気道感染や尿路感染症などの身体合併症が頻回に発生するようになるため，内科的管理が重要となる．そのため 24 時間体制の訪問診療や訪問看護の導入が必要となる．また，口腔内汚染は誤嚥性肺炎の主な原因になるため，定期的に歯科医師や歯科衛生士に

表 9-B-1　デイサービスの利用により期待できること

①体調の確認や服薬の援助ができる．便秘に対する処置や胃瘻・吸引・簡単な処置に対応できるデイサービスもある．

②入浴・食事の提供により，身体の保清やバランスのとれた食事をとることができる．

③夏・冬は特に快適な環境で過ごすことができるため，熱中症対策や体調の悪化の防止になる．

④いろいろな人との交流や運動，アクティビティを通し，活発な時間を送ることができ，進行予防に有効．

⑤日中，活動的に過ごすことでサーカディアンリズムを整えることができる．

⑥本人が利用している間に家族は用事を済ませたり，休息をとったりすることができる．

⑦デイサービスの連絡帳を通して，家族や他のサービス事業者や医療機関との情報共有ができる（デイサービスでの参加状況や血圧などのバイタルサイン，体重などの情報は医療機関にとって重要な情報になる）．

⑧独居など 1 人で過ごす不安な時間が減ることで，精神的な安定を得ることができる．

⑨本人の嗜好に合ったデイサービス（運動に特化している，外出プログラムが多い，書道など）を選択することができる．

⑩デイサービス利用により集団の中で過ごすことに慣れていくと，ショートステイの導入がスムーズになることが多く，サービス利用の選択肢が広がる．

⑪夕食の提供や宿泊のサービス（お泊まりデイサービス）を受けることができるデイサービスもある．

⑫認知症対応型デイサービスは，認知症に関し，知識のあるスタッフより専門的なケアを受けることができる．

⑬小規模多機能型居宅介護は，デイサービス・訪問介護・ショートステイのスタッフが同じである．なじみの場所（自宅・通所）でなじみのスタッフから介護を受けることができるため安心感につながる．

第 9 章 ● 認知症緩和ケアの場とチームアプローチ

よる健診や清掃，日々の口腔ケアが重要である．

　また，重度の時期は苦痛を訴えることが困難となるため，細かな観察と対応で身体的
苦痛を和らげ，さらなる合併症の予防に努めることが大切である．

　身体ケアに関わる時間が多くなり，かつ，本人の全身状態が不安定となる重度の時期
は，介護負担が大きくなる時期である．そのため，介護者の健康状態や精神的負担にも
注意を払う．他の家族の協力，状況に応じて地域密着型サービスの利用（例えば，24
時間対応の訪問サービスである定期巡回・随時対応型訪問介護看護や夜間の訪問サービ
スである夜間対応型訪問介護など）やレスパイト目的のショートステイなどを検討する．

　介護力が脆弱な老老介護では，重度となり身体介護の負担が増加し，症状が不安定に
なると，施設入所が現実的な選択となることも多い．

　主治医は家族に今後の体調の変化や生活についての見通しを説明し，治療（延命治療
を含む）や療養場所の選択について十分な話し合いを行い，本人・家族の意思が尊重で
きるよう，チームと協働して支援していく．

〔中塚 智子〕

文献

1) 在宅医療テキスト編集委員会企画編：在宅医療テキスト 第3版．在宅医療助成 勇美記念財団，2015．
2) 平原佐斗司編著：医療と看護の質を向上させる認知症ステージアプローチ入門 早期診断，BPSD の対応から
緩和ケアまで．中央法規出版，2013．

C. 認知症の人へのチームアプローチ

1 認知症の人を中心としたチームアプローチとは

　認知症をもつ人が安心して医療や看護・介護を受けるためのケア提供方法として，本
人や家族の意思や主体性を尊重し，高齢者への敬意をもって多様な専門職が専門性を活
かして協働する「学際的チーム」あるいは「多職種チーム」によるアプローチを推進す
ることが重要である[1]．一般に，チームとは「能力と努力を重ね合わせ，協調を通じて
プラスの相乗効果を生み出す集団[2]」を指し，「学際的」あるいは「多職種」とは少な
くとも3つの領域以上の学際性，言い換えれば3職種以上を含む専門職メンバーで構
成するチームを指している．

　学際的チームのモデルは認知症をもつ人と家族を中心に置く．チームメンバーに本人
と家族が含まれ，常に話し合いによる意思決定が重視される．これにより単一職種で
別々にケアを行う以上のプラスの相乗効果がもたらされる[3]．学際的チームにより，高
齢者の疾患や身体面，心理・精神面，社会面，家族にわたる多角的かつ包括的なアセス
メントを行うことができる．このため，認知症の人の背景や現在の生活特性の理解につ
ながり，医療・看護・介護・社会資源導入などへの支援を幅広く検討していくことがで

248

きる．その結果，入院を短縮化でき，退院後の生活が早期に安定し，再入院を減らして生活満足度が向上する．特に認知症のステージに合わせて，そのときどきに必要な医療や看護・生活支援を効果的に進めるために，多職種連携による多面的で総合的なアプローチ，すなわち学際的チームアプローチが有効である[4]．

2 認知症の人へのケアのためのチームづくりの理論とプロセス

認知症の人のための学際的チームは，各事業体の運営理念に基づいてつくられる．チームが効果的に力を発揮する前提には，まずメンバー全員が安全に，安心してチームに参加できる土台と雰囲気，そして本人・家族，各専門職を尊重する態度をもつことが必要である．

チームメンバーが招集される時期をチームを形づくる段階「形成期」（forming）と呼んでいる．チームに皆安心して参加できれば，目的を達成するための積極的な意見をあげることができる．しかし，チーム内で視点や意見が異なることは日常的によくあることだろう．複数の意見があることを葛藤（コンフリクト）状態と呼んでいる．コンフリクトは必ずしも強い対立を指しているのではなく，2つの異なる意見があること自体をコンフリクトととらえる．コンフリクトは悪いことではなく，むしろ異なる並行した考えの両者をどのようにチームに取り入れて意思決定するかを考える機会となる．この段階はチーム内に多様な意見が活発にあがる時期であるため，「混在期」（storming）と呼ばれる．特にメンバー間の効果的なコミュニケーション，情報の共有，本人と家族を含むすべてのメンバーが理解できる「用語」を使用するなど，コンフリクトをそのままにしない工夫が必要となる．これらのコミュニケーションの上に，問題を解決するためのチーム内の目標や役割が検討される．この段階を「統一期」（norming）と呼ぶ．どんなゴールに向けて協働するのかを再考し，そして，おのおのの役割をメンバー相互の信頼のもと，最大の実践・実行を進める「機能期」（performing）となり，問題解決へとケアが進んでいく（図9-C-1）．

ここで強調しておきたいことは，どのようなチームであっても，最初から完成しているものではなく，認知症の人と家族との協働を通じて，チーム自体が発展しながら，表9-C-1のようにチームメンバー1人ひとりの努力によってつくられることである．

3 認知症高齢者を中心としたチームアプローチのエビデンス

認知症高齢者を中心とした医療機関においての学際的（多職種）チームには，どのような有効性があるのだろうか．

日本老年看護学会[5]が行った認知症看護認定看護師，および老人看護専門看護師が牽引する医療機関においての認知症高齢者への多職種チームの調査では，認知症高齢者の個別のニーズをアセスメントし，医師，理学療法士，作業療法士，栄養士，看護助手，地域の介護支援専門員など，必要なチームメンバーを集めたチームをつくり，表9-C-2にまとめたケアを推進していることが報告されている．これらにより，認知症高齢者の

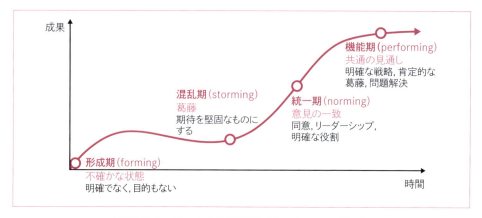

図9-C-1 チームの発展段階（タックマンモデル）

表9-C-1 認知症の人へのチームアプローチのためのポイント

- 何をするチームなのか，全員がチームメンバーとケアの目標を理解する
- 具体的で評価可能，かつ達成が可能な対象者の目標をチームで設定する
- ポジティブなコミュニケーションになるよう工夫する
- チーム内に上下関係や摩擦を生じさせない工夫をもつ
- 多職種間のコミュニケーションの微妙なずれが生じることに気づき速やかに改善する
- 今，自分たちのチームはチームのどのプロセス段階にあるのか客観的に理解する
- チームメンバー内で意見を言えない，主体的に参画できない状況が生じていればそれに気づき改善する
- 課題や職種間の意見の違い（コンフリクト）が生じたときには，それを一度客観化し，両意見を踏まえた解決策を全員で模索するようにして，解決を急ぎすぎない
- 課題解決には時間を要するものもあることを理解しておく
- 相互の役割と貢献をいつも認め合う
- チームプロセスを振り返り，各メンバーの帰属意識とチーム自体の結束を高める工夫をする（チームプロセスを振り返るためのカンファレンスを開くこともよい）

BPSDを軽減することで，入院生活のリズムが整い，治療がスムーズに進んで身体状態が改善し，家族も安心して退院できることにつながるといえる[5]．

身体疾患の治療のために入院となった認知症高齢者等への「老年専門職チーム」によるアプローチに関するシステマティックレビューとメタアナリシスからは，老年専門職チームでアセスメントを行い，具体的なケア計画を作成し，それをチームで実践することにより，在院日数短縮への有効性が報告され[6]，これらをもとに2016年4月から，身体疾患の治療目的で入院した認知症の人に認知症ケアチームによるケアを行うことに対し，診療報酬制度による「認知症ケア加算Ⅰ・Ⅱ」が創設され[7]，看護師が医師の指示を必要とせずにチームを牽引することに評価が得られるようになった．これは，身体拘束を行うと60/100に減算され，身体拘束を外すことに極めて高いインセンティブを働かせている．現在，「拘束しない，人として尊厳のあるケア」を推進することが求められており，組織全体がチームとして，認知症ケアのあり方や方針を考えることが最も重要となっている．

C．認知症の人へのチームアプローチ

表9-C-2　認知症高齢者を中心とした医療機関内でのチームアプローチの具体例

・認知症高齢者へのケア内容や具体的な方法を多職種チーム内で統一するための情報共有を図る
・身体拘束を外し，ベッドサイドはじめ認知症高齢者に寄り添う方法を検討し，チームで寄り添う時間を確保する
・身体拘束を外し，認知症高齢者が落ち着いて治療や処置を受けることができるように治療の時間，方法を医師と検討する
・病棟内でもリハビリテーションを行えるよう，理学療法士と相談する
・ベッドサイドや病棟で作業療法士とともにアクティビティの時間をもち，日中の覚醒時間を長くする工夫を行う
・高齢者の生活リズムを本人の入院前の習慣に極力合わせる
・処方されている薬剤について，飲み合わせなどを薬剤師に相談する
・処方薬剤数を必要最低限にするよう医師と相談する
・点滴など医療的処置の必要性，いつ行うことが最適か，実施する時間，どこで行うと安心できるのかなどを個別に検討し，医師の協力を得る
・義歯の状態などを歯科医師のアセスメントを受け，咀嚼がうまく行えるようにする
・嚥下機能に応じた食形態について，栄養士，歯科衛生士と相談する
・口腔内の状態を歯科衛生士にアセスメントしてもらい，口腔ケアの方法を検討する
・夜間のおむつ交換ほか，睡眠中断を助長することを減らすよう，夜勤帯の介護職に方針を共有する

（日本老年看護学会老年看護政策検討委員会：老人看護専門看護師および認知症看護認定看護師を対象とした『入院認知症高齢者へのチーム医療』の実態調査報告書．p.1-79，日本老年看護学会，2014．より作成）

4　認知症ケアを提供する場とチームアプローチ

　認知症の人の長期的な生活を支えることは，認知症の人と家族にとって解決すべき課題を焦点化するアセスメントから始まる．本人・家族の意見や考え方とニーズをそれぞれの職種が多角的にアセスメントしてカンファレンスで共有することにより，共通のケア目標が立てられ，ケア実践の役割分担ができる．目標への達成度を評価するプロセスでは，成果として問題解決の程度や状況を査定する．近年，保健・医療・介護の分野にとどまらず，多くの他分野の職種や民間企業，商店，町会，市民ボランティアを含む「分野横断」チームによる地域ケアを推進している地域も増え，認知症の人への地域見守り支援などによい成果が報告されている[8]．

　認知症ケアチームを医療機関（病棟），入所施設，地域・在宅ケアの場でどのようにつくるのか，ポイントを述べる．

　医療機関（病棟）における認知症ケアチームの対象には，すでに認知症の診断を受けている人はもとより，認知症と診断されていないが認知機能が低下し，日常生活に支障をきたす症状や行動，意思疎通の困難がみられる者（いわゆる「認知症高齢者の日常生活自立度判定基準ランクⅢ」以上）が含まれる．特に一般病院の入院環境は，認知症の人には安心して生活できる場ではなく，入院環境や治療への適応が困難であれば，認知症の症状自体の悪化も招きやすい．そのため，病室内や病棟内の環境調整はもとより，本人の理解に合わせた会話を行うことを通じて，認知症の人が安心できる環境をチームでつくっていく必要がある．また，BPSDなどの症状に応じて，寄り添える職種がチームに参画できるよう計画する．この場合，受け持ち看護師に加え，特に老人看護専門看

第 9 章 ● 認知症緩和ケアの場とチームアプローチ

護師や認知症看護認定看護師，もしくは施設要件をみたす研修を受けた看護師がチーム
に加わり，病棟での一般的な医療チームである担当科の医師や看護師に加え，理学療法
士，作業療法士，老年科医，薬剤師，栄養士，地域包括支援センターの職員など，通常
では病棟内に配置されていない，高齢者や認知症ケアに関する知識と理解を備えた専門
職と退院先の地域・在宅ケア機関を含めたチームをつくることが必要である．

介護老人保健施設，特別養護老人ホームなど，入所施設の職種構成は介護職員の割合
が高く，むしろ看護職員は少数であり，介護職員，看護職員，医師，理学療法士，作業
療法士，栄養士，介護支援専門員がチームメンバーとなる．介護・看護管理者などがチー
ムを牽引することも多い．さらに，介護保険法にもとづく施設では，身体拘束は原則と
して行えない．アクティビティスタッフや地域のボランティアなど地域の非専門職を含
めたチームがつくられていく．

一方，地域・在宅ケア機関では，地域包括支援センターの保健師・社会福祉士・主任
介護支援専門員，訪問看護ステーションの訪問看護師・理学療法士，訪問介護ステーショ
ンの介護福祉士・ホームヘルパー，診療所の医師など，所属機関が異なる各メンバーが
チームをつくり，協働しなければならない．

自宅や認知症対応型共同生活介護（グループホーム），サービス付き高齢者向け住宅
など，在宅ケアの場では，チームの中心は生活者（本人や家族）である．生活者の意思
を尊重することが基本であり，在宅生活を維持する上で，介護職員，訪問看護師，訪問
診療医，理学療法士，作業療法士，介護支援専門員などの専門職，そして，近隣のボラ
ンティアや町会，民生委員など，非専門職もチームのメンバーとなり得る．これらの中
で介護保険制度においては，介護支援専門員がチームを牽引するが，対象者の心身・生
活状況の変化に応じて，医師や看護師，社会福祉士などがチームリーダーとなる場合も
あり，チーム自体の柔軟性が重要となる．

5 認知症ステージごとのチームの目標

平原[4] は認知症ステージアプローチを提唱し，連続した長い期間にわたる継続的な支
援により，終末期の緩和ケアを含む認知症ケアを行う重要性を述べている．アルツハイ
マー病の場合を例にして，平原の示す認知症ステージごとにチームアプローチの目標を
示す（表 9-C-3）．

認知症が軽度の時期には，在宅で生活する認知症の人の場合，日常生活上の不安や課
題に焦点をあてた目標を置いて支援すること，また，家族には認知症とはどのような病
気でどのように経過し，どのような対応が望まれるかを説明するといった心理教育によ
る支援を目標とする．また，先々の本人の意思が表現できなくなるときに備え，今後の
生活や将来のこと，療養を希望する場所，延命治療をどうしたいかなど，アドバンスケ
アプランニングに関して話し合う機会をもつことが目標となる．

中等度の時期では，低下していく日常生活動作（ADL）を維持するために，直接的
に必要な支援は何かを見極め，必要なケアが切れ目なく利用できることを目標とする．
具体的には，生活リズムの変調を防ぐため，また，本人の役割を維持するための支援や

C．認知症の人へのチームアプローチ

表9-C-3　認知症ステージ[4] ごとのチーム目標

ステージ	特徴	チームアプローチの目標
軽度の時期	・近時記憶障害，日にち・曜日，時間などの見当識障害が中心 ・生活は自立している ・このステージはおよそ2〜3年	・在宅生活者では，日常生活上の不安や課題に焦点をあて，不安や心配を軽減するためのチームによる支援を目標とする ・家族に対しては，認知症はどのような病気でどのような経過をたどるのか，どのような対応が望まれるかを説明し，教育的な支援（心理教育という）による家族の理解を目標とする ・日常生活での突発的な出来事や症状を家族が理解でき，認知症の人本人の安全を保持することができる ・本人の意思が表現できなくなる将来に備え，今後の生活や療養場所，延命治療など，アドバンスケアプランニングに関して話し合ったり，考える機会をもったりすることができる ・地域サービスを導入するなど，本人と家族の両者を支える最適な社会資源の利用を検討する
中等度の時期	・記憶障害の進行により，見当識障害，実行機能障害，失認，失行，注意障害，感覚の障害など，多様な障害による日常生活上のさまざまな支障が出現する ・BPSD が最も生じやすい時期であるため，介護者の負担感が増加しやすい ・このステージはおよそ4〜5年	・実行機能障害が進行して生活上の支障が大きくなるため，介護保険制度などを活用し，日常生活を維持する上で直接的に必要な支援を組み立て，必要なケアが切れ目なく利用できるようにする ・生活リズムの変調を防ぐため，起床，食事，活動，睡眠リズム，本人の役割を維持するための支援や通所サービスなどを必要に応じて組み立てる ・排泄，口腔ケア，入浴・清潔保持，家事，金銭管理，火の始末，外出などへの支障が生じるようであれば，家族の状況も加味した上で，訪問看護，訪問介護，権利擁護支援の利用を検討する ・全身状態を評価し，ほかの身体疾患や合併症などがある場合は特に症状をモニタリングし，病状変化時には早期対応を行えるようにする ・家族のレスパイトのため，本人の通所サービスやショートステイの利用を検討し，家族介護が継続できるよう支援する
重度の時期	・重度の記憶障害の状態．ADL は低下し，身辺の清潔保持は困難となる．尿失禁，便失禁が出現する ・言語による会話が難しくなる ・BPSD は目立たなくなる	・本人の苦痛に注目し，それを除いて心地よい生活を送ることができるよう支援する ・排泄の障害（尿失禁・便失禁），歩行障害，嚥下障害など，日常生活行動に応じた身の回りの支援を行う ・声をかけ，他者との関係性を維持できるよう支援する ・ほかの身体疾患や合併症，誤嚥性肺炎，転倒，便秘，口腔内トラブルなどの予防と早期対応を行えるようにする
終末期の時期	・会話ができず，ADL は全介助 ・尿・便失禁があり，誤嚥性肺炎，尿路感染症，多発性褥瘡，6ヵ月以内に10％以上の体重減少などがみられる状態	・食事，排泄，清潔など終末期を苦痛なく過ごすための心身のケアを行い，穏やかに過ごすことができる ・経口摂取が困難となった際，人工的水分・栄養補給法について家族と話し合い，導入するかを決定する ・肺炎，尿路感染症，上気道感染症などの把握を行い，治療方法を家族と十分に話し合い，家族が納得して，本人に最善と考えられる終末期のケアをともに行える

通所サービスなどを必要に応じて組み立てる．基本的日常生活動作である，排泄，口腔ケア，入浴・清潔保持，家事，金銭管理，火の始末，外出などへの支障が生じるようであれば，家族の状況もみながら訪問看護・介護，権利擁護支援の利用を検討する．家族の介護負担の軽減も目標にあげ，レスパイトのために通所サービスやショートステイの利用などを検討し，家族介護が継続できるよう支援する．

　重度の時期では，本人の苦痛に注目し，それを除き安心で心地よい生活を送ることに目標を置く．具体的には，排泄の障害（尿・便失禁），歩行障害，嚥下障害などに応じた支援を行い，ほかの身体疾患や合併症，誤嚥性肺炎，転倒，便秘，口腔内トラブルなどの予防と早期の対応を行えるようにしていく．

第 9 章 ● 認知症緩和ケアの場とチームアプローチ

　　終末期の場合では，食事，排泄，清潔などに苦痛がなく，穏やかに過ごせるよう，基本的な心身のケアを行うことを目標に置く．そして，経口摂取が困難となった際に，人工的水分・栄養補給法の導入について，家族への正しい説明のもと話し合いを行い，導入するかを決定していく．肺炎，尿路，上気道感染などが頻繁に生じるようになった場合，死期が近づいていると考えられるため，家族が十分に納得して，本人に最善と考えられる終末期の緩和ケアを家族とともに実施していく．

〔亀井 智子〕

文献

1) 亀井智子編：認知症高齢者のチーム医療と看護 グッドプラクティスのために．日本老年看護学会監，p.1-293，中央法規出版，2017.
2) ステファン P.ロビンス：組織行動のマネジメント 入門から実践へ．髙木晴夫訳，p.520，ダイヤモンド社，1997.
3) ミシガン大学老年学セミナー運営委員会，黒田輝政，井上千津子ほか編著：高齢者ケアはチームで チームアプローチのつくり方・進め方．p.1-21，ミネルヴァ書房，1994.
4) 平原佐斗司編著：医療と看護の質を向上させる認知症ステージアプローチ入門 早期診断，BPSD の対応から緩和ケアまで．p.1-366，中央法規出版，2013.
5) 日本老年看護学会老年看護政策検討委員会：老人看護専門看護師および認知症看護認定看護師を対象とした『入院認知症高齢者へのチーム医療』の実態調査報告書．p.1-79，日本老年看護学会，2014.
6) 亀井智子，千吉良綾子，正木治恵ほか：認知症および認知機能低下者を含む高齢入院患者群への老年専門職チームによる介入の在院日数短縮等への有効性：システマティックレビューとメタアナリシス．老年看護学．2016：20（2）：23-35.
7) 厚生労働省：平成 28 年度診療報酬改定について．
http://www.mhlw.go.jp/file/05-Shingikai-12301000-Roukenkyoku-Soumuka/0000115365_1.pdf（2019 年 2 月 20 日閲覧）
8) 大田区発の地域包括ケアシステム おおた高齢者見守りネットワーク（みま〜も）．
http://mima-mo.net/（2019 年 1 月 6 日閲覧）

D. 急性期病棟での認知症ケアと緩和ケア—ACE プログラム—

　　認知症高齢者は認知症の進行に伴い感染症や慢性疾患の急性増悪を呈しやすく，急性期の入院治療の機会が増える．身体合併症を有した認知症高齢者が急性期病院に入院した場合，疾患による苦痛と検査や治療に伴う水分・電解質の異常，便秘，発熱，痛み，かゆみ，疲労などの多様な苦痛を伴う．また，治療主体の殺風景な病院の構造，医療者が行き交う足音やモニター音，消灯や食事など病院のスケジュールを強いられるなどといった日常生活との落差，なじみのない人間関係など多くの環境の変化がある．これらの背景から，認知症高齢者は不安やストレスが生じやすく，攻撃性や，ケア抵抗，妄想，徘徊などの BPSD やせん妄を発症しやすい．BPSD やせん妄は適切な対応により軽減できることも多いとされているが，日々の変化や個別性があるため，状況に応じたケアが必要となる．そのため多くのスタッフ人員や時間が必要とされ，急性期病棟では対応に苦慮し，結果として身体拘束などが常態化している現状がある．一方で，急性期病棟の使命は身体疾患を回復させ ADL を落とさずに元の生活に早期に戻すことである．環境との因果関係，個々に異なる認知症の人の臨床像を把握し，患者の尊厳を守りながら，

認知症高齢者に適した，療養環境とその人らしさを重視したケアを提供し，住み慣れた地域に早期に帰すという使命を達成するためには組織的な取り組みが必要となる．

認知症高齢者に適した，急性期病棟で組織的に取り組む方法にはどのようなものがあるのか．梶原診療所が病棟開設以来，多職種で学びながら実践しているプログラムを以下に紹介する．

1 ACE プログラム

acute care of the elderly（ACE）は，1995 年より米国・豪州などで実施されている，高齢者の急性期支援プログラムである．老年医学モデルに基づいて，身体，心理，社会の全人的アセスメントをベースに，安全に配慮された環境と多職種による介入により，疾病の治療と同時に心身の機能の保持改善を目指し，入院時から地域への復帰を目指す．プログラムの有効性には，①転倒や褥瘡，廃用症候群，せん妄などの合併症の減少，②尿道カテーテルや持続的な輸液の減少，③退院後早期の再入院の減少，④在院日数の減少，⑤患者満足度の向上，⑥スタッフの高齢者ケア知識の向上があげられる．

ACE プログラムの柱は以下である．
①高齢者に優しい療養環境
②多職種による高齢者総合的機能評価
③自立と機能改善に焦点をあてたケア
④退院支援

2 梶原診療所の ACE プログラム

梶原診療所の病棟は，「住み慣れた地域で暮らし続けることを支える」をミッションとした，在宅医療の前方および後方支援病棟として 2013 年に開棟した．主に急性期とがん・非がんの緩和ケアおよび看取りを対象にした医療とケアを提供している．

2016 年度の実績では，年間入院数 214 人，退院数 210 人，平均病床利用率 77％，平均在院日数 26 日，在宅復帰率 92％，入院目的の内訳は急性期が 70.8％，がんの緩和ケアや看取りは 4.5％で，急性期の主な疾患は肺炎や尿路感染，慢性疾患の急性増悪などであった．高齢者の急性期入院が多いことから ACE プログラムを導入し，多職種協働で入院患者の早期在宅復帰に尽力している．

3 高齢者に優しい療養環境

認知症高齢者は認知症の進行に伴い，自分自身の力だけで環境条件を整えることが難しくなる．環境からのストレス刺激閾値が低くなるため，BPSD の発症や悪化を呈しやすく，治療の中断や入院期間の延長につながる危険性もある．ゆえに認知症高齢者にとって過ごしやすい療養環境を整えることは重要な支援である．

環境とは認知症の人を取り巻き，相互作用を及ぼす外界を指し，物理的，社会的，運

第 9 章 ● 認知症緩和ケアの場とチームアプローチ

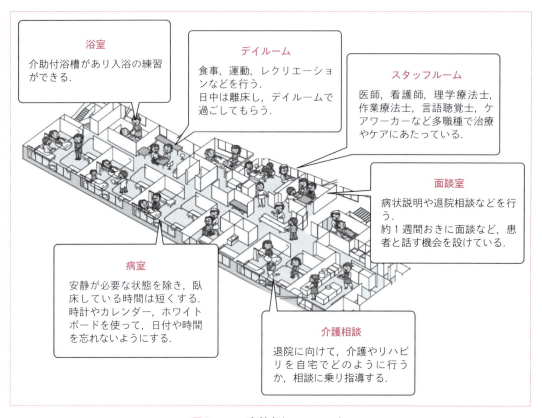

図 9-D-1　高齢者ケアユニット

（梶原診療所：ACE ユニットのご案内．http://kajiwara-clinic.com/wp/wp-content/uploads/2015/12/ACEpamphlet.pdf〔2019年1月21日閲覧〕）

営的要素から構成されている（第9章A参照）．

a. 物理的環境（高齢者ケアユニット）

　食事やレクリエーション時以外でも，自由に使用できるデイルームがあり，他者との交流や活動を促す．照明は暖色系の間接照明を複数設置し，病室はベッドとベッドの間に障子を配置して木調の手すりやタンスを設置するなど，急性期病院特有の殺風景さを最小限にし，病棟全体に家庭的な雰囲気を醸し出すことで，リロケーションダメージを軽減している．また安全性に配慮し，廊下の手すりの位置に間接照明が設置されている．トイレは車いすで入れるゆとりのあるスペースで，身体機能に応じて選択できるよう左右反転の構造となっている．床はクッション素材を採用し，転倒しても受傷レベルを軽減できるなどの工夫が施されている（図 9-D-1）．

b. 社会的環境

　地域のかかりつけ医としての機能をもっているため，認知症高齢者は生活圏内で医療やケアを受けることができ，入院中も家族や友人と気軽に会うことができる．また認知症高齢者の心身の問題だけでなく，生活歴や社会的背景も理解した上で，認知症高齢者

D．急性期病棟での認知症ケアと緩和ケア―ACE プログラム―

のニーズに細やかに対応できる．

C. 運営的環境

　ケア方針は，「尊厳を守り早期回復を促すために身体拘束は行わない．急性期の病態，苦痛な症状により，せん妄や BPSD を呈しやすいため，せん妄と BPSD の発症予防，早期改善に努める．まずはせん妄や BPSD の原因と考えられる身体要因の改善として，病態の早期回復と痛みや掻痒感，便秘などの症状緩和を図る．同時に丁寧な心地よいケアと関わりを毎日提供する」である．病棟スタッフ人員配置は日勤看護師 4 人以上とケアワーカー 2 人以上，夜勤看護師 2 人である．看護記録などはナースステーションにこもることなく，患者を見守ることができる距離にパソコンを設置し，電子カルテに記録をしながらでも必要時見守りや声かけができるようにすることで，徘徊や転倒リスクの高い患者の安全性を確保している．点滴などライン類の自己抜去に対しては，見えない工夫のみでなく，認知症の中核症状に応じて，文字で表記したり，治療上継続が必要か，時間や手段などについて他の方法がないかをカンファレンスで検討し，工夫を凝らしながら苦痛を軽減している．

4　多職種による高齢者総合的機能評価（CGA）

　多職種による高齢者総合的機能評価 comprehensive geriatric assessment（CGA）は，疾患の正確な診断と治療可能な状況の早期発見や治療効果のモニタリングのみでなく，セルフケア能力の低下に伴う疾病の増悪や傷害予防，最適な介護環境の選択につながるとされている．入院時より多職種で定期的に評価し，目標の共有と連携の促進を図ることで，治療困難な事例でも生活の質（QOL）が向上するなどのメリットをもつ．

　チームは，医師，看護師，理学療法士，作業療法士，言語聴覚士，ケアワーカー，薬剤師，栄養士，ソーシャルワーカーで構成されている．それぞれが専門性を発揮（表9-D-1）し，多職種が連携することで，患者と家族を支援する．まず，入院時に看護師がスクリーニングを行い，必要時，各専門職に詳細な評価を依頼する．専門職の評価は，入院から 1 週間以内にそれぞれのアセスメント結果を毎日の多職種カンファレンスで共有し，治療とケアの目標を設定する．1 週間後から退院までは経過の共有と評価，患者と家族への説明を経ながら退院に向けて準備を進めていく．高齢者に起こりやすい転倒・転落，褥瘡，低栄養，摂食嚥下機能低下について焦点を絞ったカンファレンスを週ごとに行い，より早期の回復を目指している．

5　自立と機能改善に焦点をあてたケア

　疾患の治療と同じ重さで，心身の機能維持と改善を目指す．認知症高齢者を自立へと導くことは，ACE チームにとっては労力と時間を要する関わりとなる．しかし，その結果として在院日数は減少し，長期入院に伴う生活力の低下を最小限に抑えることができる．

第 9 章 ● 認知症緩和ケアの場とチームアプローチ

表 9-D-1　ACE チームの職種と役割

	職種の役割	肺炎時に追加する具体的な治療とケアの例
医師	疾患の評価と診断，治療経過の評価，ケア上の課題に対する医学的評価と対応	
看護師 ケアワーカー	スクリーニング (IADL,BADL, 摂食嚥下機能，排泄，睡眠状況，意欲，認知機能，せん妄発症リスク，転倒転落リスク，褥瘡，栄養状態，在宅環境，家族)，ケア上の課題の評価	苦痛な症状の評価と緩和，適切なポジショニング，体位変換，離床訓練，夜間の不顕性誤嚥と胃食道逆流予防，口腔内評価とケア　など
理学療法士	運動機能，移動方法の評価と訓練	運動療法，呼吸理学療法，歩行，離床訓練 など
作業療法士	BADL・IADL 認知機能，高次脳評価と訓練	主に回復期の IADL リハビリ，アクティビティ
言語聴覚士	摂食嚥下機能評価と訓練，言語機能，コミュニケーション	早期の嚥下評価と訓練，嚥下リハビリ，嚥下筋のサルコペニア予防，不顕性誤嚥の予防　など
栄養士	食事内容，形態評価，栄養評価	異化期・同化期の栄養管理，低栄養の回復
薬剤師	服薬管理状況，ポリファーマシー評価	肺炎の原因となる薬剤評価，ポリファーマシー評価
ソーシャルワーカー	社会的側面（家族や経済的背景）の評価，退院困難事例の対応	

IADL: instrumental activity of daily living 手段的日常生活動作
BADL: basic activity of daily living 基本的日常生活動作

　身体拘束は行わず抗精神病薬は最小限の使用とし，尿道留置カテーテル，持続輸液などは必要性を評価しながら早期に除去する．食堂やデイルームに出入りする機会を設けるなど，早期離床を図っていく．

　日常生活の中にリハビリを組み込むことも重要である．認知症高齢者の場合，入院前に自立して行っていたこと，例えばインスリン注射や内服管理などを一時的に看護師が代行することで忘れてしまい，できなくなることがある．また食事を前にしても食べ始めない場合，箸を手に持たせると，食事行動が開始できることがある．認知症の中核症状に着目しながら動作の一部のみを手伝うことで，認知症高齢者の自立を促すことができる．

　過剰な安静や援助を控え，入院前の生活行動や保持されている能力を把握し，ケアに反映することで，日常生活行動の自立と機能改善を目指す．

6　退院支援

　住み慣れた地域へ帰ることを，入院時から目標とする．退院支援は情報共有が要となる．ACE チームは在宅チームと連携し，在宅環境や本人・家族の病状の理解と受け入れ，入院で期待していることなどの情報を共有する．また入院中は本人と家族に病状や退院までの道筋，退院後の生活のイメージなどを節目ごとに説明する．目標を設定し，ケアマネジャーや訪問看護師など在宅チームとともに退院支援を進めていく．経済面，介護力などの社会的課題をもつ退院困難事例はソーシャルワーカーと入院時から情報共有し

ながら，支援を進める．入院中の治療内容やケア変更などの情報は，サマリなどに記載し，退院時に情報提供する．退院後は病棟看護師が訪問し，在宅での課題を在宅チームとともに解決する．

〔松尾 良美〕

文献

・平原佐斗司編著：医療と看護の質を向上させる認知症ステージアプローチ入門　早期診断，BPSD の対応から緩和ケアまで．中央法規出版，2013．
・中島紀惠子監・編：認知症の人びとの看護　第 3 版．医歯薬出版，2017．
・Acute Care of the Elderly（ACE）
https://www.aci.health.nsw.gov.au/ie/projects/ace-model-of-care/ace/acemodel-care.pdf（2019 年 4 月 17 日閲覧）
・東京ふれあい医療生活協同組合　ホームページ　http://fureaico-op.com/（2019 年 3 月 29 日閲覧）

E. 在宅での緩和ケア

1 認知症高齢者が自宅で過ごす意味

在宅で生活を送る日常生活自立度 II 以上の認知症高齢者は，2010 年のデータで 140 万人いるといわれており，医療機関や施設よりも高い割合を占めている[1]．地域包括ケアがうたわれる中，今後もさらなる増加が予想される．

長年住み慣れた自宅には，家具の配置や調度品 1 つ 1 つに個別の意味がある．思い出の詰まった品々であるだけではなく，一見無造作に部屋の中央に置いてある椅子の位置が，実は，座っていながら必要な物に手が届くという意味のある位置であったり，認知機能が低下している高齢者が，昔から薬を入れている引き出しに 1 回分ずつ薬を入れておけば，忘れずに内服できるなど，生活の知恵や習慣の染みついた環境は，ときに運動機能や認知機能を補う役割を果たしている．また，いつも同じソファに座り，部屋に入る日の光で時間を感じ，窓から見える景色で季節を感じて過ごすことを好んでいたとある高齢者は，認知症があっても「これからもこうして過ごしていきたい」と自宅での生活を強く希望した．転倒を繰り返すようになっても，その意思は変わらず，サービスを利用して自宅での生活を継続した．

その人の望む暮らし，望む生き方を理解したとき，それを実現できる場が在宅であるのであれば，認知症高齢者と家族が満足できる生活，人生となるように，医療と福祉の多職種チームで検討を重ねて支援していく．

しかし，認知症高齢者が，日常生活の中で感じている苦痛もある．記憶障害，実行機能障害などの認知症の症状そのものによりもたらされる苦痛もあれば，内服管理や室温調整など健康維持に必要な行動がとれなかったために健康障害が引き起こされ，苦痛が生じることもある．これらは，独居高齢者の場合，深刻な課題である．また，火の元の

第 9 章 ● 認知症緩和ケアの場とチームアプローチ

不注意などの懸念から料理を禁じられるなど，楽しみを奪われる苦痛もある．

在宅の特徴として，いつもそばに介護職や医療職がいることはできない．訪問系サービスや通所系サービスをリレーのようにつなぎ，サービスを受けていない時間でも苦痛なく過ごせ，もてる力を活かして，楽しみや生きがいを感じて生活できるように，チームで取り組んでいく．

2 日常生活支援に向けた現状把握とアセスメント

訪問系のサービスは，限られた訪問時間で，認知症の症状とそれに伴う生活障害，健康障害を意識的に把握していかなくてはならない．例えば体温計を渡した際に，腋窩にどうやって挟んだらよいか困っている姿から失行があると判断し，ほかにも失行による生活障害があるであろうという予測のもと，生活の困りごとを問いかけるなどして，注意深く観察を行う．トイレに行く際に，ほかの部屋のドアを開けてトイレを探している姿を見て，見当識障害があることを把握するとともに，失禁や陰部の皮膚障害を予測して，さりげなく衣服の汚染や，陰部の皮膚障害にも焦点を当てるなどである．在宅の場合，環境から多くの情報を得ることもある．家族が書いた電化製品の使い方を記した貼り紙から，その行為がうまく行えていないことを把握したり，冷蔵庫の食べ物の減り具合や三角コーナーに捨ててあるものから食事摂取状況を推察したりするなどの細やかな現状把握を行う．

特に，食事，排泄，睡眠，清潔などの生理的ニーズが満たされることは，気持ちよく日常生活を送ることの基本である．食を楽しみ，気持ちよく排泄し，気持ちよく眠り，身体が清潔に保たれていることは，新たな健康障害を予防することにもつながるため，これらの現状把握を重要視する必要があると考えている．逆にこれらが満たされていないことは，人間らしい生活を送ることが脅かされているといえるが，認知症高齢者の場合，これら日常生活の基本が，認知機能低下により阻害されることがある．失行や失認により食べられない，排泄介助をされて恥ずかしい思いをする，気持ちよく眠れない，清潔な衣類を身に着けていないなどである．

独居や日中 1 人でいる高齢者が多い中，1 つのサービスで，個々の生活状況を具体的に把握することは，ときに困難である．認知症高齢者のストレスにならない範囲で訪問系サービスの頻度を多くしたり，長時間過ごす通所系サービスとも連携したりして，チームで状況把握することから始めることが必要である．

3 日常生活を丁寧に整える

認知症高齢者の生活状況を把握した上で，物的環境，人的環境を整えて，必要な支援をしていく．

この際，認知機能低下にのみ焦点を当てるのではなく，高齢者の身体の脆弱性を理解し，生理的老化を病的状態に移行させない意味からも，日々の丁寧なケアが重要となる．健康障害を引き起こせば苦痛が出現することはいうまでもなく，自宅で暮らしたいとい

う願いを断念せざるをえない状況にもなりうる．具体的には易感染に配慮した口腔や陰部の清潔保持や健康な皮膚を維持するために皮膚の保湿を丁寧に行うなど，看護職や介護職が行っている日々のケアの重要性を再認識することが重要である．看護職と介護職は，共通したケアも多い．訪問看護は医療と生活の両方の視点から，訪問介護は生活全般に関わっている強みを活かして，重要なパートナーとして連携していく．

先述したソファに座って過ごすのが好きだった認知症高齢者の場合，静かな環境での穏やかな暮らしを本人が大事にしていることをチームで認識し，そのような生活の継続を目指した．その高齢者は何ができ，何ができないのか，快適に健康的に生活を送るにはどのように支援したらよいのか，話し合いを重ねた．いつも座っているソファの位置が快適な温度になるように，エアコンの風向きや温度の検討をするなどの環境調整，どのように水分摂取を勧めるのかといった健康障害予防に関することなどを訪問看護と介護が中心になって調整していった．そして訪問看護は，日々の体調の把握に努め，体調悪化時には迅速な対応をした．訪問介護は生活全般に関わっている強みから，細やかな日常生活ケアの方法を提案した．また理学療法士と福祉用具専門相談員が中心になって転倒予防を進めた．配食サービスの配達員も安否確認の役割を担った．ケアマネジャーは，各職種の意見をとりまとめ，マネジメントしていった．そしてサービスが入っていない時間帯の生活状況や心の状態を想像し，さらに必要な介入はないかを話し合った．これらによってその高齢者は独居生活を継続することができた．

通所系サービスは，長い時間をともにし，食事や排泄などさまざまな場面に介入できる強みがある．通所系サービスで工夫した介助方法が家での介護のヒントになることもあれば，もてる力を引き出し，認知症高齢者に楽しみや生きがいをもたらすこともある．

あるケースでは，主婦として家族に料理をふるまっていた人が，認知機能低下により台所に立つことがなくなってしまった．しかし，調理に参加させてもらえるデイサービスを利用し，役割をもつことで，生き生きとした表情を取り戻した．これは，認知症高齢者の生活背景，価値観，もてる力を知ることでなしえたものである．認知症高齢者は，認知機能低下により，さまざまなストレスを抱え，自尊感情が低下している可能性がある．楽しみや自身の存在価値を感じられるような生きがいをもつことは生きていくために必要なことである．

チームの力で，生活の質を上げていき，認知症高齢者が少しでも気持ちよく，人間らしく過ごせるようにすることは，認知症高齢者の尊厳を保持することであると考える．

4 社会資源の活用

暮らしの場では，介護保険のサービスだけでは対応できないさまざまな困りごとが生じる．日常の金銭にまつわる問題，財産管理の問題，悪質商法などの犯罪に巻き込まれる危険性，若年性認知症の人の仕事の問題など，数えきれない．これらは，認知症の人と家族にとって社会的苦痛であるとともに，自身の存在価値が低下したかのような体験にもなりうる．

日常の金銭管理に関しては，社会福祉協議会の事業である日常生活自立支援事業があ

第 9 章 ● 認知症緩和ケアの場とチームアプローチ

り，財産管理や契約締結の代行，不利益な契約の取り消しなどに関しては，成年後見制度がある．若年性認知症により仕事を継続することが困難となった場合には，障害年金などの生活を支える制度がある．

猛暑の中，急にエアコンが故障した際にも，日常生活自立支援事業の金銭管理の介入により，エアコンの購入がスムーズであった独居のケースがあった．また，その事業で介入していた社会福祉協議会が，ボランティアの育成と支援をしている立場から，傾聴ボランティア介入の提案をしてくれた．閉じこもりがちだった高齢者に話し相手ができ，さらに安否確認の機会が増えるという利点もあった．チームメンバーが増えることで，支援の幅が広がる．

また，各地に広がりつつある認知症カフェや，全国に支部がある認知症の人と家族の会は，認知症の人とその家族らが，困りごとを共有したり，情報や知識を得たりする場であり，精神的にも支援し合う場となっている．

保健師，社会福祉士，主任介護支援専門員等が配置されている地域包括支援センターが各地域にあり，これら社会資源の活用や，日々の包括的な相談窓口となっている．認知症の進行と，家族背景などを考慮して，今後どのような課題が生じる可能性があるのかをチームで予測し，地域包括支援センターにあらかじめ相談をしておくなど，迅速に体制をつくる準備を日頃から行うことが必要である．

認知症の人や家族に早期に関わる複数の専門職からなる「認知症初期集中支援チーム」を地域包括支援センター等に配置し，初期の支援を包括的，集中的に行い，自立支援のサポートを行うことも，現在進められている．

医療においては，認知症の鑑別診断や対応について専門医の診断が必要な場合，地域での認知症医療提供体制の拠点として認知症疾患医療センターがある．

これらの制度や社会資源について，各職種がその存在と相談窓口を認識していることで，導入の機会をもつことができる．

5 最期に向けて

高齢者の余命の予測は困難である[2]といわれている．日々の暮らしの先には最期のときがあることも，チームで理解して関わる必要がある．いつ訪れるかわからない最期に向けて，どのような最期を望むのか，在宅で最期を迎えたいのかなどの意思を，できれば認知機能低下が軽度のうちから，認知症高齢者およびその家族と話し合っておくことが求められる．認知症高齢者の言葉による意思確認が困難な場合には，昔，親を看取ったときの言動から死生観を推察したり，元気な頃に家族にどのようなことを言っていたか，これまでの生き方や価値観から意思をひもとくことを家族，多職種で行う．

家で看取る場合には，24 時間対応可能な訪問診療と訪問看護で体制をつくる必要がある．

状態の変化に合わせ，これまでチームで取り組んできたケアの継続と見直しをし，最期まで認知症高齢者が少しでも心地よく過ごせることを目指していく．たとえ，死期が迫り，認知症高齢者の反応が微弱になっても，表情，姿勢などから認知症高齢者の苦痛

F．高齢者ケア施設，長期療養病棟での緩和ケア

を敏感に察知し，心地よさの追求を最期まで行うことが望ましい．認知症高齢者と家族が「最期まで大切にされた」と思える丁寧な関わりは，遺される家族へのケアにもつながる．

〔田中 和子〕

文献

1) 厚生労働省：認知症高齢者の現状（平成 22 年）2010.
   https://www.mhlw.go.jp/houdou-kouhou/kaiken_shiryou/2013/dl/130607-01.pdf（2019 年 1 月 27 日閲覧）
2) 日本老年医学会：「高齢者の終末期の医療およびケア」に関する日本老年医学会の「立場表明」2012. 2012.
   https://www.jpn-geriat-soc.or.jp/proposal/pdf/jgs-tachiba2012.pdf（2019 年 1 月 27 日閲覧）
・東京都：とうきょう認知症ナビ 東京都認知症疾患医療センター
   http://www.fukushihoken.metro.tokyo.jp/zaishien/ninchishou_navi/torikumi/iryoucenter/naiyou/index.html
   （2019 年 1 月 27 日閲覧）
・武地一編著・監訳：認知症カフェハンドブック きょうからはじめる認知症カフェ．クリエイツかもがわ，2015.
・田中和子：在宅の認知高齢者のケア 地域の多様な社会資源．見てできる臨床ケア図鑑 在宅看護ビジュアル
   ナーシング．東京訪問看護ステーション協議会編，p.141-143，学研メディカル秀潤社，2017.
・認知症ねっと：認知症初期集中支援チームとは？ 支援の内容や役割を紹介.
   https://info.ninchisho.net/care/c240（2019 年 1 月 27 日閲覧）
・全国若年性認知症支援センター 生活を支える制度や支援
   http://y-ninchisyotel.net/support/fukushi.html（2019 年 1 月 30 日閲覧）
・認知症の人と家族の会
   http://www.alzheimer.or.jp/（2019 年 1 月 30 日閲覧）

F. 高齢者ケア施設，長期療養病棟での緩和ケア

認知症は進行性の疾患であり，日常生活に支障，不自由がある．さらに高齢であればその不自由さは増し，遠くない将来死に至ることが明らかである．つまり，高齢者ケア施設，長期療養病棟では，特に，「生活」の視点を欠くことなく，「みじめでない」「苦痛がない」「大切にしてもらえた」と認知症の人やその家族が思えるようなケアを提供することに努めなければならない．よって，初期から終末期における認知症の人の苦痛や不自由さ，本人の思いや，本人にとってどのような姿で生活できることが望ましいのか，家族の思いや希望はどうかなどを多職種で多面的に考えながら，まず認知症の人の苦痛を取り除くようにケアを工夫することが緩和ケアになる．

1 日々のケアを丁寧に行うことが緩和ケアに値する

自ら言語的に訴えることが困難となる認知症の人の思いや身体の状態は，他者からわかりづらい．それゆえ，スタッフの考えや価値観，ペースで物事を進めてしまいがちになる．日常生活上のケアにおいて，認知症の人が感じている多くの苦痛に敏感になり，その苦痛を最小限にできるように取り組む必要がある．また，日々繰り返し行われているケアが本人のためになっているのかどうか，考え続けながらケアを行うことが大切で

ある.

　ケアの前には認知症の人に伝わるように声をかけ反応を待つ．反応がないように見える人に対しても，聞こえていることを前提として声をかけてほしい．また，ケア中の苦痛が増していないか，相手の表情を観察しながらケアを進め，ケア後の心地よさも確認する．認知症の人のペースを守り，すべてのケアを「ゆっくり・ゆったり・丁寧に」行うことで，スタッフが認知症の人にとって何をされるかわからない存在として警戒されることを防ぎ，また認知症の人がケアに対して不安や恐怖を感じてケアを嫌がることを回避できる．結果的に，ケアがスムーズに進められ，ケアにかかる時間を短縮し，認知症の人とスタッフ双方の負担を軽減できる．

　また，認知症の人が日常生活上でできること，できないことの見極めを忘れないでほしい．何がどのくらいできる（できない）のか，なぜできないのかをアセスメントする．このとき，認知症の中核症状（記憶障害，見当識障害，実行機能障害，失語，失行，失認など），加齢現象，身体疾患，心理状態，治療などが複雑に絡み合い生活上の支障が生じていることを念頭に置く．そして，本人の日頃の生活や思いを把握し，求めていることを見極め，求めに応じた態度で接する必要がある．

　以下，日常生活援助の実際から考えてみる.

a. 食事介助

　人間が生きる上で食事は欠かせない．認知症の人は食事をしなくなると嚥下機能が低下する．皆さんは安易に食事を中止することなく食事介助をしているだろうか．「食べる機会を奪わない」ことを念頭に置いてほしい．

　食事の介助では，認知症の中核症状である失認，失行の影響，加齢に伴う影響（視聴覚機能の低下，上肢の筋力低下，巧緻性の低下，易疲労など）をアセスメントし，それに配慮した介助を行う．また，認知症の人の好きな食べ物・嫌いな食べ物，性格，食事に対する習慣，なじみの物，意思表示の仕方（サイン）など普段の状態を把握し，認知症の人が食べたいように食べることができるようにする．そして，食事の時間が，栄養補給目的だけでなく楽しみの時間となるように配慮し，不快な感情が生じないようにする．そのためには，無理強いせず，せかさず，認知症の人の食べるペースや飲み込むタイミングに合わせて誤嚥を起こさないように介助することが重要である．食事介助の際はスタッフも腰かけ，“ゆっくり・ゆったり”という心構えで行う．食事介助時間の短縮のため，認知症の人のできない部分のみに目を向け，介助することを優先してしまうと本人のもっている能力を奪うことになる．できる部分にも着目し維持できるように支援してほしい．スタッフがスプーンに食べ物を載せれば自分で口まで食べ物を運ぶことができるなど，自分で食べることがおいしく食べることにもつながる．食事をおいしく味わえるかは，食事を介助するスタッフに左右されるという認識をもってほしい．

b. 排泄の援助

　排泄は人間にとって欠かすことができない行為である．成長の過程で人は，排泄に関する一連の行為を，自分で行うように身につける．しかし，認知症の中核症状である実

行機能障害，失認，失行を生じる認知症の人は排泄の一部，またはすべてに援助が必要となる．排泄は本来，決して人前で行うものではない．自分が排泄をしている姿や陰部，排泄物を人に見られることは大変恥ずかしく苦痛である．認知症の人はそれと同時に，迷惑をかけないように，失敗しないようになどと常に緊張し，不安な気持ちでいなければならない．このような緊張や不安が，認知症の人が排泄物を触ったり，おむつを外したりするなどといった行動をとることにつながる．適切なタイミングで声をかけ，トイレに誘導することにより，排泄の失敗がなく生活できる時間が続く認知症の人は多い．また，排泄の援助の際には，恥ずかしさや苦痛ができるだけ少なく済むようにしなければならない．ケア中は，認知症の人の表情を常に観察し，おむつ交換を行う場面では，体の支え方や添える手の力加減にも配慮が必要である．認知症の人に対し，声をかけると同時に布団をはいだり，反応を待たずにケアを進めたり，また，傷つけるような不用意な発言をすることは，不安や混乱を招き，ケアの拒否につながることを認識し，わかりやすく声をかけ，ゆっくり反応を待つことが大切である．

さらに，下剤の使用による認知症の人の苦痛にも目を向け，できるだけ自然な排泄ができるように調整することも忘れないでほしい．

c. 整容の援助

本来ならば，毎日顔を洗い眼脂をとり髪をとかし，男性ならばひげをそり，女性ならば化粧をするなど身なりを整えるのは当たり前のことである．認知症の人は，これらのことができなくなるため，援助がなければ眼脂をつけたまま髪もとかさず，ひげもそらずに過ごすことになりかねない．周囲の誰が見ても「きれい」と感じるように姿を整えることは，社会性や人としての尊厳を保ちながら生活するために大切なことである．何より，認知症の人自身がすっきりと心地よく過ごすことができるのである．整容の援助の際，高齢である認知症の人の頭皮は敏感なため，髪を強くとかされると痛みを生じる．また，ひげそりでは，皮膚の状態や電気カミソリのあて方によっては，認知症の人の皮膚を傷つけ痛みを生じさせる場合がある．

以上，具体例を示したが，日々何気なく行っているケアの方法によって認知症の人にもたらされるさまざまな苦痛に敏感になってほしい．

そして，日々のケアにおいてスタッフが，認知症の人の生活の様子，日常生活の自立度，表情，言動，自覚症状や他覚症状を継続的に観察することで，身体の変調を言葉で伝えることが困難な認知症の人のわずかな変化（いつもと違う）もキャッチできる．このように，スタッフが認知症の人の様子を観察しながら日々丁寧に繰り返し行っているケアこそ緩和ケアに値するのである．

2 認知症の人の行動を紐解くためにカンファレンスを活用する

認知症ケアは1人の優れたスタッフだけでできるわけではない．スタッフ全員で統一したケアを日々継続することが必要となる．加えて，認知症の人のケアには，高い個

第 9 章 ● 認知症緩和ケアの場とチームアプローチ

別性が要求される．そこで，認知症の人が安心して，安全に，苦痛なく過ごすことができるように，他職種の専門的立場からの意見や，スタッフ個々がもっているさまざまな情報を共有し，そのケアについて意見を出し合う場を意識的にもつことが必要となる．その1つがカンファレンスである．

カンファレンスで，言葉で苦痛や思いを訴えることができない認知症の人の行動を「問題」としてとらえるのではなく，まずその原因を考えるために，個々の認知症の人の行動の背景にあるものを，スタッフが考えられるように導く．また，認知症の人の生活史を話題や生活習慣としてケアに取り入れ，安心して過ごすことができるように対応する．同時に，これまでのケアを振り返り意見を出し合うことで，認知症の人の好みや要望を反映したケアを考えられるようにする．さらに，個々のスタッフが，認知症の人のニーズをとらえた上でケアを工夫している点や効果的だったケアについて，そして家族とのコミュニケーションから新たに得たその人の情報などについて率先して意見を出すことで，活発なディスカッションになる．

カンファレンスは，スタッフにとってよい学習の機会であり，その中で病棟管理者は，認知症の基本的な知識や，本人の状況を踏まえたケアの考え方などを伝えるようにする．スタッフは，カンファレンスで出された案を実施することで，あらゆる場面で認知症の人に残された能力に気づくことができる．その能力が引き出されると，認知症の人の変化を感じ，スタッフのケアの意欲向上にもつながる．多様なケアの経験から，スタッフは，認知症の人は進行の過程でいろいろなことができなくなること，そして，その経過において認知症の人に降りかかるさまざまな苦痛について学ぶ．その苦痛を最小限にするために，チームで取り組む効果を実感してほしい．そして，認知症の人の「楽しめる今，できる今」を大切にしながら，スタッフもともに楽しみつつケアできるようになってほしい．

3 家族とのコミュニケーション

家族との面会時は，家族のもとへ足を運び，認知症の人の最近の生活の様子や状態を伝える．そうすることで家族との距離が近くなり，家族も声をかけやすくなる．そのような関係性ができると，認知症の人の以前の生活の様子や家族の思い，要望などがタイムリーにキャッチできて速やかな対応が可能となり，家族の心配を減らすことにつながる．家族の事情や特徴を把握し，心情をおしはかり，親身に対応することが大切である．ときには，時間をかけてじっくりと話をするなど，家族との信頼関係を築いていく努力を続けることが大切である．

4 多職種で取り組む拘縮予防（青梅慶友病院の取り組みから）

長期療養型医療施設である青梅慶友病院では，すべての認知症の人に対し「最期まで美しい寝姿を保つ」ことを目指し，看護・介護スタッフ，リハビリテーションスタッフが協働し，日常生活援助の中で拘縮予防対策を実践している．元気だった頃の姿を保つ

F．高齢者ケア施設，長期療養病棟での緩和ケア

ことは，認知症の人の人間としての尊厳を守るとともに，苦痛の緩和にもつながり，家族にもよい余韻を残すことになる．

a. ケアに組み込まれた拘縮予防

拘縮を予防するため，①おむつ交換時，下肢の屈曲・伸展を行う，②車いす乗車時，膝の屈曲・伸展を行う，③食事の準備時，上肢を掛け物の上に出す．指全体を伸ばしながらおしぼりで手を拭く，④入浴時，手足の指を曲げて伸ばす．これらのことを一連の流れとしてケアに組み込み，すべてのスタッフが実施する．

b. 楽しみながら拘縮予防

ケアに組み込まれた拘縮予防に加え，認知症の人自身が楽しみながら自ら自然に手足を動かすことができる取り組みを行っている．

①バルーン・エクササイズ balloon exercise

毎日1回30分間を目安に実施．風船を使い，認知症の人自ら関節を動かす．風船は認知症の人に当たっても危険がなく，滞空時間が長いため無理なく動きを追うことができ，自然と肩より上に腕が伸び上がり，背筋も伸びる．

②百人一首やかるた

普段は立つことのない認知症の人が，百人一首やかるたをしているときは自ら中腰になり立ち上がって札をとろうとする．

このように関節を動かすことを意図するなど，目的をもって認知症の人に関わることの積み重ねが拘縮予防につながる．

c. 定期的な評価と確認

リハビリテーションスタッフは，認知症の人の関節可動域を2ヵ月ごとに計測し，関節の状態や拘縮の進行の有無を看護・介護スタッフと情報共有する．

高齢者ケア施設，長期療養病棟において，日々繰り返し行われているケアについて，ケアの目的を明確にし，認知症の人へのメリット・デメリットを話し合い，ケアの効果について評価を重ねる．相手にしっかりと向き合い，最期の瞬間までその人のためのケアを積み重ねていくことが，認知症の人にとっての緩和ケアになると考えている．

〔四垂 美保〕

文献 ・・

・湯浅美千代編：看護師認知症対応力向上研修テキスト 第4版．p.38-43，東京都福祉保健局高齢社会対策部在宅支援課，2016.
・桑田美代子，湯浅美千代編：死を見据えたケア管理技術．p.80-92，中央法規出版，2016.

巻末資料 ●

巻末資料 **痛みの客観的評価法**

1 日本語版 DOLOPLUS-2

0〜3点で評価，30点満点．痛みがあると考えられる点数（カットオフ値）は5点である．

コミュニケーション障害を持つ高齢者の痛み行動観察尺度

患者氏名 [　　　　　　　　　]　評価日 [　　　　　　　　]　評価者名 [　　　　　　　　　]

〔測定時の留意点〕
・自分が観察していないところは，他の看護師・助手・ご家族に聞いていただいて結構です．
・チェックの重複は可です．

1. 痛みの訴え

程度 ＼ 訴えの種類	言葉	ジェスチャー	声をあげて泣く	涙が出ている	うめき	その他（具体的）
0. 訴えがない						
1. 聞くと訴える						
2. 時々訴える/観察される						
3. 常に訴える/観察される						

点

2. 安静時に痛みを防ぐような体位をしている（いつもと異なる体位をするのは，痛みを避け，緩和するためである．）

0. 安静時，いつもの体位である〔安静時いつもの体位は　　　　　　　　　　　　〕	
1. 安静時，時々ある体位を避ける	
2. 安静時，いつも痛みを避けるような体位をとっている	
3. 安静時，痛みを避けるような体位を絶えず探している	

点

3. 痛みの部位の保護（ケアをしている時に，防衛的なジェスチャーで，痛みの部位をかばおうとする．）

0. 痛みの部位をかばおうとする行動はみられない	
1. どんなケアにも抵抗しないが，痛みの部位をかばおうとする	
2. ケアに対して抵抗し，痛みの部位をかばっている	
3. ケアしていないときでさえ，痛みの部位をかばっている	

点

痛みの客観的評価法

4. 表情

程度 ＼ 表情の種類	しかめ顔	ひきつった顔	だるそうな顔	凝視	ぼんやりした目つき	涙目	その他（具体的）
0. いつもと変わらない〔いつもは右記である〕							
1. ケアをする時に（右のような）表情がみられる							
2. ケアをしていない時も（右のような）表情がみられる							
3. 常に（右のような）表情がみられる							

点

5. 睡眠

0. いつもと変わらない〔いつもは 　　　　　　　　　　　　　　　〕	
1. 寝つきが悪い〔いつもは　　　　時頃に入眠する〕	
2. 夜間覚醒が多い	
3. 夜間十分な睡眠がとれないため，日中の覚醒レベルが低い	

点

6. 排泄・着脱

0. 排泄・着脱は，いつもできることはできる〔いつもは 　　　　　　　　〕	
1. 排泄・着脱は，気をつければできる	
2. 排泄・着脱が非常に困難である	
3. 患者が抵抗するので，排泄・着脱ができない	

点

7. 移動動作（移動動作とは，姿勢を変えること・移動・歩行である.）

0. いつも通りにできる〔いつもは 　　　　　　　　　　　　　　　　〕	
1. 移動動作が減る	
2. 手助けしても，移動動作が減る	
3. どんな移動動作も不可能であり，説得しても動くことを拒否する	

点

8. コミュニケーション

0. いつもと変わらない〔いつもは 　　　　　　　　　　　　　　　　〕	
1. いつもより大げさ	
2. いつもより少ない	
3. 誰ともどんな方法でも，コミュニケーションしない	

点

巻末資料 ●

9. 食事，レクリエーション，アクティビティ，理学・作業療法，行事・外出等への参加

0. いつもと変わらない〔いつもは　　　　　　　　　　　　　　　　　　　　　　　　〕	
1. 促すと，いつも通り参加する	
2. 時折，拒否する	
3. すべて拒否する	

点

10. 行動心理症状（行動心理症状とは，攻撃的・興奮・混乱・無関心・失念・心理的退行・死にたい，である.）

0. いつもの行動と変わらない〔いつもは　　　　　　　　　　　　　　　　　　　　　　〕	
1. 何かしたあと，上記のような行動がその度にみられる	
2. 何かしたあと，上記のような行動がずっと続く	
3. きっかけがなくても，常に上記のような行動が続く	

点

合計点

点

COPYRIGHT
（安藤千晶：コミュニケーション障害を持つ高齢者の痛み行動観察尺度：日本語版 DOLOPLUS-2 の紹介. Palliat Care Res. 2016；11（3）：911-912.）

2 Pain Assessment in Advanced Dementia scale（PAINAD）

　　簡便なため，海外などで広く用いられているが，妥当性についての研究は少ない．痛みがあると考えられる点数（カットオフ値）は 10 点中 2 点である．

	0	1	2
呼　吸（非発声時）	正常	随時の努力呼吸，短期間の過換気	雑音が多い努力呼吸，長期の過換気，CS 呼吸
ネガティブな啼鳴	なし	随時のうめき声，ネガティブで批判的な内容の小声での話	繰り返し困らせる大声，大声でうめき苦しむ，泣く
顔の表情	微笑/無表情	悲しい，おびえている/不機嫌な顔	顔をゆがめている
ボディーランゲージ	リラックスしている	緊張/苦しむ，行ったり来たりそわそわしている	剛直/握った拳膝を曲げる/引っ張る押しのける/殴りかかる
慰　め	慰める必要なし	声掛け，接触で気をそらせる，安心する	慰めたり，気をそらしたり，安心させられない

（Warden V, Hurley AC, Volicer L, et al：Development and psychometric evaluation of the Pain Assessment in Advanced Dementia（PAINAD）scale. J Am Med Dir Assoc. 2003；4（1）：9-15.）

270

3　日本語版アビー痛みスケール（APS-J）

看護師の客観的観察による評価法．患者の動作時の痛みを評価するのに優れるとされている．

日本版アビー痛みスケール
言葉で表現することができない認知症の方の疼痛測定のために

スケールの用い方：入所者を観察しながら問1から6に点数をつける

入所者名：＿＿＿＿＿＿＿＿＿＿＿＿＿＿＿＿＿＿＿＿＿＿＿＿＿

スケールに記入した観察者とその職種：＿＿＿＿＿＿＿＿＿＿＿＿＿

日付：＿＿＿年＿＿＿月＿＿＿日　時間：＿＿＿＿＿＿＿＿＿＿＿

最後の疼痛緩和は＿＿＿年＿＿＿月＿＿＿日＿＿＿時に＿＿＿＿＿＿＿＿＿を実施した

問1. 声をあげる
　　　例：しくしく泣いている，うめき声をあげる，泣きわめいている
　　　0：なし　　1：軽度　　2：中程度　　3：重度

問2. 表情
　　　例：緊張して見える，顔をしかめる，苦悶の表情をしている，おびえて見える
　　　0：なし　　1：軽度　　2：中程度　　3：重度

問3. ボディランゲージの変化
　　　例：落ち着かずそわそわしている，体をゆらす，体の一部をかばう，体をよける
　　　0：なし　　1：軽度　　2：中程度　　3：重度

問4. 行動の変化
　　　例：混乱状態の増強，食事の拒否，通常の状態からの変化
　　　0：なし　　1：軽度　　2：中程度　　3：重度

問5. 生理学的変化
　　　例：体温，脈拍または血圧が正常な範囲外，発汗，顔面紅潮または蒼白
　　　0：なし　　1：軽度　　2：中程度　　3：重度

問6. 身体的変化
　　　例：皮膚の損傷，圧迫されている局所がある，関節炎，拘縮，傷害の既往
　　　0：なし　　1：軽度　　2：中程度　　3：重度

問1から6の得点を合計し，記入する　　　　　　　　　　総合疼痛得点 ☐

総合疼痛得点にしるしをつける

0－2 痛みなし	3－7 軽度	8－13 中程度	14以上 重度

最後に疼痛のタイプにしるしをつける

慢性	急性	慢性疼痛の急性憎悪

（Takai Y, Yamamoto-Mitani N, Chiba Y, et al：Abbey Pain Scale：development and validation of the Japanese version. Geriatr Gerontol Int. 2010；10（2）：153.）

巻末資料 ●

4 Discomfort Scale for Dementia of the Alzheimer's Type（DS-DAT）

不快感の客観的評価法．スコアが高いほど，不快な状態という評価になる．

行動指標		頻度	強さ	持続
騒々しい呼吸	吸気呼気時にネガティブに聞こえる音；努力様で苦しそうで消耗した呼吸；大きく，荒く，あえぐような呼吸音；呼吸困難感や必死で空気を取り入れようとする様子；頻呼吸や過換気の発作のエピソード			
ネガティブな発声	ネガティブで非難するような発声；喉音の持続的なつぶやきのような静かな低い声；確実に嫌な音で，単調な，抑制された，多様なピッチの音；会話より早く，延々と続くうめき；悲しげに同じ言葉を繰り返す，痛みの表出			
満足した表情の欠如	気持ちのよい穏やかな表情；穏やかで，楽そうである；下顎をゆるめたリラックスした表情；平穏にみえる状況			
悲しい顔の表情	困った表情，傷ついて，心配そうな顔；孤独で迷っている；苦痛の表情；沈んで，活気のない，くぼんだ猟犬のような目；涙したり，泣いたりする			
おびえている顔貌	おびえた，心配した表情；恐ろしげに心配して見える；見開いた目と嘆願する顔，驚きの表情			
不機嫌な表情	顔が緊張しているように見える；厳しく，にらんでいる表情で，眉間や額にしわが寄り，不機嫌な表情；垂れ下がった口角			
くつろいだボディーランゲージの欠如	くつろいだ寛大な構え；落ち着いた姿勢に見え，寄り添って手足を伸ばして横たわる様子；筋肉が弛緩し，関節はやわらかい；ゆっくりとくつろいだ様子で，普段のままで時間を過ごしている様子			
緊張したボディーランゲージ	四肢の緊張；湿った手，握った拳，ぴんと伸ばした膝；緊張し，柔軟性がない姿勢でいること			
そわそわすること	絶えず落ち着かない動き；もじもじするか神経質な様子；嫌な場から去ろうとする姿勢；体の部分の強制的な接触，ひっぱりや擦り			

項目の点数	頻度	強度	持続時間
0	0	─	─
1	1	弱	短い
2	1	強	短い
2	1	弱	長い
2	2	弱	短い
3	≥1	強	長い
3	≥2	強	短い
3	≥2	弱	長い
3	≥3	弱	短い

頻度	5分間のエピソード数
強度	弱：ほとんどわからないか中等度に感知できる程度
	強：中等度から強度の表現
持続時間	短：1分未満
	長：1分以上

（Hurley AC, Volicer BJ, Hanrahan PA, et al：Assessment of discomfort in advanced Alzheimer patients. Res Nurs Health, 1992：15（5）：369-377.）

〔平原 佐斗司〕

索 引

和 文

あ

あいまいな喪失　233
アクティビティー　62
アクティビティケア　74
アセスメント　264
　——．BPSD　58
　——．苦痛の原因　109
　——．コミュニケーション能力　123
　——．社会面　100
　——．身体的苦痛　101
　——．身体面　100
　——．心理面　100
　——．スキン-テア　172
　——．転倒　150
　——．肺炎急性期の苦痛　160
　——．肺炎の背景因子　157
圧力測定装置　168
アドバンスケアプランニング　13, 180, 217, 252
アドバンスディレクティブ　180
アパシー　71, 84, 103
阿部式BPSDスコア　58
アルツハイマー型認知症　17, 88, 102
アルツハイマー病　112

い

家の誤認症候群　67
育児・介護休業法　223
意思決定支援　177, 187, 217
意思表明　208
胃食道逆流　160
一般的回想法　45
溢流性尿失禁　137
溢流性便失禁　141
易怒性　68
医療委任状　182

医療・介護関連肺炎　156
医療ケア関連肺炎　156
医療同意権　184
医療同意能力　185
医療同意能力評価　187

う

うつ　71
うつ病　83
運営的環境　237, 257

え・お

エピソード記憶　19
エラーレスラーニング　60
嚥下障害　96
エンドオブライフケア　116
オーラル・フレイル　193
音楽療法　74

か

介護休暇　222
介護休業　223
介護者サロン　246
介護離職　222
介護老人福祉施設　206
介護老人保健施設　206
回想法　45, 75, 197
改訂水飲みテスト　158
外的代償法　74
替え玉妄想　67
学際的チーム　248
家族会　221
家族介護者　218
　——支援　219
家族ケア　6
活動療法　74
合併症　95, 97, 147
カプグラ妄想　67

273

索　引 ●

下部尿路症状　134
カリブレーション　130
簡易嚥下誘発試験　158
環境　61, 236
環境刺激　242
環境システムモデル　237
感染症　97
嵌入便　141
緩和ケア　1
　——，BPSD　57
　——，進行期　94
　——，認知症　3, 12
　——，肺炎急性期　160
　——，末期　94
　——，末期心不全　166
緩和的創傷ケア　98
緩和的認知症ケア　206

き・く

器質性便秘　141
機能性尿失禁　137
機能性便秘　141
基本チェックリスト　191
基本的緩和ケア　12
客観的評価法　106, 107, 108, 160, 268
「急性期病院において認知症高齢者を擁護する」
　日本老年看護学会の立場表明2016　9
教育的支援　60
　——，家族　220, 224
局在病変型梗塞認知症　22
近時記憶障害　19
グリーフケア　16
グループ回想法　45

け

芸術療法　74
軽度認知症　14, 37
軽度認知障害　18, 26, 112
血管性認知症　21, 90, 103
下痢　140
幻覚　65, 82

言語的コミュニケーション　121
幻視　103
現実見当識訓練　74
見当識　80
　——障害　19, 80
健忘型軽度認知障害　18

こ

抗菌薬　97, 160
口腔衛生　113
　——管理　113, 117
口腔機能管理　114
口腔失行　116
口腔清掃　113
口腔内トラブル　96
攻撃性　68, 82
高次脳機能障害　112
拘縮予防対策　266
厚生労働省危険因子評価　168
行動障害　30
行動症状　56
行動心理徴候　56, 99
行動療法　74
公認されない悲嘆　232
高齢者ケア施設　206, 263
高齢者ケアユニット　256
高齢者総合的機能評価　257
高齢者に対する適切な医療提供の指針　193
「高齢者の終末期の医療およびケア」に関する日
　本老年医学会の「立場表明」2012　116, 187
高齢心不全患者の治療に関するステートメント
　　　　　　　　　　　　　　　　　　　163
呼吸困難　107
個人回想法　46
骨折　96, 148
　——予防　152
コミュニケーション　121
　——能力　121, 123
コンセンサスベースドアプローチ　212

● 索　引

さ

サーカディアンリズム　61
　　──の障害　69
サービス担当者会議　246
作業療法　74
サポートグループ　221
サポートサーフェス　98

し

支援計画　246
弛緩性便秘　96, 141
刺激性下剤　145
時刻表的生活　71
事前指示　180
持続性注意　28
持続皮下注　161
失禁関連皮膚障害　142
失行　95
実行機能　29
嫉妬妄想　67
失認　95
社会的環境　237, 256
社会的認知　30
社会脳　87
若年認知症　241
収縮不全型心不全　163
重度認知症　15
焦燥　67, 82
焦点性注意　28
常同行為　70, 104
常同的周遊　71
ショートステイ　222
食環境　241
食支援　117, 241
褥瘡　98, 168
　　──, 終末期　75
褥瘡予防ケア　168
触覚刺激　129
自律尊重　197, 198, 201
新オレンジプラン　117

神経因性膀胱

神経因性膀胱　135
神経認知障害群　26
進行期認知症　88
人工的水分栄養補給法　160
身体合併症　88
身体拘束　42
身体的苦痛　99, 101
身体的フレイル　190
浸透圧性下剤　145
心・脳連関　162
心肺蘇生法　195
心不全　161
心理症状　56

す

遂行機能　29
睡眠障害　83
スキンケア　169, 172
スキンーテア　170
ストレス刺激閾値漸次低下モデル　238
ストレッサー　194
スピリチュアリティ　37
スピリチュアルケア　52
スピリチュアルペイン　39, 51, 243

せ・そ

生活機能障害　5
生活障害　260
成人肺炎診療ガイドライン2017　156
成年後見制度　262
生理的ニーズ　260
摂食嚥下機能　114
切迫性尿失禁　137
セルフケア, 口腔　114
選択性注意　28
前頭側頭型認知症　24, 90, 103
前頭側頭葉変性症　24, 90
せん妄　71, 79
専門的環境支援指針　239
専門的緩和ケア　13
喪失　232

275

索　引 ●

た

代理意思決定支援　228
代理意思決定者　212
代理人指定　180
タクティール®ケア　129
多剤併用　193
多職種チーム　248
脱水　101, 131, 159
短期入所生活介護　222

ち

地域包括支援センター　262
チーム　248
蓄尿症状　134
蓄尿相　132
中等度認知症　15, 56
長期療養病棟　263
直腸性便秘　141
陳述記憶　19

つ

墜落　148
通所介護　222, 247
通所ケア　61
通所系サービス　261

て

デイサービス　222, 247
テレビ誤認症候群　67
転倒　96, 147, 148
　　――のプロセス　151
　　――予防　147, 152
転落　148

に

日常生活援助　264
日常生活自立支援事業　261, 262
日本語版アビー痛みスケール　107, 271
尿失禁　134, 137
尿道留置カテーテル　131

尿閉　134
尿路感染症　131
認知行動療法　74
認知刺激療法　74
認知症　26
　　――，軽度　14, 37
　　――，重度　15
　　――，進行期　88
　　――，中等度　15, 56
　　――，末期　89, 91
認知症カフェ　246, 262
認知症ケア　7
認知症ケア加算Ⅰ・Ⅱ　250
認知症行動障害尺度アセスメントシート　58
認知症施策推進総合戦略　117
認知症疾患医療センター　262
認知症初期集中支援チーム　262
認知症対応型共同生活介護　206
認知症のステージアプローチ　243
認知症の人と家族の会　262
認知症の人の日常生活・社会生活における意思決
　　定支援ガイドライン　217

は

パーソン・センタード・ケア　31
パーソンフッド　32
肺炎　155
肺炎診療ガイドライン　156
徘徊　69, 84
排尿後症状　134
排尿困難　134
排尿障害　131
排尿症状　134
排尿相　132
排尿動作　133
排尿日誌　135
排便障害　140
　　――のケア　144
排便動作　146
排便日誌　143
バリデーション　75, 130

● 索 引

バルーン・エクササイズ　267
半構造化面接法　186

ひ

ピアサポートグループ　245
非言語的コミュニケーション　122, 129
非健忘型軽度認知障害　18
皮質下血管性認知症　22
皮質性認知症　22
非侵襲的陽圧換気　166
悲嘆　16, 232
非薬物療法　62, 73
頻尿　134, 135

ふ

不穏　82
不快感　107
腹圧性尿失禁　137
複雑性注意　28
不顕性誤嚥　160
物理的環境　237, 256
ブリストルスケール　144
フレイル　190
ブレーデンスケール　168
フレゴリ妄想　67
分配性注意　28

へ・ほ

米国ホスピス・緩和ケア協会の基準　20
米国ホスピス導入基準　89
併存症　97
ヘルスリテラシー　185
便失禁　141
　――へのケア　146

便秘　96, 140
　――のケア　144
暴言　68
暴力　68, 82
ポリファーマシー　193

ま・み・も

マインドフルネス　48
末期認知症　89, 91
見捨てられ妄想　67
妄想　66, 82
妄想的誤認症候群　67
ものとられ妄想　67, 77

や・ゆ・よ

薬物療法　63, 79
夕暮れ症候群　70
ユマニチュード　205
予期悲嘆　232

ら・り

ライフヒストリー　207
ライフレビュー　45, 197, 198
リアリティオリエンテーション　74
リスクアセスメント，褥瘡　168
リビングウィル　180
臨床フレイル・スケール　191
臨床倫理　189

れ・ろ

レクリエーション療法　74
レスパイトケア　222
レビー小体型認知症　23, 90, 103
老人性難聴　123

277

欧 文

A

Abbey Pain Scale　75, 107

Abe's BPSD Score（ABS）　58

acute care of the elderly（ACE）プログラム
　　　　　　　　　　　　　　　158, 255

advance care planning（ACP）　180

advance directive（AD）　180

Advanced Dementia Prognostic Tool（ADEPT）
　　　　　　　　　　　　　　　　　21

Alzheimer's dementia（AD）　17, 88

Alzheimer's disease（AD）　112

artificial hydration and nutrition（AHN）　160

B

balloon exercise　267

BPSD　56, 99

　——, 非薬物療法　　62, 73

　——, 薬物療法　　79

C

cardiopulmonary resuscitation（CPR）　195

CHS フレイル・スクリーニング・スケール　191

comfort feeding only　117, 120

comprehensive geriatric assessment（CGA）　257

continuous subcutaneous infusion（CSI）　161

Controlling Nutritional Status（CONUT）score
　　　　　　　　　　　　　　　165

D

dementia behavior disturbance scale（DBD）　58

dementia with Lewy bodies（DLB）　21, 90

Discomfort Scale for Dementia of the Alzheimer's
　Type（DS-DAT）　107, 272

DOLOPLUS-2　106, 268

durable power of attorney for health care　182

E・F

Échelle Comportementale pour Personnes Agées

（ECPA）　106, 107

frailty　190

frontotemporal dementia（FTD）　21, 90

frontotemporal lobar degeneration（FTLD）　90

Functional Assessment Staging（FAST）　20, 113

G

gastro esophageal reflux disease（GERD）　160

Gold Standards Framework（GSF）　90

grief　232

H

healthcare-associated pneumonia（HCAP）　156

heart & brain relationship　162

heart failure with preserved ejection fraction
　（HFpEF）　163

heart failure with reduced ejection fraction
　（HFrEF）　163

I・J・K

incontinence-associated dermatitis（IAD）　142

Japanese version of the Abbey Pain Scale（APS-J）
　　　　　　　　　　　　　　　107

Kennedy terminal ulcer（KTU）　98, 175

K式スケール　168

L

living will　180

loss　232

lower urinary tract symptoms（LUTS）　134

M

MacArthur Competence Assessment Tool-Treat-
　ment（MacCAT-T）　186

major neurocognitive disorder　26

mild cognitive impairment（MCI）　18, 112

mild neurocognitive disorder　26

Mini-Mental State Examination（MMSE）　20

Mini Nutritional Assessment-short form（MNA®-
　SF）　171

modified WST（MWST）　158

N・O

National Hospice and Palliative Care Organization（NHPCO） 20
neurocognitive disorders 26
NHCAP 156
non-invasive positive pressure ventilation（NPPV） 166
OHスケール 168

P

Pain Assessment Checklist for Seniors with Limited Ability to Communicate（PACSLAC） 106, 107
Pain Assessment in Advanced Dementia scale（PAINAD） 75, 106, 107, 270
palliative dementia care 206
palliative wound care 98, 175
preclinical AD 17

Professional Environmental Assessment Protocol（PEAP） 239, 241
Progressively Lowered Stress Threshold model（PLSTモデル） 238

Q・R

quality of end-of-life care 116
reality orientation training 74
Respiratory Distress Observation Scale（RDOS） 107, 160
roaming 71

S・V

simple swallowing provocation test（S-SPT） 158
Skin Tear Audit Research（STAR）分類システム 172
subjective global assessment（SGA） 171
vascular dementia（VD） 21

編者紹介

平原 佐斗司

1987年島根大学医学部卒業．同第二内科，六日市病院内科，平田市立病院内科，帝京大学病院第二内科を経て，東京ふれあい医療生活協同組合梶原診療所勤務．現在，オレンジほっとクリニック東京都地域連携型認知症疾患医療センター長．主な著書に『チャレンジ！ 非がん疾患の緩和ケア』『心不全の緩和ケア』『非がん性呼吸器疾患の緩和ケア』（編集，南山堂），『医療と看護の質を向上させる 認知症ステージアプローチ入門―早期診断，BPSDの対応から緩和ケアまで』（編集，中央法規出版），『認知症の人に寄り添う在宅医療―精神科医による新たな取り組み』（監修，クリエイツかもがわ）等．

桑田 美代子

看護師資格取得後，急性期病院，看護教員，認知症疾患治療病棟勤務を経て，1994年青梅慶友病院入職．2000年千葉大学大学院看護学研究科博士前期課程修了．2003年日本看護協会認定「老人看護専門看護師」取得．主な著書に『エンド・オブ・ライフを見据えた"高齢者看護のキホン"100』（編集，日本看護協会出版会），『高齢者のエンドオブライフ・ケア実践ガイドブック：第1巻 死を見据えた日常生活のケア，第2巻 死を見据えたケア管理技術』（編集，中央法規出版）等．

認知症の緩和ケア

2019年 6 月 3 日　1版1刷　　　　©2019
2021年 3 月31日　　　2刷

編　者
　平原佐斗司（ひらはらさとし）　桑田美代子（くわたみよこ）

発行者
　株式会社　南山堂　代表者　鈴木幹太
　〒113-0034　東京都文京区湯島 4-1-11
　TEL 代表 03-5689-7850　　www.nanzando.com

ISBN 978-4-525-38161-5

〈出版者著作権管理機構 委託出版物〉
複製を行う場合はそのつど事前に（一社）出版者著作権管理機構（電話03-5244-5088，FAX 03-5244-5089，e-mail: info@jcopy.or.jp）の許諾を得るようお願いいたします．

本書の内容を無断で複製することは，著作権法上での例外を除き禁じられています．また，代行業者等の第三者に依頼してスキャニング，デジタルデータ化を行うことは認められておりません．